Leben LERNEN
Klett-Cotta

## Zu diesem Buch

Schärfere und schwächere Umrisse von Zwang, besitzergreifender und bevormundender Liebe, von Entbehrungen und Verlassenheit bestimmen die Entwicklung Betroffener, die in der Organisation ihrer Vorhaben mehr oder weniger scheitern, sich oft von Sammelgut schwer trennen und mit verschiedenen anderen Suchten sich selbst behandeln.

Der Autor erzählt seine überraschende Konfrontation mit dem Messieproblem, die ihm die Augen für längst vorhandene Erfahrungen mit der Persönlichkeitsstörung öffnete. Er beschreibt eine Behandlung zum Zusammenhang zwischen grundlegender Desorganisation und erlittenem Zwang und Entbehrung als Kind, die durch die schriftliche Dokumentation der frühkindlichen Erziehung mit übermäßigem Zwang durch die Mutter belegt sind. Skizzen verschiedener Theorien zur Sucht und Zwangsstörung und zur Behandlung der Messie-Störung folgen. Aus der Zusammenschau einer zeitgemäßen Entwicklungspsychologie mit den für spätere Pathologie im Sinn von Sucht und Zwang entscheidenden Entwicklungsphasen und die Annahmen zur Genese der Messie-Störung schließen sich an. Die Theorie der Behandlungstechnik unter besonderer Berücksichtigung des Begriffs der *szenischen Behandlung*, eine Einzelbehandlung und eine Gruppenbehandlung runden das Buch ab.

Die Reihe »Leben Lernen« stellt auf wissenschaftlicher Grundlage Ansätze und Erfahrungen moderner Psychotherapien und Beratungsformen vor; sie wendet sich an die Fachleute aus den helfenden Berufen, an psychologisch Interessierte und an alle nach Lösung ihrer Probleme Suchenden.

Alle Bücher aus der Reihe »Leben Lernen« finden sich unter
www.klett-cotta.de/lebenlernen

Rainer Rehberger

# Messies –
# Sucht und Zwang

## Psychodynamik und Behandlung
## bei Messie-Syndrom und Zwangsstörung

Klett-Cotta

Leben Lernen 206

Klett-Cotta
www.klett-cotta.de

Printed in Germany
Umschlag: Klett-Cotta Design
unter Verwendung eines Fotos von © A. Boll
Satz: PC-Print, München
Gedruckt und gebunden von Esser printSolutions GmbH, Bretten
ISBN 978-3-608-89049-5

Fünfte Auflage, 2019

Bibliografische Information der Deutschen Nationalbibliothek
Die Deutsche Nationalbibliothek verzeichnet diese Publikation in der Deutschen Nationalbibliografie; detaillierte bibliografische Daten sind im Internet über <http://dnb.d-nb.de> abrufbar.

Für Sabine

# Inhalt

6. Kapitel

## Psychoanalytisch-psychotherapeutische Behandlung von in ihrer Sozialisierung übermäßig Gezwungenen 134

# Prolog

Die Befehlsempfänger, denen am gründlichsten mitgespielt wird, sind Kinder. Dass sie unter der Last von Befehlen nicht zusammenbrechen, dass sie das Treiben ihrer Erzieher überleben, erscheint wie ein Wunder. Dass sie es alles, nicht weniger grausam als jene, später an ihre eigenen Kinder weitergeben, ist so natürlich wie Beißen und Sprechen.

*Elias Canetti in »Masse und Macht«*

# Danksagung

Ich danke all denen, ohne die es dieses Buch nicht gäbe.

Da sind meine »Mitarbeiterinnen und Mitarbeiter«, die Messies. Nachdem ich über das Problem aufgeklärt worden war und mich stärker und angeregt mit ihm beschäftigt habe, haben sie sich als längst vertraute therapeutische Bekanntschaften herausgestellt. Sie haben vielfach durch die Begegnung mit meinen Vorstellungen in Vorträgen und in den Medien die therapeutische Verbindung zu mir gesucht. Sie waren bereit, sich gemeinsam mit mir auf den einerseits hoffnungsvollen und andererseits schmerzlichen und oft ängstigenden Weg zu machen, die tief verwurzelten Beziehungsstrukturen mit bleibend repräsentierten Erfahrungen aus Entbehrungen und Zwang im therapeutischen Miteinander zu erschließen und zu verändern. So konnte ich und konnten wir neue Vorstellungen zu der Störung entwickeln.

Da ist meine Messie-Mentorin Frau Marianne Bönigk-Schulz. Sie hat mein implizites Angebot, das ich als Autor der *Verlassenheitspanik und Trennungsangst* gemacht habe, Verbindung aufzunehmen, aufgegriffen und mir die Brücke zur Messie-Szene gebaut. Sie hat die Bedeutung der Trennungsangst aus ihrer Erfahrung in Selbsthilfegruppen gesehen und mir immer wieder die Möglichkeit gegeben, Vorträge vor Fachfrauen, Fachmännern und zugleich vor Betroffenen zu halten. Ihrer Beharrlichkeit ist es mit zu danken, dass die Messie-Frage in Deutschland öffentlich so bekannt geworden ist. Entschlossen hat sie Verbindungen zwischen Betroffenen, Fachleuten und Institutionen und der Öffentlichkeit über die Medien gebahnt, gewahrt und ausgebaut.

Da ist meine Lektorin Frau Dr. Christine Treml. Sie war meinen Vorschlägen gegenüber wohlwollend und aufgeschlossen und hat das Projekt mit Neugier, Bestätigung, Geduld und Behutsamkeit unterstützt und begleitet und mir bei der strukturellen und sprachlichen Ausführung auch dieses dritten Buches sehr geholfen.

*Rainer Rehberger*

## Vorwort zur vierten Auflage

In der therapeutischen Arbeit mit betroffenen Messies – Depressiven und zugleich als Kind zu sehr Gezwungenen – wurde Kritik am zweiten Teil des Buchtitels »Sucht und Zwang« geäußert. Ich kam schließlich zu dem nun auch für mich stimmigeren Titel **»Mangel und Gewalt«.** Um nicht den Eindruck zu erwecken, es handle sich um ein ganz neues Buch, muss ich leider auf eine Titeländerung verzichten, möchte an dieser Stelle jedoch explizit auf diesen Erkenntnisfortschritt hinweisen: Mit Mangel und Gewalt sind meines Erachtens die entscheidenden Ursachen der vielschichtigen Messie-Störung unmissverständlich benannt. Die Auseinandersetzung mit dem Buchtitel ist ein charakteristisches Beispiel für die Anregungen und Herausforderungen unmittelbar aus der therapeutischen Arbeit mit Betroffenen. Gute therapeutische Arbeit führt immer zu Entwicklungen, Veränderungen und Verbesserungen der eigenen Haltung gegenüber Betroffenen und in der Einschätzung ihrer Störungen. Deshalb auch an dieser Stelle mein Dank an alle, die den schwierigen und schmerzhaften Weg der Selbsterfahrung mit meiner Hilfe wagen, sei es bei Vorträgen, in Arbeitsgruppen auf Tagungen, in therapeutischen Gruppenbegegnungen, in der Einzelbehandlung oder über Bücher wie dem vorliegenden oder dem aktuell erschienenen: **»Selbsthilfe für Messies – Ursachen verstehen – Änderungen wagen**«.

*Seefelden am Bodensee im März 2013*
*Rainer Rehberger*

## 1. Kapitel

# Einführung

*Eine überraschende Begegnung – wer sind Messies?*

Ich erinnere mich an meine Überraschung vor sechs Jahren, als mir Post mit Informationen über »Messies« ins Haus flatterte verbunden mit einer Anfrage, auf einer Bundesfachtagung des Fördervereins zur Erforschung des Messie-Syndroms (FEM*) einen Vortrag über die Bedeutung der Bindung bei Verlassenheit und Trennung zu halten. (Rehberger, 2002). Was waren das für Wesen? Der Name klang für mich erst einmal verniedlichend, spielerisch, wie ein freundlicher Spitzname. Nessie fiel mir ein! Also dieses angebliche Ungeheuer von Loch Ness in Schottland, das in allen Köpfen zu spuken pflegte und doch nicht wirklich existierte! Oder doch?

Ich ließ den Brief eine Woche liegen, las ihn noch einmal und entdeckte erst dabei die Bedeutung der geschilderten Störung bei der Organisation eigener Vorhaben, die sich hinter dem Namen verbarg. Zugleich hatte ich damals den Eindruck, ein solcher Spitzname, also die *Chaoten*, wird der Ernsthaftigkeit des Leidens bei dieser Störung nicht gerecht.

*Unerwartete Entdeckungen bei der Rückschau auf frühere Notarzterfahrungen und bei der Überprüfung der eigenen Klientel*

Bei der aufmerksamen Lektüre der gelungenen Übersicht über das Messie-Syndrom von Frau Bönigk-Schulz (2000) erkannte ich, dass ich zumindest eine Patientin seit Jahren behandelte, auf die verschiedene Merkmale der Symptomatik, um nicht zu sagen, des Krankheitsbildes, zutrafen. Wo hatte ich meine Augen gelassen? Nach und nach erinnerte ich mich an eine Wohngemeinschaft von Studenten in Frankfurt, deren Haus für mich als Notarzt 30 Jahre zuvor durch Kartons und vieles an-

* www.femmessies.de.

dere fast unzugänglich gewesen war. Kopfschüttelnd hatte ich mich zu einem der Zimmer durchgekämpft, in dem die fiebernde junge Patientin gelegen hatte. Auch der nächtliche Notarztbesuch bei einer älteren Frau im Frankfurter Westend fiel mir wieder ein, die in einem übel riechenden Appartement mit vielen Kleintierställen und einem bunten Durcheinander von Gesammeltem lebte. Früher hielt ich solche Zustände für Verwahrlosung, ohne sie genauer zu differenzieren. Jetzt ahnte ich die wahrscheinlichen Verbindungen zum Messie-Syndrom.

Da erst einmal angekommen, erkannte ich, dass ich eine meiner langjährigen Analysandinnen, Frau R., mit dem neuen Wissen als Zeit-Messie einordnen konnte. Auch ihr Partner lebte offensichtlich in einer typischen durch die extensive Sammlung von Papieren schier unbewohnbaren Messie-Wohnung. Auch der in der *Verlassenheitspanik* (Rehberger, 2000) beschriebene Herr H., der mit einer Panikstörung zu mir gekommen war, hatte in seiner vor Jahren bereits abgeschlossenen Behandlung vorsichtig angedeutet, in seiner Wohnung keine Ordnung zu schaffen, im Flur immer noch keine Lampe angebracht zu haben, die Möbel im Wohnzimmer da belassen zu haben, wo die Möbelpacker sie vor Jahren abgestellt hatten. Sein Ordnungsproblem hatte ich als Begleiterscheinung seiner depressiven Verfassung nach dem Tod seines Bruders und seiner Mutter und dem bald danach erfolgten Umzug gedeutet. Meine so nicht erwarteten blinden Flecken im Bild meiner Patientinnen und Patienten erinnerten mich, dass wir unabhängig vom allgemeinen wissenschaftlichen und persönlichen Fortschritt unseres Wissens immer auch mit Skotomen des fachlichen Blicks zu rechnen haben.

### *Ein neuer Arbeitsbereich und neue klinische und allgemeine Erfahrungen und Aufgaben*

Mit dem ersten Vortrag auf der Bundesfachtagung des Vereins 2002 entwickelt sich eine gute Zusammenarbeit mit dem Förderverein und für mich eine ergänzende Perspektive zu meiner klinischen Arbeit – Vorträge auf Tagungen verschiedener Institutionen und Beiträge für verschiedene Medien über die Messie-Problematik. Ein Seminar auf den Lindauer Psychotherapiewochen 2003 stößt auf großes Interesse bei einer ganzen Reihe von Fachleuten unterschiedlicher Disziplinen. Die Vorträge, in denen ich vor Betroffenen *und* Fachleuten spreche, bedeuten für mich eine neue Herausforderung. Die sofortige Rückmeldung durch Betroffene in den Diskussionen und Arbeitsgruppen bringt mir eine Reihe wichtiger Erfahrungen über ihr Leben und Erleben, zum Teil in schmerzlicher Unmittelbarkeit. Ich höre nun aus erster Hand von der Feldarbeit mit teilweise schwer Betroffenen in den verschiedenen Bereichen der Sozialarbeit. Ich erfahre, dass viele Psychotherapeutinnen und Psychotherapeuten über die Messie-Störung ebenso wenig wissen wie ich bis vor Kurzem.

### *Erkenntnisse im Verlauf psychoanalytischer Arbeit über Jahrzehnte und die klinische Erforschung des Messie-Syndroms*

Die Fülle der therapeutischen Beziehungserfahrungen in 40 Jahren ärztlicher und psychotherapeutischer Tätigkeit erlaubte die stete Erweiterung und Entwicklung der klinischen und theoretischen Standpunkte und damit der psychoanalytischen Identität. Ausgerüstet mit der in Frankfurt am Freud-Institut gelernten Freud`schen Psychoanalyse im Geist einer zutiefst durch unseren Nationalsozialismus gebrochenen psychoanalytischen Tradition (Rehberger, 2005), sah ich die umfassende *Trennungsangst* (Rehberger, 2000) bei sehr vielen Behandelten und mit ihr die klinische Bedeutung der Objektbeziehungspsychologie (Fairbairn, 1952, 2000) und Bindungstheorie (Bowlby, 1969). Versehen mit beiden Theorien, die zeitgleich mehr die verdiente Beachtung in der internationalen und deutschen institutionalisierten Psychoanalyse gefunden haben, stieß ich* auf die Allgegenwart der *»Angst« zu trauern* (Rehberger, 2004) bei meinen Analysandinnen und Analysanden. Die Überwindung dieser Angst schafft die »Fähigkeit« zu trauern und gestattet damit *den* entscheidenden Schritt in der psychotherapeutischen Veränderungskrise bzw. im psychoanalytischen Prozess**. Die »Messie-Problematik« forderte mich heraus, meine Erfahrungen in der Behandlung von Leuten, die auch mit Zwängen belastet waren, zu überprüfen und

* Im ursprünglichen inneren Widerspruch zur Idee der »Unfähigkeit« zu trauern bei Mitscherlichs (A. u. M. Mitscherlich, 1968).

** Allerdings fand ich – unerwartet – das Konzept über die »Unfähigkeit« zu trauern immer dann bestätigt, wenn die Schicksale der Affektregulierung zur Affektunterdrückung von Schmerz geführt hatten.

neu zu überdenken. Angeregt von neuen Entwicklungen in der Psychoanalyse mit der Konzeption der klinischen Bedeutung von Intersubjektivität (Stern, 2005; Benjamin, 1990) und Enactment (Jacobs, 2000) entdeckte ich für mich in meiner therapeutischen Technik im Einklang mit neurobiologischen Vorstellungen (Roth, 1996; Kandel, 2006) die zentrale Stellung der Interaktion für die Veränderung von prozeduralen Mustern. Zugleich konnte ich an die wichtige Frankfurter Tradition aus den Siebzigern zum »szenischen Verstehen« anknüpfen, die mit den Namen von Lorenzer, Argelander und mit dem von Klüwer verbunden ist (Argelander, 1970; Lorenzer, 1970; Klüwer, 1983). So lag für mich nahe, für die vielfältigen Begriffe für die psychoanalytische Benennung der therapeutischen Funktion der Interaktion den Sammelbegriff der »szenischen Behandlung« zu wählen (Rehberger, 2006). Sie nimmt eine zentrale Rolle beim Umlernen prozeduraler Muster ein und steht für einen wichtigen Teil der in diesem Buch beschriebenen therapeutischen Technik. Sie ist zentral für psychotherapeutische Prozesse der Persönlichkeitsveränderung in der nicht trennbaren Zweiheit oder Mehrheit von Patientinnen, Patienten *und* Psychotherapeutinnen und Psychotherapeuten in Einzel- und Gruppenbehandlungen.

### *Die Überwindung von Zwangs- und depressiven Symptomen (Sucht) – ein Kampf*

Die Messie-Problematik zeigt zwei zentrale Schwierigkeiten der Betroffenen. Ein uferloses Versagen, innerhalb der Wohnung, des Hauses, des Hofes und des Gartens Ordnung herzustellen, oft auch in der Durchführung ihrer Zeitplanung zu scheitern, und zwanghaftes Sammeln von allem und/oder andere süchtige Selbsthilfen. Als Folge dieser Symptome der Desorganisation eigenen Handelns kämpfen Betroffene gegen soziale Ausgrenzung durch Freunde, Bekannte, Fremde und Institutionen, innerlich gegen Selbstverachtung wegen ihrer sie oft störenden Charakterzüge, zu sammeln, nicht zu ordnen, sich zu verspäten. Werden sie in ihren zwanghaften Gewohnheiten gehindert, geraten sie in bedrohliche Gefühlszustände von Leere und Sinnlosigkeitsempfinden und unerträglich gezwungen zu sein oder zusammenzubrechen.

Im Bemühen, sich zu ändern, scheitern sie oft ungeachtet aller guten Vorsätze und vieler mündlicher oder gedruckter Ratschläge.

Therapeutinnen und Therapeuten beklagen im Rahmen von Zwangsstörungen allgemein und bei Behandlung der Messie-Störung insbesondere die oft niederschmetternden Erfahrungen der schier unüberwindbaren Muster zwanghafter Charakterzüge und zwanghafter Symptome. Ähnlich schwer finden sie die Suchtbehandlung.

Erschwerend ist, dass sie Sucht oft nicht als Selbstbehandlung depressiver Zustände bei Menschen verstehen, die sich sehr schwer auf Beziehungen, also auch auf therapeutische Beziehungen, einlassen können.

### *Trennungsangst und Messie-Problematik*

In der Bindungstheorie steht die Angst vor Trennung im Mittelpunkt bei der Aktivierung von Bindungsverhalten. Messies zeigen oft eine charakteristische Reaktionsbildung gegenüber dem Bedürfnis nach Bindung an Angehörige, sie ziehen sich spontan aus den Beziehungen zurück und verhalten sich abweisend.

Herr H. hatte mir einmal berichtet, dass er abends sehnsüchtig auf den Anruf seiner auswärts lebenden neuen Partnerin gewartet hatte; verspätete sich aber ihr Anruf, hat er voller Wut die Telefonleitung ausgestöpselt. Ähnlich Frau U. (siehe unten Kap. 6). Dieses defensive Verhalten bei erfahrener Unzugänglichkeit der Mutter wird in der Bindungstheorie als das unsicher-abweisende Bindungsmuster bei Erwachsenen beschrieben (Main, 1983). Während Messies sich oft aktiv aus sozialen Bindungen zurückziehen, halten sie an ihrem Sammelgut fest, sie können sich nicht trennen.

### *Desorganisation und Messie-Problematik*

Mit der Entdeckung, dass eine ganze Reihe meiner Patientinnen und Patienten mit der Messie-Problematik zu tun hatte oder gehabt hatte, wurde mir die reiche klinische Erfahrung mit ihnen zugänglich. Ich sah, dass bei ihnen allen übermäßiger Zwang in der Erziehung, Zwangssymptome und erhebliche Beziehungsschwierigkeiten neben der Suchtfrage eine große Rolle spielten.

Aus der Behandlung von Herrn H. wusste ich, dass die sehr strenge Erziehung durch die Mutter (der Vater war gefallen) ihn geprägt hatte.

Im Berufsleben und in persönlichen Beziehungen fühlte er sich schnell durch Vorschläge und Angebote bevormundet, auch wenn dem nicht so war. Mit einem bewussten, offenen »mach ich nicht« oder mit stummer Ablehnung reagierte er, oder er ließ die vermeintlichen Aufträge einfach liegen (Rehberger, 2000, S. 28 ff.).

*Besondere Behandlungserfahrungen zu Zwang und Messie-Problematik*

In der Behandlung von Frau R. habe ich sehr viel über die Folgen übermäßig strenger und überfordernder Erziehungsmaßnahmen gelernt. Die Mutter hatte ihre Erziehung des Mädchens während der ersten Lebensjahre dokumentiert und ihr die Aufzeichnungen als Analysandin zur Verfügung gestellt (Rehberger, 1998). Mit der neuen Einordnung von Frau R. als Zeit-Messie bot sich die Überprüfung der bei ihr vermuteten Zusammenhänge zwischen erlebtem Zwang und zwanghaften Symptomen und der Desorganisation an. Die über Jahre mit fünf Wochenstunden durchgeführte psychoanalytische Behandlung und die schriftliche Aufzeichnung der Entwicklung als Kleinkind in Ausschnitten durch die Mutter ermöglichten gleichzeitig ein umfassendes Kennenlernen der aktuellen Beziehungsmuster *und* der Entwicklungsgeschichte der Analysandin. Konnten die bei ihr dokumentierten Erziehungsmaßnahmen mit Strenge und Überforderungen bereits als kleines Kind Ursache der Desorganisation sein? Ließen sich diese Zusammenhänge verallgemeinern?

In Kapitel 2 wird die Schlüsselbehandlung von Frau R. vorgestellt, in Kapitel 3 werden aktuelle theoretische Positionen zu Sucht und Zwang, schwerpunktmäßig unter psychoanalytischem Gesichtspunkt beschrieben, in Kapitel 4 wird an Beispielen einer Reihe von Patienten in Einzelbehandlungen das vielfältige klinische Bild des Messie-Syndroms mit dem gemeinsamen Vorkommen von Sucht und Desorganisation gezeichnet, im 5. Kapitel werden Ursachen für die Störung in der Frühentwicklung beschrieben und aus ihnen die Psychodynamik abgeleitet, das 6. Kapitel dient der Theorie der Behandlung unter besonderer Berücksichtigung der szenischen Behandlung und der Praxis in einer Einzelbehandlung, im 7. Kapitel wird eine Gruppenbehandlung mit Teilnehmerinnen mit Messie-Syndrom dargestellt.

## 2. Kapitel

# Wegweisende Erfahrungen mit der Messie-Problematik ohne Kenntnis des Messie-Konzepts

## 2.1 Anliegen und Beschwerden von Frau R.

Frau R. stellte ihre erheblichen Beziehungsschwierigkeiten in den Mittelpunkt unseres Erstgesprächs. Sie war Ende dreißig und beruflich erfolgreich. Seit Jahren lebte sie mit einem Partner zusammen. Doch immer wieder unterhielt sie eine oder mehrere, teilweise vor ihm offene, Liebesbeziehungen zu anderen Männern. Streit mit ihrem Partner war die regelmäßige Folge. Warf er ihr ihre Untreue vor, schlug sie ärgerlich zurück, weil er das Rotlichtmilieu aufsuchte. Sie verstand ihr Verhalten nicht! Sexuell waren sie sich entfremdet, zugleich schliefen sie zärtlich miteinander. Sie teilten intellektuelle Interessen, wohnten und reisten zusammen, und sie traten als Paar im Freundeskreis auf. Die Vorstellung, sich zu trennen, ängstigte sie außerordentlich.

In ihren Freundschaften und mit ihren Mitarbeiterinnen und Mitarbeitern geriet sie öfter aus besonders guten Beziehungen in heftige Streitereien, deren innere Gesetzmäßigkeit ihr unzugänglich war.

Sie hatte erhebliche Straßenängste und fühlte sich außerhalb des Hauses nur in ihrem Auto wirklich sicher. Sie war regelmäßig bei Verabredungen und Terminen später, Fristen einzuhalten fiel ihr außerordentlich schwer, oft musste sie um Fristverlängerung nachfragen. Schwerwiegende Einschlafstörungen über viele Jahre hatte sie ausgeglichen, indem sie nie vor zwei Uhr, und nie ohne eine Flasche Wein getrunken zu haben, ins Bett ging. Morgens wachte sie in depressiver Stimmung auf. Sie konnte diesen Rhythmus durchaus mit einer anspruchsvollen Tätigkeit verbinden.

Sie litt erheblich unter Ausschlägen und Bauchbeschwerden, und seit dem Tod des Vaters häufig unter Herzbeschwerden, für die die Ärzte keine greifbare Ursache finden konnten. Beim Zahnarzt befiel sie schnell Panik, da sie die völlig passive Haltung kaum ertragen konnte.

## 2.2 Lebensgeschichte

*Vorgeschichte zu Beginn*

Frau R. war in gesicherten bürgerlichen Verhältnissen aufgewachsen. Ihre Eltern heirateten im Zweiten Weltkrieg, die Mutter graduierte während des Krieges, unmittelbar nach der baldigen Rückkehr des Vaters von der Kriegsteilnahme und im Verlauf seines Studiums wurden sie erstmals Eltern, später dann die Geburt von Frau R. Die Ehe der Eltern war schon schwer zerrüttet. Der Vater hatte neben der Ehe ein offenes Verhältnis mit einer anderen Frau. Angeblich aus Gründen des gemeinsam betriebenen Familienunternehmens blieb die Familie zusammen. Frau R. in ihrer bewussten Erinnerung mehr Tochter des Vaters, während der Bruder H. Muttersohn gewesen war. H. hat die jüngere Schwester anscheinend von Anfang an abgelehnt und oft gequält. Sie erinnerte sich an ungute Gefühle, wenn die Mutter Streit zwischen ihr und H. schlichtete. So, als ob die Mutter doch auf der Seite des Bruders stünde. Durch den Unfalltod des Vaters wandelten sich die Familienverhältnisse erneut erheblich. Frau R. fühlte sich anfangs wie allein gelassen, schlief aber öfter bei der Mutter im Ehebett. Sie wurde die Begleiterin der Mutter im Alltag und während der Ferien. Auch im Studium blieb die enge Beziehung zur Mutter trotz der räumlichen Entfernung bestehen, sonntäglich telefonierten sie viele Jahre, Weihnachten feierte die Familie zusammen. Der Bruder H. und sie blieben gegenseitig feindselig. Trennungsängste begleiteten Frau R. seit der Kindergartenzeit. Schon als Schülerin erbrachte sie überdurchschnittliche Leistungen, gleichzeitig widersetzte sie sich teilweise den gestellten Anforderungen.

*Die umfassende Lebensgeschichte nach langjähriger Behandlung*

*Die Familie in und nach dem Nationalsozialismus*
Der Großvater war lokaler Nazi-Funktionär und soll ein despotischer Herrscher der Familie und ein unnachsichtiger Vorgesetzter der Mutter

im Unternehmen gewesen sein. Kam sie morgens etwas später, verdonnerte er sie.

Die Eltern waren in ihrer Jugend Anhänger der Nationalsozialisten, der Vater nahm einige Jahre am Russlandfeldzug teil. Kriegsfotos im Besitz von Frau R. waren immer wieder Anlass, dass Frau R. über seine mögliche Beteiligung an Vernichtungsaktionen gegen die jüdische Bevölkerung nachdachte. Sie schwankte zwischen Scham und Schuldgefühlen und der Leugnung der möglichen und naheliegenden Bedeutung der Bilder, die seine Beteiligung an Deportationen nahelegten.

Nach einigen Jahren Analyse sah Frau R. Dokumente, dass der Vater schon vor ihrer Geburt vom mütterlichen Erbe – der Firma – ausgeschlossen worden war. So hatten die Mutter und ihre Eltern anscheinend auf das Bekanntwerden des Verhältnisses des Vaters mit einer anderen Frau reagiert.

Die Ehe der Eltern war bei der Zeugung von Frau R. zerrüttet. Er wurde etwa zeitgleich Vater mit seiner Geliebten Frau I. Frau R. suchte während der Analyse ein Gespräch mit ihr und mit dem ihr bis dahin unbekannten Bruder A. Frau I. gab an, dass der Vater bei ihr vor der Schwangerschaft mit A. bereits selbst als Laie eine illegale Abtreibung vorgenommen hatte, die für sie furchtbar gewesen war. Für diese Möglichkeit sprach die Existenz eines kompletten gynäkologischen Bestecks im Nachlass des Vaters. Der Bruder A. war einmal als Adoleszent psychotisch erkrankt.

### *Geburtsdrama*

Die Eltern und der Vater der Mutter von Frau R. fuhren nachts unter den Wehen und im Schneetreiben anscheinend verspätet zur Klinik, so der mündliche Bericht in der Familie. Noch im Auto wurde Frau R. geboren. Es kam zu Atemnot (Asphyxie), im Kreißsaal wurde ein Herzstillstand festgestellt. Eine Herzspritze rettete Frau R. Die Mutter erzählt, damals schwer an Wochenbettfieber erkrankt gewesen zu sein.

### *Todeswünsche gegenüber dem Baby und Todesängste um es*

In den tagebuchähnlichen Aufzeichnungen, die die Mutter Frau R. während der Analyse übergeben hatte, berichtet die Mutter vom Wunsch des älteren Bruders, der damals auf die höhere Schule gekommen war, die Mutter möge eine Sturzgeburt haben und das Kind sollte tot sein. Die Mutter hat einige Monate gestillt und hat das Baby regelmäßig vor und nach jeder Brust gewogen. Sie wollte verhindern, dass auch ihr zweites Kind beinahe an der Brust verhungerte.

Frau R. war offensichtlich unerwünscht gewesen. Die Angaben über den Geburtsverlauf sprechen dafür, dass die Mutter die einsetzenden Wehen übergangen hat. Der Termin war bereits einen Tag überschritten. Die Tatsache, dass die Mutter Frau R. später den Todeswunsch des Bruders mitteilte, kann für die Identifizierung der Mutter mit diesem ausdrücklichen Todeswunsch gegen die Tochter sprechen. Hat die Mutter dem Sohn ihren Todeswunsch gegen das Baby zugeschrieben? Hob sie später aus Schuldgefühl ihre Gefährdung durch das Kindbettfieber hervor? War das eine symbolische Buße bei Selbstbeschuldigungen und Schuldgefühlen, weil das Mädchen fast tot war? Warum trennten sich die Eltern nicht? Waren es geschäftliche Gründe, war es Trennungsangst? Es ist nicht ungewöhnlich, dass Paare aus Trennungsangst unbewusst noch einmal Eltern werden. Das Kind wird dann oft zum Adressaten der gleichzeitigen und widersprüchlichen Gefühle von Ablehnung und Verbundenheit.

### *Verfrühte Dressuren zur Kontrolle der Ausscheidungen*

Die Großmutter soll sehr auf die Reinlichkeitserziehung geachtet haben. So auch die Mutter. Sie hielt das Baby anscheinend über der Kloschüssel ab und notierte dazu, dass die Kleine mit fünf Monaten zum ersten Mal »auf Befehl Pipi«, mit sechs Monaten an einem Tag »dreimal auf Befehl Aa« gemacht habe. Als Kleinkind wurde Frau R. regelmäßig auf den Topf gesetzt. Nachts um zwei Uhr weckte die Mutter sie für den Topf.

Auf die Verstopfung ihres Kindes hin führte die Mutter mit Milchzucker ab.

Das Bemühen der Mutter, ihr Mädchen – nach heutigem Wissen völlig verfrüht – zur Kontrolle ihrer Blasen- und Darmausscheidungen zu erziehen, entsprach vermutlich ihren eigenen Erfahrungen als Kind. Diese Erziehung war üblich und diente der Vermeidung von Wickeln und Windelwäsche. Die Erziehungsstile variierten in der Art der Durchsetzung des Erziehungsziels »Sauberkeit« erheblich. Das Spektrum reichte von der bei Ausscheidungspannen freundlichen und gewährenden Haltung mit geduldiger Hinführung zur Benutzung des Töpfchens bis hin zu Beschämungen, Beschimpfungen, Beschuldigungen, die Mutter zu schädigen, und physische Bestrafungen durch Schläge.

Die Mutter von Frau R. täuschte sich grundlegend in der Vorstellung, die Kleine habe mit fünf oder sechs Monaten »auf Befehl« sich entleeren können. Das vermögen in der Regel auch Erwachsene nicht beim Darminhalt. Was Kinder im dritten bis vierten Lebensjahr lernen, ist, dem Drang zur Entleerung zu widerstehen, bis eine passende Gelegenheit für sie da ist. Mit der Aufzeichnung »auf Befehl Pipi oder Aa« wird das Kapitel Zwang und Gehorsam, Bevormundung und Unterwerfung aufgeschlagen. Frau R. erlebte so bereits als Baby erheblichen Druck, der Mutter zuliebe etwas zu machen, was sie keinesfalls leisten konnte! Nach heutigen neurowissenschaftlichen Erkenntnissen werden solche Erfahrungen als sensorische Zustände, unter Druck zu sein, völlig überfordert zu sein, nicht zu können, im emotionalen Gedächtnis in den Mandelkernen des Mittelhirns gespeichert. Wenn die Mutter stolz ist, wenn ihr Baby sich beim Abhalten zufällig entleert, kann das als gute Erfahrung erlebt werden. Eine Beeinflussung der Ausscheidung wird aber auch dadurch nicht möglich. Das Gefühl, überfordert zu sein, verbindet sich in der weiteren Entwicklung ganz allgemein mit Aufgaben und Vorhaben, denen sich das Kind und später die Erwachsene gegenüber sehen. Dieser emotionale Zustand steht dem Gefühl, etwas bewirken zu können, das nach Stern (Stern, 1985) zum auftauchenden Kernselbst gehört, völlig entgegen.

Praktisch bringt nur das Abpassen der Ausscheidungen den gewünschten Erfolg, die Windeln zu sparen. Dem kommt entgegen, dass Kinder ihre Darmentleerung oft innerhalb eines überschaubaren, häufig morgendlichen Zeitfensters erledigen. Sobald die Kleine sitzen konnte, setzte die Mutter sie aufs Töpfchen, um die Ausscheidungen aufzufangen. In der Hoffnung, dass die nächtliche Windel trocken bliebe, weckte die Mutter ihr Töchterchen nachts um zwei Uhr und setzte sie im Bettchen auf den Topf. Im Kalender der damaligen Zeit vermerkt die Mutter aber auch, dass der Vater wiederholt nachts bis vier Uhr »Tennisspielen war«, eine unschwer als Chiffre zu verstehende Notiz. Gut denkbar ist, dass die Mutter in ihrer ohnmächtigen, bewussten oder verdrängten, Wut über den treulosen Vater nicht schlafen konnte. Sie nutzte dann die

Zeit, um zu verhindern, dass ihr Töchterchen nass wurde. Ebenso vorstellbar ist, dass sie ihren Ärger auf das Kind übertrug.

Babys entwickeln bei Übergriffen und Störungen bis zum achten Monat keinen Ärger, den sie als innere Voraussetzung für Abgrenzungen brauchen. Sie verfügen stattdessen über motorische Abneigung und Abwendung, ein interaktives, handelndes »Nein«. Sie können ihre Aufmerksamkeit auch von der Umgebung abwenden und sich zu ihrem Schutz ins Innere ihrer Erlebniswelten zurückziehen. Werden sie gezwungen, handeln sie dem intuitiv entgegen. Schreiende Babys, die sich strampelnd wehren, angezogen zu werden, findet man in jeder Kinderstube. Wegen dieser Fähigkeit, sich handelnd zu wehren, neigen zum Trinken gezwungene Babys schließlich zum Erbrechen. Stern (1985) schreibt von einem ständig erbrechenden Baby, dessen Mutter aus Angst, ihr Kind könnte versehentlich verhungern, in allen Zimmern mehrere Milchflaschen aufstellte, um bei der geringsten Regung dem Kind Milch einflößen zu können*.

Im gleichen Sinne reagierte Frau R. als Kleinkind verstopft auf die forcierten Maßnahmen der Mutter, sich zu entleeren. Wegen der Verstopfung verabreichte die Mutter den abführenden Milchzucker, so bemerkt sie in ihren Aufzeichnungen. So brach die Mutter das Nein, das das Kind auf der Ebene seiner physiologischen Funktionen gegenüber dem Entleerungszwang zeigte. Die Neigung von Frau R., in emotional belastenden Situationen mit Durchfällen zu reagieren, für die die Ärzte trotz intensiver Diagnostik keine morphologisch nachweisbare Ursache finden konnten, kann als Ausdruck von unterdrückten Angstreaktionen verstanden werden. Eine Bahnung dieser Reaktion durch das von der Mutter praktizierte Abführen ist denkbar.

Die emotionalen Erfahrungen aus der Reinlichkeitsdressur während der Frühentwicklung blieben für Frau R. sehr bedeutsam. In Träumen tauchten sie auch während der Behandlung immer wieder auf wie im ersten während der Analyse erinnerten Traum. Frau R. befand sich mitten auf einem weiten Feld in einem hölzernen Klohäuschen mit Tür und saß auf dem Brett mit der runden Öffnung des Plumpsklos. Draußen stand durch den Türspalt sichtbar ein Mann, in dem sie gleichzeitig

* Als ich einer Jugendlichen mit Bulimie diese Geschichte erzählte, brach sie in Tränen aus und rief »so ist meine Mutter«.

mich und an der Haarfarbe ihren Liebhaber erkannte. Der Mann versuchte mit Gewalt, in das Klo einzudringen. Frau R. hielt verzweifelt und voller Panik die Tür zu und wachte schweißgebadet auf. Wir sahen im Traum die Angst von Frau R., dass ich als Analytiker sie gewaltsam zwingen würde, ihr Inneres herzugeben. Der Bezug zu den dramatischen Erziehungserfahrungen in der frühen Entwicklung wurde uns erst Jahre später durch die Tagebuchnotizen der Mutter offenkundig.

Später folgten viele andere Träume, in denen der Kot in der Kloschüssel überzulaufen drohte oder in denen die Badewanne voller Kot war. Sie kämpfte immer einen erfolglosen Kampf, wieder Sauberkeit herzustellen. Voller Scham und Schuld erlebte sie in den Träumen, für die Sauerei verantwortlich zu sein.

Jahrelang vermied Frau R., die Praxistoilette zu benutzen! Als sie das nach sieben Jahren nach einer Analysestunde zum ersten Mal »gewagt« hatte, erzählte sie beim nächsten Mal, dass sie mich umgebracht hätte, wenn ich ins Klo eingedrungen wäre.

### *Abhärtung und Verlassenheitserfahrungen*

Frau R. wurde erzählt, dass sie als Baby tagsüber stundenlang im Garten in die frische Luft gestellt wurde, weil es für gesund gehalten wurde. Einmal fand die Mutter sie in den Sicherheitsgurten außerhalb des Wagens hängend, da Frau R. versucht hatte, aus dem Wagen zu klettern.

Die Erziehungsideologie unserer Kultur in der ersten Hälfte des 20. Jahrhunderts sah für Babys und Kleinkinder Trennungen vielfältiger Art vor. Nach der Geburt wurden Babys der Mutter nur für einige Minuten gegeben, ehe sie dann im Kinderzimmer untergebracht wurden. Die Vierstundentrennung galt als richtig. Der bekannte amerikanische Kinderarzt Spock, dessen Erziehungsbücher sehr hohe Auflagen erzielten (Spock, 1968), hielt das Aufnehmen der Babys zwischen den Pflege- und Fütterungsstationen für falsch. In bürgerlichen Familien wurden die Babys oft in abgedunkelte und stille Kinderzimmer gelegt. Sie wurden zur Abhärtung manchmal für Stunden im Kinderwagen ins Freie gestellt. Die Hilferufe wurden mit dem Kommentar »Schreien kräftigt die Lungen« übergangen. Unkenntnis oder der Not gehorchend (siehe das Kindheitsschicksal von Frau A., S. 95) wurden sie wegen Krankenhausbehandlungen und wegen Erholungsmaßnahmen von ihren Müttern getrennt. Wechselnd oder für längere Zeit wurden sie bei Verwandten oder Fremden in Pflege gegeben. Ihre Ängste und Trennungsreaktionen, ihr Heimweh und ihre depressiven Störungen wurden oft übergangen und verkannt (Rehberger, 2000, S. 19 ff.). Die oft lebenslänglich wirksame gesteigerte Angstbereitschaft bei Trennungen verschiedenster Art oder depressive und körperliche Symptome wurden lange nicht als Folge solcher Erfahrungen verstanden.

Frau R. lebte als Kind immer im Elternhaus und Jahre gemeinsam mit Großeltern in einer Großfamilie. Dennoch waren ihre Trennungsängste erheblich. Sie äußerte bald nach Beginn der Behandlung, dass sie sich die Beendigung als das Schlimmste vorstellte. Sie wagte trotz ihrer Entschlossenheit lange Zeit nicht, sich von ihrem Partner zu trennen. Offenbar hatte sie sich auch unbewusst durch Untreue gegen Eifersucht und Angst vor Verlassenheit geschützt. Stundenlanges Wegstellen des Kindes kann gesteigerte Trennungsängste auslösen.

### *Fesselung als Erziehungsmaßnahme*

Während der Mittagspause und nach dem Essen unterrichtete die Mutter den Bruder. Die Kleine störte sie bei der Nachhilfe. Die Mutter notiert dazu, dass sie das Mädchen für diese Zeit ins Bett gefesselt hat. Sie schreibt, dass die übergroße Angst der Kleinen, nach dem Mittagessen müde zu sein und einzunicken, mit dieser Erziehungsmaßnahme zu tun gehabt haben könnte.

Bis zur Offenlegung des Tagebuchs der Mutter wusste Frau R. nichts davon, dass die Mutter sie als Kleinkind ins Bett gefesselt hatte. Allenfalls, so hatten wir rekonstruiert, dass sie nachts um zwei Uhr auf dem Topf an die Gitterstäbe des Bettchens gebunden gewesen sein musste, solange sie nicht in den Topf gemacht hatte. Jedes Kleinkind würde ohne Gurt sofort auf dem Topf einschlafen und herunterrutschen. Frau R. hatte aber in verschiedenen Situationen, die auch nur von ferne an Gefesseltsein erinnerten, Panik entwickelt. Das erlebte sie bei einer Zahnbehandlung im flachen Behandlungsstuhl des Zahnarztes oder des Kieferchirurgen oder bei der physikalischen Therapie, wenn der Therapeut auch ihre Hände mit Fango einpacken wollte. Auch die Benutzung der Wolldecke auf der Couch drohte die Panik aus dem Gefesseltsein zu aktivieren. Zu ihren sexuellen Fantasien gehörte das Bild, dass sie den Mann, der sie beim Verkehr zu fesseln versuchte, ermorden würde. Während der Behandlung plagten Frau R. über längere Zeit Gelenkschmerzen an den Händen, die sich verloren haben, nachdem wir den Zusammenhang zu den wachgerufenen Gefühlen, gefesselt zu sein, verstanden hatten.

So halfen die Tagebuchnotizen, das Rätsel der Angststörungen und der Schmerzen zu lösen. Die Gefühle der Hilflosigkeit, der Todesangst, der Überwältigung, der ohnmächtigen Wut und die Antwort in Gestalt von Rachefantasien in der wiederholten Fesselung bleiben ein Leben lang im emotionalen und impliziten Gedächtnis gespeichert. Lebenslagen, die in irgendeiner Hinsicht den nicht autobiografisch erinnerbaren Fesselungen ähneln, dienen als sogenannter »Erfahrungshintergrund« des Gegenwartserlebens (Stern, 2005) und aktivieren die gespeicherten emotionalen Erfahrungen. Bereits geringfügige Ähnlichkeiten genügen, heftige und lebensbedrohliche Gefühle wachzurufen. Ohne autobiografische Erinnerung an die subjektiv so erlebte Katastrophe kommt es zur Panikstörung. Sind die Auslöser für die Panik bewusst, z. B. der Zahnarztstuhl, wird die Begegnung mit der auslösenden Situation wie in der klassischen Phobie (Rehberger, 2000) phobisch vermieden.

Auch das uns anfänglich rätselhafte Einschlafen auf dem Klo vor dem Insbettgehen konnten wir mithilfe der Notizen der Mutter erklären. Unbewusst agierte Frau R. die nächtliche Situation ihrer Kleinkindzeit, auf dem Topf einzuschlafen. Anders als damals konnte sie als Erwachsene wütend ihren Partner attackieren, wenn er ihre unnatürliche Lage bemerkte und sie zu wecken versuchte. Wir verstanden die Angst von Frau R., vor zwei Uhr nachts ins Bett zu gehen. Unbewusst schützte sie sich, um zwei Uhr geweckt zu werden. Die nächtliche Weinflasche war wie eine Selbstbehandlung gegenüber all dem Schmerz und gegen die Scham, die mit den schweren Eingriffen in ihre Selbstständigkeit und in ihre physiologischen Funktionen verbunden gewesen sind und an die sie beim Zubettgehen erinnert zu werden drohte.

### *Schlagen als Mittel der Erziehung*

Die Mutter zeichnete auch eine Szene auf, in der ihr etwa zweijähriges Töchterchen nach ihr geschlagen hatte. Als Antwort schlug sie ihr auf den Handrücken der Schlaghand. Wieder schlug das Kind. Dieser Schlagabtausch endete erst, nachdem die Mutter immer wieder, schließlich auch auf das andere »Händle«, geschlagen hatte, nachdem das Kind auch dieses eingesetzt hatte. Bei der Niederschrift dieser Episode überlegt sie, ob sie »zu feste« geschlagen haben könnte. Sie war überrascht gewesen, wie lange »die Händle« nach der Strafe gerötet geblieben waren.

Frau R. erinnert sich selbst noch an die übliche Bestrafung, wenn sie im Alter vielleicht von drei oder vier manchmal eingenässt hatte. Die Mutter zog sie aus und duschte sie in der Badewanne kalt ab. In einer anderen Erinnerung stand der Großvater beim Essen wortlos auf, ging um den Tisch zu seiner sechsjährigen Enkelin hin, nahm ihren Unterarm und stieß den Ellenbogen fest auf die Tischplatte. Sie hatte sich aufgestützt und so gegen die Tischregeln verstoßen.

Die von der Mutter aufmerksam beschriebene Schlageszene mit den so lange gerötet gebliebenen »Händle« klärt einen weiteren Befund aus der Behandlung. Das geschlagene Kind, das die Erfahrung machte, eine fürsorgliche Mutter zu haben, wenn es sich fügte und lieb war, lernte seinen Ärger zu unterdrücken. So kam es, dass Frau R. als Kind und auch als Erwachsene in all jenen Situationen, in denen sie sich angegriffen, infrage gestellt und verletzt erlebte, spontan ihre bewusste Wahrnehmung und Äußerung ihres Ärgers unterdrückte. Diese Art der Affektregulierung lässt sich als defensive Reaktionsbildung, die dann Teil des Charakters wird, verstehen, und sie kann zugleich Ausdruck der Identifizierung mit der Art der Affektregulierung der Mutter sein. Wenn Frau R. bei anderen Fehler feststellen konnte, war es ihr möglich, in unbewusster Identifizierung mit der erzieherischen Seite der Mutter selbst ärgerlich erzieherisch aufzutreten. Nach dem Konzept Fairbairns über die affektive Desintegration der Ichstrukturen (s. S. 111) ist bei Frau R. im Augenblick, in dem sie die Fehler ihr Nahestehender oder ihr Untergebener erkennt, ihr früheres Leiden unter der strengen Erziehung wie abgeschaltet und bewusst unzugänglich. Ungebrochen durch die leidvolle und so auch Mitgefühl ermöglichende Erinnerung kann sie mit ihrer ärgerlichen, erzieherischen, verfolgenden und angreifenden Seite den anderen attackieren und bevormunden. Litt sie bewusst unter anderen, hielt sie die Wahrnehmung von Ärger aus ihrem Bewusstsein fern.

*Fahrlässige Irrtümer der Mutter bei der Betreuung des Kindes*

Frau R. erinnert sich an die Notmaßnahme der Mutter, als sie eine ganze Dose Fluortabletten verschluckt hatte. Statt des Brechmittels der Wahl, Kochsalzlösung, verabreichte die Mutter irrtümlich Kernseifenlösung (ein der Mutter bekanntes Abführmittel), die abscheulich zu trinken war.

Frau R. erinnert sich, dass die Mutter sie als Kindergartenkind mit Quecksilber aus einem zerbrochenen Fieberthermometer spielen ließ, obwohl ihr die Toxizität bekannt gewesen sein musste. Als Schulmädchen hatte Frau R. den Fuß gebrochen. Der Arzt erkannte den Bruch nicht und verordnete wegen der vermuteten Zerrung Bettruhe. Eine Woche lang beklagte sich das Kind über starke Schmerzen im Fuß, ehe die Mutter auf sie hörte und erneut den Arzt konsultierte, der dann die Fraktur diagnostizierte.

Die uneinfühlsamen und verletzenden Aktionen der Mutter lassen mit gebotener Vorsicht auf eine heftige Widersprüchlichkeit zwischen Mitgefühl und Verbundenheit und Ablehnung und Hass schließen. Zusammenhänge mit dem Hass auf den Vater des Kindes und Hass auf die Eltern aus eigenen schmerzlichen Erfahrungen als Kind sind denkbar. Anscheinend völlig unbewusst überließ sie das Kind wiederholt seiner Qual oder Gefährdung und vergaß angemessene, hilfreichere Schritte.

*Notlösungen*

Als älteres Kind hat sich Frau R. wiederholt im Bad, wo auch das Klo stand, eingeschlossen. Weil sie mit dem Aufschließen Schwierigkeiten hatte, musste der Vater über das Fenster einsteigen, ein anderes Mal wurde die Tür aufgebrochen. Sie erlebte das mit starken Gefühlen der Bedrohung.

Dass sich Frau R. schon als Kindergartenkind und noch unerfahren im Schließen von Schlössern im Bad eingeschlossen hat, lässt sich als Versuch deuten, dem Eindringen der Mutter und ihrer befürchteten Forderung nach und der Kontrolle bei der Entleerung beim Aufsuchen der Toilette zu entgehen. Wahrscheinlich im Sinne einer Nachträglichkeit erlebte sie dann Angst vor dem eindringenden Vater anstelle der autobiografisch vergessenen, nicht gespeicherten und nicht erinnerbaren Erfahrungen mit der »eindringenden« Mutter. Eine Verschiebung der aversiven Gefühle gegen jegliches Eindringen von der Mutter auf den Vater und eine unbewusste Verknüpfung mit sexuellen Gefühlen und Fantasien können vermutet werden. Der erste Traum zu Beginn der Behandlung zeigt die Gefühle gegenüber den »eindringenden Eltern«.

*Ein sexueller Übergriff des Vaters mit der Mutter als stummer Zeugin*

Frau R. war etwa zwölf, als der Vater ihre knospende Brust tasten wollte. Sie flüchtete vor ihm durchs Wohnzimmer, er verschloss die Tür, die Mutter war Zeugin des Geschehens, sie hat nicht schützend eingegriffen.

Die geschilderte Szene wurde von der damals pubertierenden Frau R. voller Angst und Fassungslosigkeit erlebt. Der Auftritt legt die Vermutung nahe, dass beide Eltern in diesem Augenblick aus offensichtlich unterschiedlichen Motiven das Mädchen wie eine Feindin erlebten, die verletzt werden darf. Über die Sozialisation des Vaters gibt es keine Informationen, die sein missbräuchliches Verhalten erklären könnten. Die Mutter wurde zumindest moralisch, wahrscheinlich aber auch physisch vom eigenen Vater misshandelt.

*Die Angst der Mutter, durch die Wäsche der Tochter beschmutzt zu werden*

Mit dem Auftreten des Fluor albus in der Pubertät begann die Mutter, die Slips der Tochter getrennt von der anderen Wäsche der Familie im Waschbecken mit der Hand auszuwaschen. Als Frau R. diese Maßnahme der Mutter entdeckte, übernahm sie schamerfüllt selbst das getrennte Waschen ihrer Unterwäsche.

Dass die Mutter wortlos ihre Wäsche wie die einer Aussätzigen getrennt gewaschen hat, war für Frau R. als pubertierendes Mädchen schmerzlich und beschämend. Schon die Art der Reinlichkeitserziehung legt die Vermutung nahe, dass die Mutter ähnlich erzogen worden war. In diesem Sinn lässt sich auch die Ansteckungsangst, die der Hintergrund für das getrennte Waschen gewesen sein kann, verstehen. Übertriebene Reinlichkeit bei gleichzeitiger Prüderie kann sich mit sexuellen Infektionsängsten verbinden.

*Fahrlässige Gefährdung und Selbstgefährdung des Vaters mit Todesfolge*

Der Vater litt unter einem Pickwick-Syndrom mit plötzlichem Einnicken. Deshalb hielten die Kinder ihn beim Autofahren regelmäßig durch Erzählen und Ansprechen wach. Entgegen der Verabredung mit der Mutter, rechtzeitig vom Urlaub im Ausland mit seiner Zweitfamilie zurückzukehren, hatte er sich verspätet. Ohne längeres Ausruhen chauffierte er die Familie wie versprochen in deren Ferienort über eine weite Strecke. Auf der anschließenden Rückfahrt wenig später schlief er offensichtlich kurz vor Erreichen der Heimatstadt ein und fuhr unter einen vorausfahrenden Lkw. Er war sofort tot. Bei der Beerdigung war Frau R. die Einzige aus der Familie, die weinte. Bewusst fühlte sie sich am Tod des Vaters schuldig, weil sie ihn vor der Rückfahrt nicht lang genug hatte ausruhen lassen, sondern mit ihm geschmust hatte.

Frau R. erlebte während der Rekonstruktion des Unfalltodes des Vaters, die sich über längere Zeit erstreckte, starke Trauer. Erst mit der Erinnerung an die Neigung des übergewichtigen Vaters, am Steuer einzuschlafen, erschloss sich uns die Fahrlässigkeit beider Eltern. Wir vermuteten, dass der Vater aus Schuldgefühl, weil er später als versprochen aus seinem Urlaub mit der anderen Familie zurückgekehrt war, das tödliche Risiko auf sich genommen hat. Auf der Seite der Mutter lag die Annahme ihrer unbändigen Wut nahe, von ihm so versetzt worden zu sein. Dem entsprach, dass Mutter und Bruder den Tod des Vaters eher wie den eines Feindes aufgenommen hatten und nicht trauerten. Da die Mutter seit dem Tod des Vaters die Kirche sonntags nicht mehr besuchte, außerdem sich häufig wie fahrlässig selbst verletzte oder in Gefahr brachte, ist eine unbewusste Schuldüberzeugung mit Selbstbestrafungszwang denkbar.

Die Schuldüberzeugung des dreizehnjährigen Mädchens am Tod des Vaters ließ sich über die bewusste Seite hinaus, dass sie ihn wach gehalten hatte und er nicht ausruhen konnte, unbewusst als Folge ihrer tiefen inneren Ambivalenz von Verbundenheit und Liebe bei gleichzeitigem heftigen Ärger als »auch verlassene Tochter« verstehen. Unbewusst wie zur Buße litt sie seitdem unter Herzbeschwerden und Ängsten, jung und herzkrank zu sterben. In der Übertragung tauchte die traumatische Verlusterfahrung in Gestalt der Angst vor meinem unerwarteten Tod als komplementäre Übertragung (Racker, 1955) ebenso auf wie Jahre später die Fantasie, auf dem Weg zu mir im Auto selbst tödlich zu verunglücken und bis zur Unkenntlichkeit zu verbrennen (konkordante Übertragung). Verschlimmert wurden die Verlustängste in der Übertragung durch den Tod eines nahestehenden Menschen, der sie sehr mitgenommen hatte. Die Fantasien und Ängste zeigen ihre Identifizierung mit dem verunglückten Vater und meine projektive Identifizierung mit sich in der Rolle des Hinterbliebenen.

### *Förderungen als gute Seite der Elternerfahrung, die Verschärfung von Ambivalenz und von Ängsten vor Nähe*

Dem bürgerlichen Status der Familie gemäß erhielt Frau R. Musikunterricht. Ihr wurden Sport, Wintersport und Reiten ermöglicht. Sie durchlief erfolgreich eine gymnasiale Ausbildung. Heranwachsend konnte sie ihrem Hobby nachgehen, Musikinstrumente zu sammeln und sogar selbst zusammenzubauen. Die Mutter unterstützte sie finanziell, ermöglichte ihr, zu reisen und zu studieren, und sorgte seit ihrer Berufstätigkeit für regelmäßige finanzielle Zuwendungen.

Wir verstehen die großen Nöte besser, die Frau R. in die Behandlung mitgebracht hat, wenn wir die guten Seiten der Eltern mit Unterstützung und Förderung in der Erziehung ebenso beachten wie die belastenden Seiten. Frau R. machte die Erfahrung, von der Mutter freundlich unterstützt zu werden, wenn sie nur lieb war. Dies gelang ihr oft nur durch Unterdrückung aversiver und ärgerlicher Abgrenzung als Kind und Jugendliche, später auch gegenüber Freunden und Partnern. Gleichzeitig verschaffte sie sich einen wichtigen Freiraum gegenüber befürchteter oder tatsächlicher Bevormundung, indem sie Zielen heimlich nachging, die offen verfolgt das Nein der Mutter ausgelöst hätten. Mit der Unterdrückung von gerechtem Ärger über die verletzende und bevormundende Mutter und von unerfüllter Sehnsucht nach einer liebevollen Mutter aus ihrem Bewusstsein erlebte sie bewusst die Mutter als gute Mutter. In der Behandlung führte dies bei den ersten Klärungen der verletzenden und beherrschenden Seiten der Mutter zum Eindruck bei Frau R., ich wollte ihr »die Mutter madig machen«. Das Fortschreiten des analytischen Prozesses mit Zuwachs an Offenheit und Vertrauen und mit gegenseitiger Anerkennung des liebevollen und freundlichen Engagements in der wechselseitigen, intersubjektiven Begegnung war belastet durch die Ängste, in größerer Offenheit beherrscht und bevormundet zu werden, durch das Gefühl, zur Offenheit gezwungen zu werden, durch die Angst, bei Eingeständnis der Liebe abhängig zu werden und die Trennung gar nicht mehr ertragen zu können, und durch die Neigung zur Heimlichkeit mit Auslassungen über ihre Situation.

### *Eine späte Aufklärung über die Familienverhältnisse*

Während der Analyse und rund 40 Jahre nach ihrer Geburt teilte die Mutter Frau R. mit, dass der Vater in seiner Beziehung zu der anderen Frau auch einen Sohn gehabt hatte. Sie gab sich erstaunt, dass Frau R. davon nichts wusste.

Frau R. war Anfang 40, als sie bei ihren durch die Analyse angeregten Recherchen die Mutter nach Kindern des Vaters außerhalb der Ehe gefragt hat. Sie fiel aus allen Wolken, als sie von ihrem Bruder A. aus der Beziehung des Vaters zu I. hörte. Als sie ärgerlich nachfragte, wieso die Mutter ihr das bisher verheimlicht hatte, bekam sie eine ihr vertraute Antwort der Mutter, sie hätte gedacht, dass Frau R. das längst gewusst habe. Aus solchen Erfahrungen stammte das bewusste Misstrauen, das Frau R. oft den ihr Nahestehenden entgegenbrachte. In der Behandlung wurde das für uns an einem Übertragungstraum deutlich, in dem ich den offenen Psychoanalysegegner Karl Jaspers zur Lektüre empfohlen hatte. Für sie war im Traum sofort klar, dass nur ein verlogener Analytiker eine solche Empfehlung geben konnte.

### *Die Mutter und die erwachsene Tochter*

Im Verlauf der Analyse änderte sich die Beziehung zur Mutter erheblich. Die zu Beginn idealisierende Bewunderung der Mutter machte einer kritischen Sicht Platz. Frau R. lernte, sich gegenüber Übergriffen und Benachteiligungen durch die Mutter abzugrenzen. Sie bekam Zugang zur tiefen Zerrissenheit der Mutter zwischen offensichtlichem Geiz ihr gegenüber und zwanghafter Großzügigkeit aus vermutlichen Schuldgefühlen. Sie erlebte die Zwiespältigkeit ihr als abgelehnter Tochter gegenüber bei gleichzeitiger enger Verbundenheit. Als sie einmal von einer lebensgefährlichen Panne auf der Fahrt zur Mutter auf der Autobahn erzählte – ihr war ein Reifen bei hohem Tempo geplatzt –, glaubte sie in der kurzen Grimasse der Mutter eine Mischung aus Erschrecken und Genugtuung zu sehen. Als Frau R. die Mutter auf das Risiko für den Vater durch die Urlaubsfahrt angesprochen hatte, stellte sie wie unberührt fest, mit dem Unfall sei zu rechnen gewesen. Frau R. fühlte sich bei aller bleibenden Verbundenheit mit der Mutter hinweg am stärksten durch die häufige Scheinheiligkeit belastet, die die Mutter regelmäßig auf die Konfrontationen mit ihrer Unehrlichkeit hin zeigte. Kaum glauben konnte sie auch, mit welcher Selbstverständlichkeit ihr die Mutter vom Frischedatum her gesehen längst abgelaufene Lebensmittel vorsetzte. Ernüchtert fühlte sie sich, wenn die Mutter versprochen hatte, für sie bei einem Besuch besonders schön zu kochen, ihr dann aber nur Rührei mit Gefrierspinat vorsetzte.

Frau R. entwickelte im Laufe von Jahren der Behandlung ein offeneres und abgegrenzteres Verhältnis zu ihrer Mutter. Nach dem anfänglichen Eindruck, ich verurteilte die Mutter, überzeugte sich Frau R., dass wir in der Psychoanalyse weder Anklagen gegen die Eltern sammelten noch die Eltern für Schwächen und Fehler verurteilten. Statt über die Eltern zu Gericht zu sitzen, liegt unsere Aufgabe darin, dass die Patienten ihre unterdrückten Affekte Ärger und Schmerz spüren und trauern können (Rehberger, 2004). Die guten Seiten der Elternerfahrung haben wir nicht übergangen.

### *Frau R. und ihre Messie-Problematik*

Frau R. konnte ihre bewusste Zeitplanung nicht einhalten. Diese Desorganisation in ihrem Zeitmanagement erlaubte mir, sie sofort nach Kenntnis des Messie-Syndroms da einzuordnen. Aus ihren Schilderungen wusste ich, dass der Partner eine riesige Sammlung von bedrucktem Papier hatte und sie sich in seiner Wohnung nicht frei bewegen konnten. Deshalb hatte sie vor Jahren auf seinem Auszug aus der gemeinsamen Wohnung bestanden. Als sie selbst einmal umgezogen ist, redete sie über *ihre* Mühe, Ordnung zu schaffen. Ihre Unordnung beschränkte sie auf ihre Wohnung. Im Arbeitsbereich gelang es ihr besser, Ordnung zu halten. Fristen für berufliche Terminarbeiten hielt sie oft nicht ein. Übrigens war ihr der Messie-Begriff vor mir bekannt gewesen.

## 2.3 Beziehungserfahrungen in der Behandlung

Die Daten über ihre Entwicklung aus den Tagebuchaufzeichnungen der Mutter und die Fülle erinnerter Erlebnisse in den Analysestunden erlaubten Frau R. eine umfassende Narration, eine zusammenhängende Geschichte von sich selbst. Die *Art der wechselseitigen Beziehung* zwischen Kind und Eltern dagegen wurde im Verlauf der psychoanalytischen Begegnungen lebendig und so zwischen uns zugänglich. Ihre familiäre Art, sich auf andere zu beziehen, wurde »in der Übertragung gelebt«! So wurden die früheren Beziehungen gemäß der Art, in der sie von Frau R. verinnerlicht worden waren, gegenwärtiges Geschehen. Von Augenblick zu Augenblick, von Gegenwartsmoment zu Gegenwartsmoment (Stern, 2005) konnten wir schrittweise neue Beziehungserfahrungen machen. Sie ergänzten die eingeübten Erlebens- und Verhaltensmuster und erweiterten das Feld der intersubjektiven Beziehungserfahrungen. Frau R. konnte einzelne störende Verhaltensmuster aufgeben und durch neue Muster ersetzen.

### *Eine Krise zu Beginn*

Als mich Frau R. aufsuchte, war sie zur Fortsetzung ihrer bisher kurzen Psychoanalyse entschlossen, ihre Ängste, sich auf die befürchtete Abhängigkeit in der Behandlung einzulassen, waren gleichzeitig sehr groß. Ihr bisheriger Analytiker war gerade unheilbar erkrankt und hatte seine Praxis aufgegeben. Bei der telefonischen Anmeldung und bei unserer ersten Sprechstundenbegegnung hatten wir gleich einen guten Draht zueinander. Im Verlauf des Erstinterviews fassten wir dann eine Behandlung ins Auge. Meinen Eindruck, dass sie als Jugendliche nach dem Tod des Vaters in die Rolle der Mutter geraten war, bestätigte sie mit der Erinnerung, dass die Mutter ihr zum Muttertag Blumen zu schenken pflegte, für uns beide überraschend gut. Wir gerieten dann in eine gegenseitige Misstrauenskrise, nachdem mich eine Woche später ein mir befreundeter Kollege gefragt hatte, ob ich tatsächlich eine Behandlung mit ihr plante. Er wollte mir die mögliche Analysandin nicht wegnehmen, nachdem sie bei ihm drei Tage nach unserer Erstbegegnung ein ebenfalls einvernehmliches Vorgespräch geführt hatte, in dem beide eine Psychoanalyse bei ihm für sinnvoll hielten.

Ich war wie vor den Kopf geschlagen. Ich pflegte vor der Entscheidung für eine Psychoanalyse jedem zu raten, sich doch auf Begegnungen mit verschiedenen Analytikerinnen und Analytikern einzulassen und erst dann sich endgültig zu entscheiden. Deshalb war die Konsultation inhaltlich gesehen für mich in Ordnung! Aber warum hatte sie mir nichts vom geplanten Gespräch bei meinem Freund mitgeteilt? Bei der Beratung in der Intervisionsgruppe waren wir in unseren Meinungen – Analyse ja oder nein – gespalten. Ein Bezug zum mitgeteilten Problem, ungewollt und zwanghaft untreu zu sein wie vielleicht der Vater, schien auf der Hand zu liegen. Wegen meiner Gefühle in der Gegenübertragung und wegen der Szene zwischen uns ganz am Anfang der geplanten Behandlung nahm ich einen tieferen lebensgeschichtlichen Zusammenhang an. Im Zweitgespräch konfrontierte ich Frau R. mit der Besorgnis des Kollegen, der die Schweigepflicht gebrochen und eine offene Situation ermöglicht hatte. Ich deutete ihr bei der Besprechung, dass ihre Aktion wohl eine ihr völlig unbewusste Botschaft an mich sein konnte, nämlich gleich zu Beginn, also z. B. zu Beginn ihres Lebens, durch eine wie auch immer geartete Ablehnung dramatisch wie vor den Kopf geschlagen worden zu sein.

Das Misstrauen zu Beginn der Analyse lässt sich als unbewusste Anspielung auf das Geburtsdrama zu Beginn des Lebens von Frau R. ansehen. Beinahe wäre das geplante, gemeinsame Vorhaben – unser gemeinsames Kind, die Analyse – gleich zu Beginn nach der ersten fruchtbaren Begegnung gestorben. Die gleichzeitige unbewusste Identifizierung von Frau R. mit der Untreue des Vaters liegt auf der Hand.

## *Erfahrungen innerhalb des Behandlungsrahmens*

### *Verspätungen*

Wenige Wochen nach Beginn unserer psychoanalytischen Behandlung begann Frau R. verspätet zu den meisten Stunden zu kommen. Aus Scham hat sie sich über längere Zeit hinweg beim Kommen für ihr uns unerklärliches Verhalten zu erklären versucht. Sie nannte aktuelle Hindernisse auf dem Weg durch die Straßen. Die Müllabfuhr versperrte die Straße, sie hatte kein Benzin mehr gehabt, ein Stau, der vergessene Parkplatz ihres Autos, weil sie wechselnd parken musste, oder aber sie hatte den Wecker überhört. Irgendwann äußerte sie ihre Überzeugung, dass ich eines Tages meinen Ärger nicht mehr kontrollieren und sie rausschmeißen würde.

Ich machte mit ihr zum ersten Mal diese Erfahrung einer schwerer wiegenden, bleibenden Desorganisation der Zeitplanung. Bewusst bemühte sie sich, den Zeitrahmen der analytischen Begegnungen einzuhalten. Meine bewusste Haltung war schon damals, dass der Zeitrahmen genutzt werden *konnte,* aber nicht *musste.* Mir war die hellsichtige Bemerkung Winnicotts im Kontext seiner Anmerkungen über das »Management« in Behandlungen (Winnicott, 1992, S. 179) im Kopf, bei Verspätungen einfach zu warten. Ich versuchte, dies wörtlich zu nehmen, setzte mich in meinen Sessel und wartete. Zu meiner Überraschung fühlte ich mich schnell ausgesprochen hilflos. Was steckte heute hinter dem verspäteten Kommen? War etwas passiert? Wollte Frau R. mich ärgern? Was veranlasste sie, so zu handeln? Würde sie abbrechen und überhaupt nicht mehr kommen? Meistens zog ich es dann vor, mich zu beschäftigen. Beispielsweise schnell den Zimmerbaum am Fußende der Couch mit Wasser zu besprühen, einen kurzen Anruf zu tätigen, ein paar Notizen über eine Vorstunde zu machen.

### *Vertauschte Rollen*

Zu meinem Behandlungsrahmen gehört die freie Zugänglichkeit meines Sprechzimmers während der Sprechstunden. So erlebte Frau R. bei ihrem verspäteten Kommen, wenn ich nicht einfach wartete, sondern mich anderweitig beschäftigte. Sie ärgerte sich darüber und warf mir vor, dass ich mir die Zeit des Wartens ja schön vertreiben würde! Ich geriet in einen inneren Widerspruch. Ich fand die offene Zugänglichkeit wichtig, zugleich störte mich, wie kontrolliert zu sein. Dieser Konflikt in der Gegenübertragung, der eigene innere und mir damals unbewusste Konflikte mit Auflehnung gegenüber Zwang berührte, ließ mich für längere Zeit mit Angst reagieren, bei meinem irrtümlich wie anstößig erlebten Verhalten ertappt zu werden.

Frau R. kam manchmal rechtzeitig. Zu warten störte sie sehr. Sie passte genau auf, ob ich auf die Minute die Vorstunde beendete und sie hereinkommen konnte. Ich wechselte damals noch ohne Pause, wie ich es in der Lehranalyse erfahren, gelernt und übernommen hatte. Ich erkannte damals noch nicht, dass die Identifizierung mit dem szenischen

Handeln meines geschätzten Analytikers während der Ausbildung mit meiner Abwehr von Ärger und Eifersucht zu tun gehabt, und ich stattdessen den guten Grund für mein unbewusstes Agieren in Notwendigkeiten meines Zeitmanagements gesehen hatte. War ich verspätet, konnte Frau R. nur schwer das Gespräch beginnen, da sie mit heftiger, aber unterdrückter Wut auf meinen Fehler antwortete. In dieser Situation wurde ich noch ängstlicher, den Stundenwechsel nicht korrekt einzuhalten.

Sich zu verspäten hatte Frau R. von Anfang an als Fehler verstanden, aus dem heraus sie sich schämte und beschuldigte. Sie entschuldigte sich, sie wusste nicht, warum sie sich so verhielt. Sie brauchte Zeit, ehe sie sich öffnen und mitteilen konnte, wie tief greifend sowohl ihre persönlichen Beziehungen zu Partnern als auch berufliche Verbindungen und die Führungsaufgabe gegenüber ihren Untergebenen durch Verspätungen beeinträchtigt waren. Sie geriet in ihrem gesamten sozialen Netz unablässig in neue Spannungen. Bewusst verachtete und beschuldigte sie sich für diese Schwäche. Wenn sie scheiterte, rechtzeitig zu kommen, erlebte sie sich als überfordert, als gestört, als schwach, unfähig. Sie »schaffte es einfach nicht«, und das nirgends. Wo es nur möglich war, hatte sie im Verlauf ihrer Professionalisierung Fristen verlängern lassen. Nicht anders in ihrer beruflichen Tätigkeit.

Ich ließ mich mit einer grundlegenden Hilfsbereitschaft auf die Belastung unserer Beziehung durch das spätere Kommen von Frau R. ein. Ich war überzeugt, dass Freuds Konzept der psychischen Determiniertheit unseres Verhaltens uns weiterhelfen würde, ihr Verhalten zu verstehen. Auf dem Boden dieser Haltung geriet ich in Unsicherheit und Angst, selbst mit Fehlern auf die Belastung durch die Verspätungen zu reagieren. Innerlich war ich über die Heftigkeit des Ärgers von Frau R. erschrocken, wenn ich mir »die Zeit vertrieb« oder selbst ein paar Minuten verspätet meine Stunden wechselte. Den Rat eines erfahrenen Kollegen, mir meine Angst vor ihrer Kontrolle doch einfach dadurch zu nehmen, dass ich die Zwischentür vor dem Sprechzimmer schlösse, mochte ich nicht annehmen. Ich fand, dadurch nicht mehr verstehen zu können. Innerlich verteidigte ich mich, dass doch Frau R. mit zweierlei Maß messen würde, dass sie doch mir die eine oder die zwei Minuten nicht vorhalten könnte, wenn sie selbst zehn, fünfzehn Minuten oder mehr später kam. Ich hielt mir aber gleich entgegen, dass sie bei meinen Fehlern nicht an ihre dachte. Ich wusste aus der Objektbeziehungspsychologie von Fairbairn, dass Frau R. im Augenblick meiner Fehler keinen bewussten Zugang zu ihren Verspätungen hatte. Die Theorie besagt, dass verdrängte antilibidinöse und libidinöse Verhaltensmuster obligat desintegriert aktiviert werden, also entweder als sehnsüchtig oder als feindselig. Anders gesagt, war sie verärgert über meine Fehler, waren ihr ihre eigenen mir gegenüber bei anderen Gelegenheiten zwingend unbewusst. Es entsprach meiner Haltung, dass sie ein Recht hatte, ihre Zeit nach eigenem Planen – ob bewusst oder unbewusst – zu nutzen, während ich von ihr für die erste bis zur letzten Minute honoriert wurde und so auch in ihrer Pflicht stand. So blieb mir, ihr verspätetes Kommen zu ertragen; sie ist auch nie in dem Sinn zu spät gewesen, dass wir nicht noch Zeit gehabt hätten, miteinander ins Gespräch zu kommen.

Nach Jahren wurde uns unser szenisches Handeln und Erleben bei unseren Begegnungen greifbarer. Frau R. hatte die Erfahrungen beim Gehen zu Hause bewusster erlebt und mitgeteilt. Wenn sie rechtzeitig ihre Wohnung verlassen wollte, fühlte sie sich außerordentlich hilflos, überfordert, schwach, als ob sie zusammenbrechen müsste. Es war so, als ob sie sterben müsste. Sie geriet in Zustände von Trance, aus denen sie erst nach fünf, zehn oder fünfzehn Minuten aufzuwachen pflegte. Wurde ihr bewusst, sicher später zu sein, dann waren diese bedrohlichen Zustände vorbei.

Bewusst war ihr nicht, dass sie mich durch ihr Verspäten hilflos und unsicher machte. Ich erlebte die projektive Identifizierung, also dass sie mir ihre für sie unerträglichen Gefühle zuteilte, schon sehr bald an meiner mir ichfremden Angst, mich beim Wechsel zu verspäten. Aus meiner damaligen theoretischen Überzeugung heraus konnte ich nicht darüber sprechen, und wir versäumten, die naheliegende gemeinsame existenzielle, intersubjektive Erfahrung von Hilflosigkeit, Unsicherheit und Angst vor Fehlern früher zu machen. Unbewusst und in Übertragung ihrer erlittenen Strenge auf mich erlebte sie ihr Kommen so, als ob sie zu unseren Terminen pünktlich sein müsste. Dieses Muss aktivierte ihre Gefühlserfahrungen mit überwältigendem Zwang aus dem emotionalen Gedächtnis, ohne dass sie – wegen der Kindheitsamnesie – die Chance hatte, diese Gefühle richtig dem früher Erlittenen zuzuordnen und damit ihre Hilflosigkeit zu bannen. Blieb als Notlösung die Trance, durch die sie ihr rechtzeitiges Gehen versäumte und Schmerz nicht spürte. War sie sicher, später zu sein, konnte sie ohne bedrohliche Gefühle gehen. Auf das vermeintliche Muss hatte sie mit Mach-ich-nicht, einer zur Gewohnheit gewordenen Unterlassung geantwortet.

Unsere intersubjektiven Erfahrungen wurden geprägt durch das Wechselgeschehen der Übertragungen von Frau R., gezwungen zu sein, und meinen Gegenübertragungen auf die Übertragungen, hilflos zu reagieren. Damit war meine Schuldbereitschaft als Gegenübertragung aus meinen eigenen unbewussten Konflikten verbunden. Diese hatte mit meinem eigenen erlittenem Zwang und meiner unterdrückten Auflehnung als Kind zu tun. Mithilfe dieser Erfahrungen konnten wir schließlich erkennen, wie sinnvoll es für Frau R. innerlich war, sich völlig unabsichtlich allüberall zu verspäten. Wir verstanden auch, dass ihr die Identifizierung mit der Strenge ihrer Mutter, wenn sie mir mein gelegentliches Verspäten heftig vorhielt, völlig unbewusst war. Meine Achtung vor ihrem Zeitmanagement, das Ertragen der Gegenübertragungen von Hilflosigkeit, meine Anerkennung ihrer berechtigten Kritik mir gegenüber, wenn ich später war, und die Zuversicht, früher oder später den Sinn unseres Erlebens und Handelns zu verstehen, erlaubten mir, sie nicht jähzornig hinauszuwerfen, sondern zu verstehen, und verschaffte ihr die Erkenntnis, frei und nicht gezwungen in ihrer Zeiteinteilung zu sein.

### *Erfahrungen mit der Couch*

Psychoanalyse war Frau R. seit Jahren durch ihre akademische Ausbildung bekannt. Sie legte sich bei Beginn der Behandlung wie selbstverständlich auf die Couch. Im Lauf der Zeit verstanden wir, dass sie dabei sehr angespannt war. Sie legte sich auf den Rücken und entlastete sich nicht zwischendurch, indem sie sich auf die Seite gelegt hätte. Sie verwendete die Metapher »dass sich ihre Beine wie verknotet« anfühlten. Bewusst empfand sie keine Angst als Ursache ihrer Anspannung. Wenn ihr kühl war, war es ihr unmöglich, das Angebot, die Wolldecke, die seitlich auf der Couch bereitlag, für sich in Anspruch zu nehmen. Nach Jahren sagte sie einmal auf meine Erinnerung an meine Bitte bei der Besprechung des Behandlungsrahmens, doch die Kissen vor dem Gehen wieder aufzuschütteln, sie fühlte sich so, als ob sie auf den Knien zur Couch rutschen *müsste*, um dort ihren Dreck wegzumachen.

## 2.4 Erfahrungen im analytischen Gespräch

*Angriffe auf die Verständigung im psychoanalytischen Dialog*

*»Gedankenflucht«*
Freuds Grundregel und sein Vertrauen in die Determiniertheit allen Verhaltens gehören zu den Fundamenten psychoanalytischer Arbeit. Frau R. verwirrte mich oft mit ihrem freien Assoziieren, und es fiel mir schwer, ihr zu folgen oder sie zu verstehen. Sie wechselte häufig wie unvermittelt das Thema oder das soziale Feld ihrer Überlegungen zum Thema, schwieg angespannt, vergaß innerhalb von Minuten unseren Ausgangspunkt, überging Klärungen, Stellungnahmen und Deutungen.

*»Widersprüchlichkeit«*
Im psychoanalytischen Gespräch vermitteln wir vieles mithilfe des logischen Verstehens. Wenn wir Regelungen für den Behandlungsrahmen, z. B. ein Reservierungshonorar, vereinbarten, eine bestimmte Terminverschiebung verabredeten oder uns auf eine bestimmte Zeit festlegten, dann neigte Frau R. im Nachhinein oft zu offenen Widersprüchen zu dem, was *ich* erinnerte. Das galt häufig auch für bestimmte Sprachregelungen oder das Verstehen von Fremdworten oder andere inhaltliche Verständigungen. Wir gerieten dann früher rasch ins streitende »Argumentieren«, wie sie es oft mit ihrer Mutter erlebt und dort auch so benannt hatte.

*»Verzerrungen«*

Eine andere Art der Schwierigkeit, uns zu verständigen, lag darin, dass Frau R. *Teile* des gemeinsam in der Stunde Erlebten und Gesagten ausblendete und nicht aufnahm. So verzerrte oder entstellte sie den Sinn des Gesagten oder des Geschehens. In geringerem Maße gehört das zu Dialogen im Alltag oder in der Therapie ganz allgemein. Doch Frau R. zeigte dieses dialogische Verhalten häufiger, unsere Verständigung war auch dadurch erheblich belastet.

### *Die Vergesslichkeit von Minute zu Minute und die Verdrängung größerer Zusammenhänge*

Mithilfe ihrer Sprunghaftigkeit in der freien Assoziation, der Gedankenflucht, verdrängte Frau R. oft die unmittelbaren Zusammenhänge unseres psychoanalytischen Gesprächs. So konnte sie innerhalb weniger Minuten Teile unserer Wechselrede nicht erinnern. Ähnlich verhielt sie sich auch gegenüber den Erfahrungen aus Vorstunden, die sie aktiv nicht aufzugreifen pflegte. Die unmittelbaren Vorerfahrungen standen ihr dann nicht zur Integration mit den gegenwärtigen Erfahrungen zur Verfügung.

### *Verschweigen und Ausblenden im laufenden Gespräch*

Frau R. verdrängte also einen Teil der unmittelbaren und der mittelbaren, zurückliegenden Gesprächszusammenhänge, daneben verschwieg sie Teile ihrer bewusst zugänglichen Gedanken und Erinnerungen. Auch das Verschweigen von Teilen eines umfassenderen, geschilderten und erörterten szenischen Zusammenhangs gehörte zu ihren Techniken, mit deren Hilfe sie den laufenden dialogischen Austausch in ganz eigener Weise gestaltete. Diesem Verschweigen entsprach als szenisches Auftreten, traditionell in der Psychoanalyse als Agieren bezeichnet, das Mitbringen eines nicht beschrifteten Kriegsfotos des Vaters aus Russland, das zusammengetriebene Zivilisten zeigte. Sie rätselte über die mögliche Bedeutung, war der Vater an Verbrechen der Wehrmacht beteiligt gewesen? Ein Foto des anscheinend gleichen Ereignisses, das in ähnlicher Perspektive aufgenommen war, mit der Aufschrift »Getto von Minsk« hatte sie aussortiert. Sie brachte es lange Zeit später mit in eine Analysestunde. Jetzt erst konnten wir uns über die historisch belegte Räumung des Gettos von Minsk und die danach erfolgte Ermordung der jüdischen Bewohner verständigen. Die Beteiligung des Vaters an diesem Verbrechen der Wehrmacht war so wahrscheinlicher. Aus der Familiengeschichte hatten wir verschiedene Episoden besprochen, in denen sich die Mutter unoffen verhalten hatte.

### *Der szenische Rückzug ins Schweigen im Dienst von Verschlossenheit und Verschweigen*

Über lange Zeit erlebten wir häufig, dass Frau R. in Schweigen verfiel. Aus dem jeweiligen Zusammenhang heraus und wegen einer spürbaren angespannten Stimmung lag nahe, dass es ein Schweigen im Dienst der Abwehr, also im Dienst von Verschweigen und Unoffenheit, war. Die Stimmung in diesem Schweigen unterscheidet sich grundlegend vom Schweigen im Trauerschmerz oder bei der Entdeckung der eigenen Unabhängigkeit und Kreativität mit Bejahung und Förderung durch den Analytiker. Verschwieg Frau R. ihre Gedanken aus Angst vor Rügen, Beschuldigungen, Beschämungen und Strafe durch mich, konnte sie die Chance nicht wahrnehmen, eine andere als die befürchtete Erfahrung mit mir zu machen.

### *Gegenübertragungen und allgemeines analytisches Verstehen*

Ich erlebte oft ihr unbewusst gesteuertes und vielfältiges Verhalten wie einen Angriff auf das gegenseitige Verstehen und fühlte mich vorübergehend hilflos, verwirrt, verunsichert und ärgerlich. Ich verstand, dass Frau R. mir unbewusst mithilfe projektiver Identifizierungen eigene Gefühlszustände zuteilte. Ich konnte Erfahrungen sammeln, die Anlass für einen Vortrag wurden, in dem ich die verschiedenen Erscheinungen der »Angriffe auf den Dialog« systematisch untersuchte (Rehberger, 1996). Damals lag der innerliche Zusammenhang zu negativen Übertragungen ganz allgemein auf der Hand. Gleichzeitig verstand ich mich mit Frau R. ungeachtet aller Schwierigkeiten in der Verständigung insofern gut, als wir an unserem gemeinsamen Unternehmen wie selbstverständlich festhielten. Wie bei der allerersten Begegnung konnten wir uns unverändert »gut leiden«. Freud ordnete solche widersprüchlichen Erfahrungen der Wirksamkeit der verschiedenen Übertragungen zu, die gleichzeitig und zum Teil alternierend in der Beziehung wirksam werden (Freud, 1940). Auf der Ebene der unanstößigen Übertragung gelang es, zielstrebig unser gemeinsames therapeutisches Projekt voranzutreiben, gleichzeitig unterlief Frau R. diese Verständigung unbewusst in ihren negativen Übertragungen immer wieder.

### *Entwicklung therapeutischer Techniken zur Überwindung der »Angriffe auf den Dialog«*

#### *Grundregel und Grundempfehlung*

Schon vor der Behandlung von Frau R. hatten meine Erfahrungen mich von der Grund*regel* zur Grund*empfehlung* geführt, laut nachzudenken. Mit der »Empfehlung« entfällt jener Teil des technischen Vorgehens, der einer Übertragung von Zwang durch den Druck entgegenkommt, der mit einer Regel gegeben ist. Zugleich erübrigt sich die Personalisierung der Abwehr im Konzept vom »Widerstand gegen die Analyse«.

#### *»Gedankenflucht«*

Frau R.s Gedankenflucht mit schnell wechselnden Themen oder wechselnden sozialen Feldern bei gleichem Thema verwirrte mich. Wir lernten meine Verwirrung und ihre völlig unbewusst vorgenommene Flucht im Lauf der Zeit zu bewältigen. Ich konfrontierte Frau R. regelmäßig mit den »Ablenkungen« und schlug vor, nach den erfahrungsgemäß in ihnen vorliegenden »unbewussten Hinlenkungen« zu suchen. Eine wesentliche Hinlenkung war auf unterdrückte Ängste vor Schmerz, Scham oder Schuldgefühlen, vor Hilflosigkeit oder bewusstem Ärger. Frau R. konnte durch den Wechsel der Gesprächsebenen und der Gedankenfolgen aus ihrem Bewusstsein diese abwehren. Ohne Gedankenflucht hätte sie oft unmittelbar Angst vor solchen Gefühlszuständen befallen. Dies ist das Muster der *Ablenkungen im Dienst der Abwehr.*

*Ablenkungen im Dienst der Progression* liegen dagegen vor, wenn eine *unbewusste* Kontinuität zum augenblicklichen Thema gefunden wird. So können plötzlich auftauchende Gefühlszustände wie Schmerz, Tränen, Unruhe, Angst oder Ärger oder plötzliche lebensgeschichtliche Erinnerungen den augenblicklichen bewussten Gedanken ergänzen, vertiefen und weiterentwickeln und bis dahin unbewusste Aspekte hinzufügen.

#### *Widersprüchlichkeit*

Wenn Frau R. meinen Erinnerungen an mit mir Erlebtes, Getanes oder Gesagtes widersprochen hat, fand ich mich oft genug ruck, zuck im Argumentieren wieder. War ich mir doch offensichtlich sicher, das oder jenes nicht oder doch gesagt oder gehört zu haben. Wir stritten dann so, wie sie es für ihr Familienleben oder für ihre Partnerschaft beschrieben hatte. Beziehen sich solche Streitereien auf gemeinsam Besprochenes, sind sie nicht klärbar. Ich lernte, in solchen Fällen zu erkennen und zu sagen, dass wir doch unterschiedliche Erinnerungen und Auffassungen haben könnten und dass eine Klärung mangels Protokoll oder Tonbandaufzeichnung nicht möglich wäre, dass wir die Differenz anerkennen und die Schuldfrage offen lassen könnten (s. Kasuistik Frau U., S. 162). Ich lernte einzusehen, dass Frau R. nach einem *unbewussten prozeduralen Muster zu widersprechen* pflegte. Für dieses Verhalten hatte sie unbewusst entweder Vorbilder in ihrer Familie gehabt, oder zu widersprechen, das dialogisch zu handeln bedeutet, schützte sie vor drohender, aktualisierter Hilflosigkeit, oder beide Gesichtspunkte trafen zu. Aus dieser Einsicht änderte ich mein Verhalten bei Widersprüchen. Ich *begrüßte* erst einmal, dass Frau R. widersprach, und sagte, dass sie sich vermutlich schützte. So trat ich unmittelbar szenisch auf, bejahte das widersprüchliche Verhalten und konfrontierte sie auf *diese* Weise damit. Die Bejahung der Widersprüche erschwerte der Analysandin, an der negativen Übertragung von Kritik und Zwang festzuhalten. Zugleich förderte die Bejahung die Klärung der Ängste vor Hilflosigkeit in den Augenblicken, die den Widerspruch auslösten. Eine inhaltliche Klärung des Widerspruchs wurde so gefühlsmäßig entlastet.

### *Verzerrungen, die Minuten-Vergesslichkeit und Verdrängung größerer Zusammenhänge*

In meiner ursprünglich gelernten Behandlungstechnik verzichtete ich beinahe grundsätzlich auf Fragen im therapeutischen Gespräch. Das galt auch für die Überprüfung von mir unklar erscheinenden Aussagen oder von verdrängten Zusammenhängen und Deutungen. So konnte ich bei Frau R. wie auch in anderen Behandlungen verzerrt erscheinenden Wiedergaben des gemeinsam Erlebten oder von Deutungen oder der völligen Verdrängung von Besprochenem nicht nachgehen. Erst als ich freier nachfragte und aufmerksamer auf den Verlauf des Dialogs von Sekunde zu Sekunde und von Minute zu Minute achtete, konnte ich Verzerrungen des Gehörten und Erlebten und Verdrängungen kleinerer oder größerer Zusammenhänge aufdecken. Damit war auch die Voraussetzung geschaffen, das verzerrt Aufgenommene richtigzustellen und den unbewussten Gründen für die Verzerrung oder für eine völlige Verdrängung – z. B. einer negativen Übertragung oder einer Affektabwehr – nachzugehen. Mithilfe des intersubjektiven Gesichtspunkts wird mir die eigene Beteiligung an solchen Abwehren schneller zugänglich.

### *Verschweigen und Ausblenden*

Wenn Hilfesuchende wichtige Teile ihrer Situation verschweigen, trifft dies die Achillesferse der Helfer in allen helfenden Berufen. Hilfe ist nur bei Offenheit möglich. Erstreckt sich die Hilfe wie in einer Psychoanalyse über längere Zeit, besteht die Chance, die Unoffenheit von heute morgen zu überwinden. Ein Beispiel dafür ist die angeführte Geschichte mit dem Foto von der Räumung des Gettos in Minsk. Das Vertrauen, das wir uns als Analytikerin oder Analytiker im Lauf der Behandlung schrittweise verdienen, ist Voraussetzung für den Zuwachs an Offenheit. Ganz grob kann uns Verschweigen zugänglich werden, wenn bestimmte Lebensbereiche in den Begegnungen gar nicht zur Sprache kommen. Wir entdecken dann, dass z. B. nie spontan über Sexualität gesprochen wird, dass Erfahrungen aus früheren Begegnungen oder Deutungen nicht mehr aufgegriffen werden oder dass nie aus dem beruflichen Feld erzählt wird. Erst einmal können wir auch nicht wissen, ob die Themenbereiche verschwiegen werden oder ob sie auch verdrängt sind. Die Förderung von Offenheit gelingt durch eigene Offenheit und eigenes Erzählen. Je anonymer ich in meinen Aussagen bleibe, desto eher werde ich auch als Vorbild anonymen Auftretens wirken. Im Lauf der Zeit habe ich mehr und mehr auf die *therapeutische Erzählung* eigener Erfahrungen aus anderen Behandlungen oder aus meinem eigenen Leben zurückgegriffen, wenn ich unsichere oder ängstliche Verschlossenheit beobachtete. Grenzen der Offenheit sind da gegeben, wo sie die Patientin belasten oder zur erwarteten Helferin machen.

### *Der szenische Rückzug ins Schweigen im Dienst von Verschlossenheit und Verschweigen*

Längere Zeit antwortete ich auf den Rückzug von Frau R. ins Schweigen im Dienst der Abwehr mit Gegenschweigen und oft nach einigen Minuten mit der ermunternden Frage, was ihr durch den Kopf ginge. Die Ermunterungen waren für Frau R. wenig hilfreich, ihre sektorielle Verschlossenheit bei ihren Rückzügen zu überwinden. Eine Zeit lang schlug ich ihr vor, dass wir über die guten Gründe ihrer momentanen Verschlossenheit sprechen könnten. Auch solche Vorschläge erlaubten ihr nicht, ihre bewusst unwillentlichen Rückzüge aufzugeben. Diese Vorschläge entsprachen dem analytischen Vorgehen, Verhaltensweisen mithilfe des Verstehens der unbewussten Motive zu überwinden.

Eines Tages verstand ich, dass sie sich wohl durch meine Vorschläge und Angebote *gezwungen* fühlte, in solchen Augenblicken ihre Verschlossenheit aufzugeben. Ich fragte sie in ein Schweigen hinein, ohne dass ich die Veränderung meines therapeutischen Verhaltens ausführlicher durchdacht hatte, *worüber sie denn sprechen wollte.* Wie aus der Pistole geschossen rief sie mir zu: »Sie verarschen mich!« Diese Erfahrung, an die ich im weiteren Verlauf öfter erinnert habe, wurde zu einem Wendepunkt der Behandlung. Wir erlebten durch die unmittelbare dialogische Interaktion mit Frage und Antwort, dass Frau R. tief überzeugt war, im lauten Nachdenken reden zu *müssen.* Ohne nachzudenken, vermittelte sie mir, dass sie mir meine Haltung, dass *sie* frei entscheiden konnte, worüber und ob sie reden *wollte,* mir nicht abgenommen hat. Wir erlebten so unmittelbar, wie grundlegend sie sich gezwungen fühlte. Spontan war sie überzeugt, dass ich die Wahlfreiheit für sie nicht ernst gemeint haben konnte.

Meine Frage bedeutete eine unmittelbare Stellungnahme, ein dialogisches Handeln. Frau R. konnte sich entscheiden, meine Einstellung – sie nicht zu bevormunden – anzunehmen oder abzulehnen. Spontan lehnte sie ab und hielt mir entgegen, unglaubwürdig zu sein. Wir besprachen dieses Erlebnis wiederholt. Frau R. konnte sich im Lauf der Zeit davon überzeugen, dass ich sie nicht zum Sprechen drängte.

Bewusst begann ich damals, *dialogisch zu handeln* regelmäßiger und im Lauf der Zeit systematischer einzusetzen. Hatte ich den Eindruck vom Schweigen im Dienst der Abwehr, dann fragte ich, ob eine Erinnerung an unsere Absprache in Ordnung wäre. Wenn die Analysandin dies bejahte, stellte ich fest, dass sie ein Recht hatte zu schweigen. Eine solche Aussage machte es ihr schwer, in ihrer Übertragung die Überzeugung aufrecht zu halten, dass ich sie bevormundete und zum Reden zwänge. Oft befreite ich sie durch diese dialogische Stellungnahme vom zwanghaften Schweigen und machte ihr möglich, offener zu sein.

Stern hat in seinen Überlegungen zum dialogischen Auftreten in den Gegenwartsmomenten zwischen einer gegenwärtigen Interaktion, also einer Begegnung, und einer nachträglichen Betrachtung unterschieden. Nachträglich über ein Geschehen, das inzwischen Geschichte ist, nachzudenken, mag es auch nur Minuten später sein, berührt unvergleichlich weniger als im Jetzt Rede und Antwort zu stehen (Stern, 2004).

*Gedächtnisprotokoll einer Begegnung im Widerspruch mit bewusstem, offenem Ärger, eine gelingende Verständigung, Herzschmerz und Angst, sterben zu müssen, Klärung und Trauer*

*Sie kam geringfügig später, gekleidet mit einer weißen Bluse und einer in sich gemusterten, braun-beigen Wollweste und wirkte lebensfroh. Am Vortag war sie ganz in Schwarz erschienen.*

Sie fand den großen Stress, den sie immer wieder beim Versuch, rechtzeitig zu kommen, durchmachte, unbefriedigend. Sie bewertete gestern meine Ausdrucksweise als sehr schlecht. *Ranlassen und loslassen. Abgrenzen!* Also, was soll sie loslassen, was heißt, an sich ranlassen in dem Zusammenhang mit der Verspätung? Sie verstand das nicht. Sie fand es zum Kotzen. Ich antwortete, dass ich es wichtig fand, dass sie ihren Ärger über mich äußerte. So könnten wir uns darüber auseinandersetzen. Dann fügte ich hinzu, dass ich gestern auf das Loslassen der unbewussten Verweigerung hingewiesen hatte, soweit ich mich erinnerte. Sie konterte! Sie konnte sich daran überhaupt nicht erinnern. Und was hieße dann abgrenzen?

Im weiteren Verlauf versuchte ich ihr zu erklären, dass es für uns nicht mehr nachprüfbar war, was ich genau gesagt hatte. Meine Erinnerung konnte stimmen oder auch nicht. Wichtig wäre, was bei ihr angekommen sei. Es ging dabei nicht um die Feststellung, »wer« war verantwortlich für die ausgebliebene Verständigung. »Wir« hätten uns nicht verständigen können, das wäre der Tatbestand. Darum versuchten wir es jetzt. Ich würde heute niemals behaupten, gestern hätte ich das und das gesagt! Sie hätte es nicht gehört. Das könnte ich nicht. Wir verfügten über kein Stenogramm und keine Bandaufzeichnung. Verständigung wäre immer ein Geschehen, an dem beide Seiten beteiligt seien!

*Sie wirkte plötzlich zerstreut. Ich bemerkte es an ihrer flüchtigen Unruhe, die mich veranlasste, zu ihr hinüberzuschauen. Ich sah, sie zog ihre offene Wollweste auf der linken Seite geringfügig mehr zur Mitte. Ich unterbrach meine Erklärung über meine Sicht der Verständigung zwischen uns.*

Ich stellte fest, dass sie vermutlich abgelenkt wurde. »Vielleicht sprächen wir drüber!« Sie meinte, sie hätte nichts im Kopf, kein Gedanke wäre ihr gekommen. Ich bemerkte, nun, sie hätte vielleicht wahrgenommen, dass sie die Weste etwas zugezogen hätte. Behutsam ergänzte ich, es hätte so ausgesehen wie die Antwort auf einen Gedanken. Vielleicht erschlösse er sich uns noch. Jetzt fiel es ihr wieder ein. Sie verspürte während meiner Erklärung einen Stich in ihrer linken Brust. Der hätte sie abgelenkt und auf den hätte sie offenbar mit ihrer Geste geantwortet. Wo spürte sie den Stich, fragte ich. Sie deutete auf die linke obere Seite der linken Brust.

*Dabei fiel mir sofort ihr Atemstillstand und Herzstillstand bei ihrer Geburt im Auto der Eltern ein, die Wiederbelebung mithilfe einer Herzspritze durch die Geburtshelferin wenig später. Vielleicht war das der Stich?*

Woran sie dächte, fragte ich sie. Sie dachte an Brustkrebs, dass sie sterben müsste! Ich beschrieb ihr jetzt den wichtigen Vorgang, den wir erlebt hatten: Gestern wäre sie sehr verärgert gewesen, von mir nicht verstanden worden zu sein. Heute näherten wir uns an. Es ging nicht um richtig oder falsch, sondern um unser gemeinsames Bemühen, den Zusammenhang aus den Stunden zuvor besser zu verstehen. Worum ging es bei der Verspätung, wenn es um das nicht ganz Loslassen ging oder nicht ganz Ranlassen? Im Augenblick der Annäherung, von der sie sich erkennbar überzeugt hätte, begegnete sie überraschend und unerwartet einem Schmerz und durch diesen ausgelöst der Vorstellung, sterben zu müssen. Wenn sie wollte, sagte ich ihr, woran *ich* denken musste.

*Tränen traten ihr in den seitlichen Augenwinkel, den ich einsehen konnte.*

Sie bejahte. Mir wäre der Stich in ihr Herz eingefallen, mit dem die Ärztin im Kreißsaal damals nach der Sturzgeburt im Auto, bei der sie einen Herzstillstand erlitten hatte, ihr Leben gerettet hatte. Wir sprachen nun ausführlicher über die Umstände der Geburt. Über Mutters »ihr Kind nicht loslassen«, da wir annehmen konnten, dass sie die Wehen übergangen haben musste. Schließlich war Frau R. einen Tag später als errechnet geboren worden. Außerdem lagen neun Jahre zwischen der ersten und der zweiten Geburt der Mutter, sodass von einer längeren

Wehendauer bis zur Geburt ausgegangen werden konnte, anders als bei nach kurzer Zeit Zweitgebärenden. Und der Weg in die Klinik war auch im Winter mit einem Auto nicht länger als eine halbe Stunde. Außerdem war eine Hebamme im Haus, die nach Einsetzen der Wehen die Situation hätte einschätzen können!

Ich unterstrich in unserem Gespräch über die damaligen, von uns rekonstruierten Umstände, dass es nicht um eine Verurteilung der Mutter für uns ginge. Wir verstünden, wenn die Mutter das zweite Kind nicht gebären wollte. Sie war so tief zwiespältig, weil ihre Ehe zerbrochen war und weil der Vater eine illegitime Zweitfamilie hatte. Und nun erinnerten wir uns auch an die Erzählung der Mutter, sie sei damals fast am Kindbettfieber gestorben. Das »Loslassen« des Kindes schien für die Mutter mit Sterben verknüpft zu sein. Und jetzt fällt Frau R. noch ein, dass sie oft früher bei längerer Abwesenheit der Mutter voller Angst steckte, der Mutter könnte etwas passiert sein.

Mit der erfolgreichen Organisation ihrer Zeitplanung in der letzten Zeit, durch die sie viel mehr als früher ihre vielfältigen Termine rechtzeitig wahrnehmen konnte, war sie daran erinnert worden, wie unerträglich sie selbst das eigene Warten erlebte. Solange sie verspätet gewesen war, hatte sie sich das schnell unerträgliche Wartenmüssen erspart. Ließ sie diese interaktive (psychosoziale) Abwehrtechnik los, begegnete sie schnell ihren Gefühlen, allein gelassen zu sein. Auf der anderen Seite drohte sie im Warten ihrer aufsteigenden Wut ausgesetzt zu sein. Das war der Hintergrund für Loslassen (der Vermeidungstechnik, später zu sein) und Ranlassen (des Ärgers) in der Vorstunde gewesen.

Sie äußerte zu Beginn der Begegnung Ärger über meine Rede am Vortag. Sie konnte ungeachtet ihrer Angst ihren Ärger bewusst erleben und äußern. In der Übertragung ihrer Erfahrungen mit der Mutter bei der Äußerung von Ärger rechnete sie lange Zeit mit einer Attacke durch mich und unterdrückte die Äußerungen von Ärger. Sie erwartete, dass ich auf der Richtigkeit meiner Erinnerung beharrte! Sie konnte sich aber jetzt überzeugen, dass ich ihre Erinnerung respektierte. So machte sie eine gute Beziehungserfahrung, die sie sich ohne Zweifel immer, und in der Familie, häufig erfolglos gewünscht hatte. Mit diesem »Erfolg«, von mir trotz ihrer Ablehnung meines Standpunktes respektiert zu sein, wurde unbewusst ihr Schmerz durch die früher erlittene Bevormundungen und durch die oft von ihr geschilderte Rechthaberei der Mutter berührt. Diesen aus dem Bewusstsein abgewehrten Schmerz erlebte sie mutmaßlich als leibhaftigen, schmerzhaften Stich in ihr Herz. Für ihre passive, schmerzerfüllte Seite steht symbolisch ihre fahrlässig von den Eltern herbeigeführte Sturzgeburt mit Herzstillstand, der durch einen »Herzstich« behoben wurde. Mit dem Bewusstwerden dieses Zusammenhangs ist Trauer verbunden.

Auf der anderen Seite erlebte sie sich in ihrer bisher unterdrückten Wut schuldig, hatte sie sich doch für den Tod des Vaters verantwortlich gemacht, und zwar allem Anschein nach unbewusst wegen ihres Ärgers über ihn. In der Übertragung auf mich erlebte sie sich im Augenblick der Verständigung schuldig, da sich ihre bisher durch die Übertragung »begründete« Wut als ungerecht erwiesen hatte. Deshalb spürte sie den Stich als Hinweis auf ihre »bösartige« Seite, bewusst dachte sie, an Brustkrebs sterben zu müssen. Unbewusst wäre der Krebstod die Strafe für ihren unterdrückten Hass und die verdrängten Rachefantasien* mir in Übertragung der Vatererfahrung gegenüber. Wie bedrohlich die Selbstwahrnehmung und die Reflexion des Herzschmerzes gewesen war, zeigte sich an ihrem blitzartigen Vergessen der Gedanken dazu. Durch meinen Hinweis auf ihre Gestik war sie aber in der Lage, die Amnesie zu überwinden. Sie weinte in diesem Augenblick und ließ ihren Schmerz, von der unglücklichen Mutter abgelehnt und sehr streng erzogen worden zu sein, anders als früher bewusst zu. Ihre Erinnerung an die Sorge um die Mutter passte zu Bowlbys Hinweis, dass Kinder, die einen Elternteil verloren haben, häufig umso mehr auch den Verlust des verbliebenen Elternteils fürchten (Bowlby, 1980). Die Reaktion von Frau R. auf meine Intervention zeigt, wie hilfreich die aufmerksame Wahrnehmung von Gestik, hier die Weste etwas zuzuziehen, sein kann, um nicht geäußerte Affekte, hier Schmerz, und Vorstellungen, hier der Brustkrebs, zugänglich zu machen.

---

* Freud nannte diese charakteristischen Abläufe mit Symptomverschlimmerung bei Erfolg »negative therapeutische Reaktion« und führte sie allein auf eine unbewusste Schuldproblematik zurück.

## 2.5 Ergebnisse und Diskussion

*Aspekte der Psychodynamik von Frau R.*

Als Kind erlitt Frau R. unerträgliche Gefühle von *Verlassenheit*, weil die Mutter ihr keinen ausreichenden praktischen und liebenden Rückhalt bieten konnte; diese Erfahrungen verschärften sich als Jugendliche, als der Vater völlig überraschend starb. Sie hatte ihn oft in seiner Freizeit bei seinen sozialen und sportlichen Aktionen begleitet. Selbst zwanghaft untreu zu sein, schützte sie gegen das Wachwerden von Verlassenheitsgefühlen. Sie teilte so die Rolle des Verlassenen den Partnern zu.

Eine wichtige Ursache für verschiedene ihrer Verhaltensweisen, die aus dem erlittenen Zwang folgten, war ihr oft unzutreffendes Gefühl, *gezwungen zu sein*. Fühlte sie sich gezwungen, auch wenn sie es nicht war, unterließ sie, oft völlig unbewusst dazu veranlasst, die Ausführung von Vorhaben oder schob sie auf. So verursachte sie ungewollt überflüssige soziale Spannungen. Zugleich *vermied* sie unbewusst wegen dieses Gefühls auch mehr *Nähe in Beziehungen*, weil niemand über sie verfügen sollte, wie die Mutter über sie verfügt hatte. Gleichzeitig neigte sie dazu, wenn es die Situation erlaubte, andere zu bevormunden und über sie zu verfügen (siehe auch Canetti, Prolog).

Die heftig ablehnenden Reaktionen der Mutter auf ihre Eigenwilligkeit waren wohl die Ursache für ihre häufige Verwechslung von *Enttäuschung und Verletzung*. Im Bemühen, eine ausreichend gute Beziehung zur Mutter zu sichern, lernte Frau R., die *bewusste Wahrnehmung ihres Ärgers und ihres Schmerzes* zu vermeiden. Erfüllte ein Partner ihre Erwartungen nicht, fühlte sie sich *verletzt*. Vor der Analyse wehrte sie den dann entstehenden Ärger ab und richtete ihre unbewussten Attacken gemäß ihren depressiven Reaktionsbildungen gegen sich selbst mit der Folge verschiedener depressiver Symptome und Ängste. Zugleich lernte sie, konflikthaftes Verhalten gewohnheitsmäßig zu *verheimlichen und Differenzen zu verschweigen*. Das erlaubte ihr, in Beziehungen ungeachtet eines vorhandenen Konflikts wie *lieb* zu bleiben. Praktisch ließ sich diese Überlebenstechnik nur durch ein Doppelleben mit all den daraus entstehenden Anstrengungen und Schwierigkeiten verwirklichen.

### *Wechselseitige Gründe für die Schwierigkeiten in unseren therapeutischen Begegnungen*

Die Schwierigkeiten bei unserem Bemühen, *uns* gegenseitig besser zu verstehen, stammten auf der Seite von Frau R. aus dem sehr widersprüchlichen Verhalten und den widersprüchlichen Gefühlen beider Eltern, aber insbesondere der Mutter, ihr gegenüber. So erlebte das Mädchen Unoffenheit, Teilwahrheiten, Ablehnung, Strenge, physische Attacken, Beschuldigungen, Beschämungen neben Verbundenheit, grundlegende Betreuung und Förderung. Diese Erfahrungen hatte Frau R. verinnerlicht, sie legte sie auch ihren Erwartungen und ihrem Handeln in ihren persönlichen Beziehungen und in den vielfältigen Übertragungen mir gegenüber zugrunde.

Auf meiner Seite hinderten mich in den ersten Jahren verdrängte Konflikte in Verbindung mit unbewusster Auflehnung und der daraus resultierenden Neigung zu Selbstbeschuldigungen, freier und offener mit Frau R. umzugehen, wenn sie mich wegen meiner Fehler attackierte. Inzwischen stehen mir wichtig gewordene Konzepte zur Verfügung wie intersubjektiv, wechselseitig offener zu sein und sich auf die existenzielle Begegnung bewusst einzulassen und szenisch zu (be-)handeln, das heißt praktisch, innerhalb des Rahmens und dialogisch *aufzutreten und Stellung zu nehmen.*

### *Die Veränderungen im psychoanalytischen Dialog*

Die vielfältigen und sich häufig wiederholenden Erfahrungen in den Stunden erlaubten mir im Lauf der Zeit, Techniken zu entwickeln, das dialogische Verhalten von Frau R. besser zu verstehen. Wir konnten erfolgreicher über unsere dialogischen Sekunden- und Minutenbegegnungen nachdenken *und* uns dialogisch handelnd verständigen (Beispiel S. 49). So ist es uns gelungen, im Laufe von Jahren unseren therapeutischen Dialog zu verändern. Wir überwanden die Klippen und Hindernisse im dialogischen Austausch. Unsere Gespräche nahmen einen integrierteren Verlauf, in dem wir die Kontinuität zu denken immer besser wahren konnten.

*Die Veränderungen von Frau R.*

Unsere über viele Jahre dauernde psychoanalytische Behandlung erlaubte Frau R. eine zunehmende Integration ihrer verschiedenen, teils heftig widersprüchlichen emotionalen und prozeduralen Seiten in ihre bewusste Persönlichkeit. Zugleich konnte sie eine Reihe der sie belastenden Ängste und der unbewusst gesteuerten Verhaltensweisen überwinden. Verschiedene Symptome verschwanden. Frau R. verzichtete immer mehr auf die beschriebenen, lange Zeit als »Angriffe auf den Dialog« verstandenen Verhaltensweisen. Sie änderte ihr Verhalten, das regelmäßig zu erheblichen Spannungen in ihrem sozialen Netz geführt hatte, auch in den Alltagsbeziehungen. Das war ein Beleg für die strukturelle Veränderung ihres Charakters, also der Veränderung ihrer unbewusst ablaufenden prozeduralen Muster im Dienst der Abwehr bedrohlicher Affektzustände auch jenseits der Übertragungsbeziehung. Nachdem sie mehr und mehr mithilfe der Behandlung ihren Ärger bewusst erleben konnte, reagierte sie auf vermeintliche Verletzungen oft sehr ärgerlich. Mithilfe der Resonanz der anderen konnte sie Schritt für Schritt die Differenzierung der beiden Zustände lernen und sich angemessener verhalten. Erst nach Mitternacht zu Bett zu gehen, Wein zu trinken, um einzuschlafen, hat sie lange beibehalten und inzwischen ermäßigt. Mehr und mehr verzichtete sie, sich gegen Eifersucht und befürchtete Verlassenheit durch parallele Beziehungen zu schützen. Die *guten* Erfahrungen in ihren primären Beziehungen sind die Grundlage dafür, dass Frau R. nicht locker gelassen hat, an ihren Beziehungsschwierigkeiten zu arbeiten. Sie wählte nicht die bleibende innere Verschlossenheit oder den völligen Rückzug aus Beziehungen, sondern sie zog es vor, persönlich in Beziehungen zu leben und beruflich anderen in Beziehungsnöten behilflich zu sein.

*Aspekte meines Erfahrungszuwachses und die Messie-Frage*

Die Behandlung von Frau R. gehörte zu jenen vielfältigen Behandlungserfahrungen, die mir die Vertiefung meines psychoanalytischen Verstehens und die Entwicklung meiner theoretischen Auffassungen ermöglichten. Ihre Dauer insgesamt und ihre Intensität mit fünf Wochenstunden über die ersten acht Jahre boten eine außergewöhnliche Möglichkeit, neue Erkenntnisse aus der Behandlung selbst und aus meinem allgemeinen Wissenszuwachs mit einzubringen.

Mir erlaubte die gemeinsame Entschlossenheit mit Frau R., unsere Erfahrungen zu vertiefen, mehr von und im Umgang mit Zwang und Zwangsstörungen zu verstehen (siehe zur Theorie der Zwangsstörungen unten Kapitel 3). Durch diese Behandlung begriff ich den zentralen Zusammenhang zwischen der Desorganisation bei der Durchführung von Vorhaben und Zwangserfahrungen. Die schriftliche Dokumentation der Erziehungsmaßnahmen durch die Mutter ist in diesem Kontext von unschätzbarem Wert. Die dokumentierte schwer beeinträchtigte Fähigkeit der Mutter, sich in die Bedürfnisse eines Babys einzufühlen, macht verständlich, dass Frau R. als Baby in depressive Zustände mit Verlassenheit, Hilflosigkeit und Hoffnungslosigkeit geraten musste, gegen deren Wachwerden sie als Erwachsene nachts Alkohol einzusetzen pflegte. Zugleich hatte ich schwerpunktmäßig die Möglichkeit, angeregt durch die gegenwärtige Weiterentwicklung der Objektbeziehungspsychologie zur Beziehungspsychoanalyse, therapeutische Techniken zu entwickeln, um erfolgreicher die übermäßig in ihrer Sozialisierung »Gezwungenen« mit ihren Reaktionsbildungen (ihren unbewusst prozeduralen Verhaltensmustern) zu behandeln. Das erleichterte mir insgesamt meine therapeutische Arbeit auch mit anderen Analysandinnen und Analysanden. Diese Erfahrungen konnte ich schließlich mit meinen Kenntnissen zu übermäßigen Trennungsängsten in die Diskussion des Messie-Problems einbringen. (s. a. S. 74)

## 3. Kapitel

# Anmerkungen zur Theorie

## 3.1 Zwanghafte und zwanglose Wiederholungen – gezwungenes und gewolltes Verhalten

Planetarische Abläufe und Leben in Zyklen sind voller *Wiederholungen.* Sie machen Sinn und prägen unser Leben. Wir sagen in der Regel nicht, wir sind *gezwungen* zu essen, zu schlafen, aufzuwachen, zu arbeiten, zu entspannen oder uns zu vergnügen. Erst Wiederholungen, die wir *nicht wollen* oder *nicht verstehen*, verbinden wir mit Zwang. Das gilt auch für die Psychopathologie. So entstand die Vorstellung vom Wiederholungszwang, von den Zwangshandlungen, von zwanghaften Gedanken, kurz von Zwängen. Sie wurden in der Psychiatrie und dann von Freud vor allem mit der Zwangsneurose verbunden. Bei genauerer Betrachtung zeigt sich aber, dass unwillentliche und zwanghafte Wiederholungen auch für die ganze Reihe von Abwehrmustern und für die anderen seelischen Störungen gelten. In bestimmten Situationen wiederholen sich bei Betroffenen unwillentlich Ängste, Paniken, Gefühlsausbrüche, Schuld- und Schamkrisen, Verfolgungszustände und Zusammenbrüche. Die Wiederholungen sind nicht so augenfällig wie zwanghaft wiederholte Kontrollen oder Waschungen, also nicht so befremdend, wie unwillentlich Handlungen immer wieder auszuführen oder wie »gezwungen« zu denken. Oberflächlich betrachtet machen sie *alle* keinen Sinn. Nach den hier bekannten Tatsachen über menschliche Entwicklung und menschliches Erleben und Handeln kann ein Stück weit verständlicher werden, dass auch bewusst unwillentliches Verhalten und Handeln und Denken *Sinn* machen kann.

## 3.2 Zur Theorie der Sucht

In der psychoanalytischen Theorie über Sucht werden die äußerlichen Suchtsymptome, die in den Beschreibungen der Internationalen Klassifizierung von Krankheiten, z. B. ICD-10, erfasst werden, und die Persönlichkeitsstruktur berücksichtigt (Bilitza u. Schuler, 2005). Süchtige Handlungen werden als Selbstbehandlung verstanden, die gegen bedrohliche Gefühlszustände mithilfe einer »künstlichen Affektabwehr« (Wurmser, 1997) schützen soll.

Die sichtbaren Symptome werden als körperliche und psychische Abhängigkeit von Substanzen eingeordnet, die körperliche Schädigungen und soziale Schwierigkeiten verursachen.

Der Begriff der Sucht gilt anders als im ICD-10 in der Psychoanalyse weiterhin für bestimmte *Verhaltensweisen,* die eine Funktion haben können, die der Substanzeinnahme entspricht. Sprachlich findet dieser Aspekt der Sucht in vielen Begriffen für süchtiges Handeln Berücksichtigung wie in Streitsucht, Nörgelsucht, Eifersucht, Sammelsucht, Habsucht, Sehnsucht, Fresssucht, Magersucht.

Die Entwicklung verschiedener Formen der Sucht wird in der Psychoanalyse als Folge erheblicher *Versagungen und Entbehrungen* in den Beziehungen in der frühen Entwicklung gesehen. Die Verinnerlichung der entbehrungsreichen Beziehungserfahrungen führt zu einer bleibenden Schwächung der Persönlichkeit durch Störungen der Ichfunktionen. Wichtig sind die Störung der Affektregulierung und der Affektdifferenzierung mit der Folge einer verringerten Toleranz gegenüber Schmerz und Enttäuschung und mangelhafte Selbstachtung, Selbstvertrauen und Zuversicht mit übersteigerter Scham und Schuldbereitschaft. Die eigenen Schwächen können durch eine Partnerschaft oder bleibende Abhängigkeit von Angehörigen wie Mutter oder Vater ein Stück weit ausgeglichen werden. An die Stelle der oft erheblichen Abhängigkeit von anderen kann in Krisen die Sucht treten. Scheidung oder Tod eines nahestehenden Menschen können Sucht auslösen, sie stabilisiert gegen die Gefahr zusammenzubrechen. Suchtmitteleinnahme oder süchtiges Verhalten wirken gegen das bewusste Erleben von Gefühlen der Leere, der Sinnlosigkeit, der Hilflosigkeit, der Scham oder gegen Schuldgefühle und gegen Todes- und Verlassenheitsängste und ohnmächtige Wut.

Die Störungen in der Affektwahrnehmung und der Affektregulierung und die Selbstbetäubung unerträglicher Affektzustände mindert die angemessene aktuelle Verfügbarkeit der Affekte wie Scham, Schmerz, Angst und Ärger im sozialen Miteinander. Die wiederholten Entbehrungen an ausreichendem lebendigen Austausch zwischen Mutter und Kind und Kind und Mutter in der anfänglichen kindlichen Entwicklung hinterlassen die genannten Gefühlszustände, die im emotionalen Gedächtnis gespeichert sind (s. S. 109).

## 3.3 Das prozedurale Unbewusste (Eric R. Kandel)

Zwänge und verschiedene Gefühlszustände entziehen sich oft der bewussten Erklärung. In den Neurowissenschaften wird der große Bereich des Gedächtnisses, in dem Handlungsmuster gespeichert sind, als das prozedurale Gedächtnis bezeichnet (Squire, Schacter, 2002; Damasio, 1996). Die Gedächtnisinhalte entziehen sich einer willentlichen Erinnerung. Zugänglich werden sie nur bei der Ausführung von Handlungen. Anders ist es beim expliziten oder deklarativen Gedächtnis. In ihm sind die bewusst erinnerbaren Gegebenheiten über die sinnlich erlebten und gelernten Tatsachen in unserer Welt gespeichert. Es entwickelt sich ab dem dritten Lebensjahr. Sich zu erinnern ist in den beiden Gedächtnissystemen ganz unterschiedlich. Anders als bewusstes Erinnern ist *implizites* Erinnern prozeduraler Inhalte situativ und nicht willentlich ausgelöst, verläuft blitzschnell und kann nicht absichtlich unterbrochen werden.

Freud (Freud, 1915) unterschied das *dynamische Unbewusste* für bewusst gewesene und verdrängte Vorstellungen, das unbewusst funktionierende *Vorbewusste*, das einen großen Teil der bewusstseinsfähigen, aber über große Strecken unbewusst ablaufenden geistigen Vorgänge umfasst, und den großen bleibend unbewussten Bereich des Ichs, in dem die vielfältigen Funktionen aus Wahrnehmungen, spontanem Verhalten und regelmäßigen Verhaltensmustern organisiert werden.

Kandel nennt diesen Bereich analog zum prozeduralen Gedächtnis das *»prozedurale Unbewusste« und* schlägt so eine wichtige Brücke zwischen Psychoanalyse und Neurowissenschaften (Kandel, 2006). Im prozeduralen Unbewussten werden auch die im Lauf des späteren Lebens gelernten *Fertigkeiten* gespeichert, die uns beispielsweise erlauben, Fahrrad zu fahren oder Geige zu spielen.

Im Zusammenhang mit unseren Fragen zu Sucht und Zwang ist dieses Konzept hilfreich, weil es die Existenz und die Funktionsweisen von Gefühlszuständen und von Handlungsmustern erfassen hilft, die in der Psychoanalyse unter den Termini der »frühen Störung«, der »strukturellen Störungen« und des Charakters geführt werden. Neugeborene verfügen im prozeduralen Gedächtnis über den ersten funktionierenden Teil des späteren gesamten Erinnerungsvermögens für Erlebtes und Gelerntes. Das prozedurale Gedächtnis ist das anfängliche Zentrum des Erlebens und Lernens für das Baby. Es bietet die Grundlagen für die Entwicklung »des psychologischen Verstehens anderer« (Fonagy u. a., 2002), für die Entwicklungsschritte vom »auftauchenden Kernselbst« über das »intersubjektive Selbst« bis hin zum »verbalen Selbst« (Stern, 1985, deutsch 1992), für die Bindungsmuster und die frühe Moralentwicklung und für das Sprechenlernen. Schließlich repräsentiert dieses Gedächtnis, das *prozedurale Unbewusste*, auch die Erfahrungen des Mangels, der Entbehrung, der Übergriffe, Verletzungen und Ängstigungen, die Babys und Kleinkinder erleiden. Als Beispiel aus gestörten Frühentwicklungen nennt Kandel (a. a. O., S. 148–151) die Schädigung des Hippocampus mit Verkleinerung durch anhaltenden Stress des Babys z. B. durch Verlassenheit. Der Hippocampus ist der Gehirnteil, der für das deklarative, also das bewusste, Lernen zentral ist. Eine Verkleinerung des Hippocampus und ein geschwächtes Erinnerungsvermögen sind häufig bei Depressionen nachweisbar.

Fairbairn (1940, deutsch 2000) beschrieb die Folgen einer unzureichenden Fürsorge für das Baby in den ersten Monaten in Gestalt der schizoiden Persönlichkeit. Als Affekte aus diesen Erfahrungen nannte er die Gefühle der Leere und der Sinnlosigkeit. Zu diesen im emotionalen Gedächtnis gespeicherten Gefühlszuständen aus Entbehrungen in der frühen kindlichen Entwicklung gehören zusätzliche (depressive) Gefühlszustände von Hilflosigkeit, Hoffnungslosigkeit, Todesangst, Überwältigung und Verzweiflung. Nach Fairbairn dienen die verschiedenen neurotischen (hysterische, zwangsneurotische, phobische, paranoide) und psychotischen Abwehrmuster der späteren Abwehr gegen das Bewusstwerden dieser bedrohlichen, mit der Angst zusammenzubrechen oder zu sterben verbundenen, lähmenden Gefühlszustände. Die Sucht dient auch der Unterdrückung solcher Gefühlszustände. Im Vergleich zu den mentalen Abwehren, die unbewusst verlaufen, ist süchtiges Verhalten bewusst, zugleich hat es zwanghafte Züge und ist schwer oder nicht willentlich kontrollierbar.

## 3.4 Zur Theorie der Zwangsstörung

### 3.4.1 Freuds Vorstellungen zu äußerem Zwang und Zwangsneurose

Freud vermutet in »*Wesen und Mechanismus der Zwangsneurose*« als Ursachen bei Hysterie und Zwangsneurose Erinnerungen an eine *passiv erlittene schädigende sexuelle Einwirkung*, also an die passive Verführung des Kindes (Freud, 1896). Er sieht die Symptomatik in Verbindung mit der Verdrängung der Erinnerungen und deren drohenden Wiederkehr ins Bewusstsein mit der Geschlechtsreife.

In den »*Bemerkungen über einen Fall von Zwangsneurose*« (Freud, 1909) geht es um einen jungen Mann mit einer Zwangsneurose, der auf die Erzählung der »Rattenstrafe«* hin geängstigt, beunruhigt und voller Schuldgefühle die Analyse bei Freud aufsucht. Beim Hören der Geschichte hatte er sich spontan eine solche Bestrafung auch für den Vater und die Freundin vorgestellt. Die monatelange Analyse bringt die Auflösung verschiedener Zwangsgedanken und Zwangshandlungen und die Klärung der mehrfachen Bedeutungen der Rattenstrafe. Dabei gibt es Hinweise auf eine Prügelstrafe durch den Vater als Kind und auf vermutete Verbindungen zur kindlichen Onanie.

Freud differenziert Zwangs*vorstellungen*, indem er den Begriff des Zwangs*denkens* vorschlägt. Zwanghaft *zu denken* erfasst deutlicher die Aktivität im Denken und unterschiedlich zu denken im Vergleich zu eher statischen *Vorstellungen*. Zwangsdenken kann sich auf Wünsche, Versuchungen, Impulse, Reflexionen, Zweifel, Gebote und Verbote beziehen.

Freud beschreibt die Unsicherheit des Zwangskranken aus der unablässigen Störung seines bewussten Denkens durch die ins Bewusstsein drängenden unbewussten Fantasien**. Schutzmaßnahmen verhindern das Bewusstwerden von unbewussten aggressiven und sexuellen Impulsen. Den zentralen Widerspruch leitet Freud aus der Gleichzeitigkeit von bewusster Liebe und verdrängtem Hass ab. Sie kann zu einer starken Entschlussunsicherheit und Entschlusslähmung führen, die sich auf das

* Der Verurteilte werde angebunden – über sein Gesäß ein Topf gestülpt, in diesen dann Ratten eingelassen, die sich – er war wieder aufgestanden und gab alle Zeichen des Grausens und Widerstandes von sich – einbohrten.

** »Intrusionen« der Kognitionspsychologie.

gesamte Verhalten eines Menschen ausdehnen kann. Wenn Hassfantasien, auch mit sexuellem Bezug, bewusster oder bewusst werden, flammt Angst auf. Fantasierte und praktizierte Strafprozeduren werden dann in Gang gesetzt. Unbewusste umrissene Hassfantasien werden bewusst im Lauf der Zeit mit einer Fülle sehr unterschiedlicher Zwangsgedanken verschleiert. Zwanghaft zu denken kann sehr flüchtig sein, sodass es schwer erinnerbar und nacherzählbar sein kann, ähnlich Träumen. Im Zwangsdenken wie im Zwangshandeln werden die Folgen der Hassfantasien wieder gutgemacht und oft schnell widerrufen. Selbstbestrafungsfantasien können je nach aktueller äußerer Situation Anlass zu spontanen Impulsen sein. So können unerwartet an einem Abgrund oder auf einem Bahnsteig Impulse bewusst werden, in die Tiefe zu springen oder sich vor einen einfahrenden Zug zu werfen. *Stichworte* für zwanghaftes Denken, zwanghafte Handlungen und zwanghafte Haltungen sind Schutzformeln gegen Zwangsdenken, Beten gegen Schuldängste, elliptische Auslassungen zur Entstellung von Zwangsdenken aggressiven Inhalts, magisches Denken mit Aberglauben und Vorsehung, Affektisolierung, Zerreißen von kausalen Zusammenhängen, Zweifel an Richtigkeit und Erinnern, Rückzug aus Unsicherheit, Abneigung gegen Uhren und gegen das Beantworten von Fragen, Schuldgefühle am Tod anderer, wenn Kontroversen bestanden hatten, unterdrückte Todeswünsche und betonte Anteilnahme bei Todesfällen.

In »*Die Disposition zur Zwangsneurose*« entwickelt Freud mithilfe der Kasuistik einer Frau, deren Sexualleben bemerkenswerterweise als Kind mit Schlagefantasien begonnen hatte (Freud, 1913), die Stufen der Libidoentwicklung vom Autoerotismus über den Narzissmus zu Analerotismus und Sadismus. Als Mitursachen der Zwangsstörung werden hier keine äußeren Zwangseinwirkungen erwähnt. Neben konstitutionellen Ursachen werden die Triebentwicklung und ihre Fixierungen als Grund für die Störungen gesehen.

Mit der »Umbildung der bösen Triebe«, die er auch mit eigensüchtig benennt, befasst sich Freud in »*Unzeitgemäßes über Krieg und Tod*« (Freud, 1915). Zwei Faktoren bewirken diese Umbildung. Das sind innerlich das Liebesbedürfnis, die Erotik im weitesten Sinn und äußerlich der Zwang der Erziehung, die das Kulturmilieu vertritt. Er nimmt an, dass lebenslang äußerer in inneren Zwang umgesetzt wird und »dass aller innerer Zwang, der sich in der Entwicklung des Menschen geltend macht, ursprünglich, d.h. in der Menschheitsgeschichte, nur äußerer Zwang war (a.a.O., S. 333).

In seinen Überlegungen zur Kulturentwicklung setzt sich Freud in *»Die Zukunft einer Illusion«* mit der *Notwendigkeit* von Zwang auseinander (Freud, 1928). Er geht von der Überzeugung aus, dass jede Kultur auf Arbeitszwang und Triebverzicht beruht. Er setzt eine Hierarchie der Macht voraus, in der die kulturellen Einrichtungen nur durch ein »gewisses Maß von Zwang gehalten werden können« (a.a.O., S. 329). Er sieht in der Kulturentwicklung einen Prozess, in dessen Verlauf mehr und mehr die Triebverbote durch die Mittel äußeren Zwangs, die im Besitz der Mächtigen sind, durch die Verinnerlichung von Zwang abgelöst werden. Als älteste Triebverbote bezeichnet er die Verbote von Inzest, Kannibalismus und Mordlust.

In »Dostojewski und die Vatertötung« (Freud, S., 1928) erläutert Freud, dass das Über-Ich die Eigenschaften des harten, gewalttätigen, grausamen Vaters annimmt. Er beschreibt die Verinnerlichung der Beziehung zwischen Vater und Sohn mit der Folge, dass diese harte und grausame Beziehung in der Wirklichkeit zu einer bleibenden inneren Beziehung zwischen Über-Ich und Ich wird.

Zusammengefasst: 1896 nimmt Freud als Ursache der Zwangsneurose wie bei der Hysterie den sexuellen Missbrauch als Kind an.

1909 analysierte er die Bedeutung, die die Prügelstrafe durch den Vater für den kleinen Jungen hatte. Er sieht in ihr eine schwerwiegende Ursache für die verdrängten Rachefantasien gegenüber dem Vater, für die allein schon der ödipale Konflikt ein wichtiger Grund gewesen sein musste. Aus der heutigen Perspektive stellt sich zusätzlich die Frage nach der Rolle der Mutter und nach der Bedeutung, die der Topf in der Rachefantasie gegenüber Vater und Freundin gehabt haben könnte. Die Freundin könnte für die Mutter gestanden haben, und die Qualen durch die Ratten aus dem Topf, die in den Anus eindringen, könnte einen Bezug zur Einübung der Darmkontrolle auf dem Töpfchen haben oder zu möglichen Darmeinläufen mithilfe von Darmrohren bei Verstopfung (siehe Gruppenbehandlung – Ricardas Bericht über das Schreien des Brüderchens bei Einläufen, S. 207). Diese möglichen amnestischen Erfahrungen stehen als Gefühlszustände, nicht aber als erinnerbare Bilder das ganze Leben über zur Verfügung. Als der junge Mann von der Rattenstrafe hörte, könnte das auf ihn wie eine schlagartige Erleuchtung gewesen sein, die ihm die Zustände analen Gequältseins bebilderten. Die Gleichsetzung der Ratten mit Geld und von Geld mit Kot verweist deutlich auf die Thematik in der Reinlichkeitserziehung mit dem Konflikt von geben und behalten. Mit der Prügelstrafe ist äußerer Zwang, sich richtig zu verhalten, berücksichtigt. Die Art der Verinnerlichung wird von Freud in diesem Kontext nicht näher untersucht.

Freud steht 1913 in seiner Theoriebildung stark auf dem Boden eines generalisierenden Triebkonzepts. Ein Zusammenhang zwischen erlebtem Zwang und erlittener Gewalt bei der Reinlichkeitsdressur und Ausformung der analen Libidostufen in der Analerotik und dem Analsadismus wird nicht angenommen.

Die enge Verflechtung von Kulturfortschritt und kindlicher Entwicklung spiegelt sich in Freuds Hin- und Herwechseln zwischen kulturkritischen Überlegungen und Gedanken zur kindlichen Entwicklung 1928. Äußerer Zwang steht für die Einhaltung der Triebverbote, seine Verinnerlichung für die spontane Befolgung der aufgezwungenen Triebverzichte.

Die Annahmen in »Dostojewski und die Vatertötung« gelten den Folgen von besonders strenger Erziehung in Gestalt eines überstrengen Über-Ichs.

### 3.4.2 Karl Abraham über den analen Charakter und über starken Zwang in der Reinlichkeitserziehung einer Patientin

Abraham gibt in »Ergänzungen zur Lehre vom Analcharakter« (Abraham, 1923) einen Überblick über Freuds Überlegungen zum Analcharakter und verweist auf die Trias Ordnungsliebe, Sparsamkeit bis zum Geiz und Eigensinn bis zum schweren Trotz. Er benennt die Koprophilie (Lust, die Ausscheidungen anzufassen und mit ihnen zu schmieren) als die primäre Lust des Kleinkindes an der Darmentleerung, die durch Sublimierung zu Tätigkeiten wie Malen und Modellieren Anlass sein kann. Die Lust auszuscheiden wird in Anlehnung an Jones (Jones, E., 1919), der von einem hohen Selbstgefühl des Kindes dabei spricht, von Abraham als primitives Machtgefühl verstanden. Als Reaktionsbildung gegen die Lust zu beschmutzen wird besondere Reinlichkeit angeführt. Weitere Charaktermerkmale sind die Überzeugung, alles besser machen zu können, und die Beharrlichkeit, mit der Aufgaben nachgegangen werden kann. Gleichzeitig besteht oft die Neigung, alle Leistungen und Aufgaben bis zum letzten Augenblick aufzuschieben. Abraham zitiert Jones' Vorstellungen, das Kind müsse von der Koprophilie entwöhnt und an die zeitliche Regelmäßigkeit der Entleerung gewöhnt werden. Das seien notwendige Einschränkungen der infantilen Triebe. Abraham verweist auf mögliche *widersprüchliche* Reaktionen, die beim Analcharakter beobachtet werden können.

Besondere Bravheit, Korrektheit, Folgsamkeit als Ausdruck der Identifizierung mit den Forderungen der Eltern an das Kind, folgsam, ordentlich und reinlich zu sein, werden auf der einen Seite gesehen. Der Lohn der Bravheit ist die Anerkennung seiner Leistungen durch die Eltern. Können stärkt den Stolz des Kindes.

Auf der anderen Seite trotziges Festhalten am primitiven Selbstbestimmungsrecht als Hinweis auf »in der Tiefe liegende rebellische Antriebe«. Abraham sieht die Ausbildung des analen Charakters als Folge einer Regression der Libido (Energie des Sexualtriebs, verallgemeinernd auch für den Sexualtrieb) von der genitalen Stufe auf die analen Stufen. Diese Regression erfolgt bei späteren Belastungen gemäß den Fixierungen der Libido an einzelne der Entwicklungsstufen. Die Lust an der Zurückhaltung von Kot (Retention) wird als analerotisch gedeutet, die Lust an der Ausscheidung (Exkretion) als analsadistisch. Zurückzuhalten und auszuscheiden werden als Vorbilder zu späteren vielfältigen sozialen Verhaltensweisen mit Behalten und Geben verstanden.

### *Ein Beispiel von Gewaltanwendung bei der Reinlichkeitsdressur*

Nach den Angaben der Mutter war die ältere Schwester noch nicht ein Jahr und noch nicht ausreichend an Reinlichkeit gewöhnt, als die Patientin geboren wurde. Nach einem Jahr kam die jüngste Schwester. Zur Vermeidung der zusätzlichen Belastung durch die Windelwäsche beim zweiten Mädchen verlangte die Mutter von ihm frühzeitiger als bei dem ältesten Kind Folgsamkeit in der Verrichtung der Ausscheidungen. Sie begleitete ihre erzieherischen Worte, offensichtlich beim Setzen auf den Topf, durch einen Schlag. Die Maßregel brachte einen der geplagten Mutter sehr erwünschten Erfolg, indem das Kind abnorm früh sauber wurde. Das Mädchen blieb dann auch weiter *auffallend fügsam.* Herangewachsen, befand die Patientin sich in einem steten Konflikt zwischen bewusster Nachgiebigkeit, Resignation und Opferbereitschaft auf der einen und unbewusster Rachsucht auf der anderen Seite.

Gemäß der damaligen Lehre von der Entwicklung der kindlichen Sexualität vom Autoerotismus über den Narzissmus bis hin zur Objektliebe interpretiert Abraham diese Behandlung mit Gewalt als frühe Verletzungen des kindlichen Narzissmus. In seinen Augen wird die Wertschätzung der Ausscheidungen vom Kind subjektiv als Zeichen einer ungeheuren Machtfülle erlebt. Die Patientin wurde nun zweifellos im Genuss dieser narzisstischen Lust gestört. Schwere und quälende Gefühle der Unzulänglichkeit, mit denen sie später behaftet war, gingen in ihren letzten Wurzeln sehr wahrscheinlich auf diese vorzeitige Zerstörung des kindlichen »Größenwahns« zurück. Abraham sieht die Erwartung an das Kind, seine Ausscheidungen einhalten zu können, als verfrüht an, wenn ihm noch die »psychische Bereitschaft« fehlt. Diese Bereitschaft tritt erst dann ein, wenn das Kind anfängt, die ursprünglich narzisstisch gebundenen Gefühle auf Objekte (Mutter usw.) zu übertragen. Ist das Kind hierzu bereits fähig, so wird es reinlich dieser Person »zuliebe«. Wird aber die Reinlichkeit allzu früh verlangt, so geschieht die Gewöhnung an diesen Zustand aus Furcht. Der innere Widerstand bleibt bestehen, die Libido verharrt mit Zähigkeit in narzisstischer Fixierung, und eine nachhaltige Störung der Liebesfähigkeit ist die Folge.

Aus heutigem Erkenntnisstand ist diese Interpretation unvollständig. Abraham sah die Gewalt bei der Reinlichkeitsdressur. Er wusste damals offensichtlich noch nicht, dass Kinder auch physisch nicht in der Lage sind, den Darminhalt vor Erreichen etwa des dritten Geburtstages verlässlich einzuhalten. Er erfasste einen Teil der Folgen dieser mit Gewalt verbundenen Überforderung mit der Nennung der »narzisstischen Verletzung«. Für die Folgen ist neben der Einschränkung der Liebesfähigkeit aus Angst vor zu großer Nähe und Intimität wichtig, dass regelmäßig von Menschen, die unter starkem Zwang gelitten haben, bei der Durchführung ihrer Vorhaben »schwere und quälende Gefühle der Unzulänglichkeit« erlebt und beschrieben werden. Sie wurzeln in solchen erzieherischen Praktiken, mit denen die vom Kind unerfüllbare erzieherische Forderung durchgesetzt werden sollte. Auch die Angst kann bleiben, nichts richtig machen zu können.

### 3.4.3 Aktuelle psychoanalytische Auffassungen zur Zwangsstörung

Der »anale Charakter« wird heute häufig als »zwanghafte Persönlichkeitsstörung« bezeichnet, die Zwangsneurose als Zwangsstörung. Die Übergänge der sozialen Tugenden von Ausdauer und Anspruch an Ordnung und Perfektion zur zwanghaften Persönlichkeitsstörung werden fließend gesehen. In ihr werden Ordnung, Sauberkeit, Sparsamkeit zum Selbstzweck (Ferrari, 2005). Diese Charakterzüge wirken sich ungünstig auf die Beziehungen zu anderen aus. In der neurotischen Zwangsstörung bestimmen Zwangsvorstellungen, die bedrohliche Inhalte enthalten, zwanghafte Handlungsimpulse, die aggressive oder sexuelle Ziele haben, aber nicht ausgeführt werden, und die kontrollierenden und zunehmend wiederholten Zwangshandlungen, die sich gegen die Realisierung von Zwangsgedanken richten, das klinische Bild. Letztere haben schützenden und vorbeugenden Charakter gegen gedachte Gefahren für sich oder andere. Als Ursachen werden gemäß der klassischen psychoanalytischen Auffassung Kastrationsängste auf der genitalen Stufe der Libidoentwicklung angenommen, die eine Trieb-, dann Über-Ich- und Ich-Regression auf Fixierungsstellen der analen Entwicklungsstufen der Libido veranlassen. Die Fixierung auf diesen Stufen wird unter Bezug auf Abraham (1923) und Lang (1998) beispielsweise mit der verfrühten Reinlichkeitsdressur verbunden. Die Bildung des Charakters wird in Anlehnung an Freud noch in einer vollkommen gelungenen Verdrängung gesehen, die zu den triebausgleichenden Reaktionsbildungen führt. Die Widersprüchlichkeit im Verhalten des Zwangsneurotikers, von Freud mit dem Nebeneinander von Liebe und Hass begründet, findet ihren Ausdruck nach Abrahams »bewusster Fügsamkeit und in der Tiefe liegenden rebellischen Antrieben« (Abraham, 1923) in analogen Begriffen anderer Autoren wie »Gehorsam und sich Auflehnen« (Mentzos, 1984) und von »Autonomie und Fügsamkeit« oder »geheimer Rebell« (Lang, 1998). Amitai (1977) stellt sich vor, dass Zwangskranke gegen ein als bedrohlich erlebtes prägenitales Objekt kämpfen und dass auch vorsprachliche Einflüsse auf die Objektbeziehung bei Zwangsgestörten möglich sind. Wichtig sind jene Konzeptionen von Autoren wie Mentzos oder Quint (Mentzos, 1984; Quint, 1984), die in Zwängen den protektiven Aspekt in bedrohlichen Situationen für das Ich bei einer Selbstpathologie oder strukturellen Ichstörung sehen. Brunnhuber verlangt für die

Differenzierung der Therapie die Berücksichtigung der biologischen Automatismen aus der frühen und die Abwehrfunktion von Zwängen aus der späteren Ich-Entwicklung (Brunnhuber, 2001).

Gemeinsam in den aktuellen Ansätzen zur Theorie der Zwangsstörung ist die stärkere Berücksichtigung der Erziehungspraktiken und der Versagungen und damit der Objektbeziehungen. Außerdem wird der protektiven Wirkung von Zwängen zur Ichstabilisierung bei Entwicklungsstörungen im Ichbereich Rechnung getragen. Freud und Abraham haben die Erziehungseinflüsse gesehen und sie als Faktoren der Fixierungen eng mit der Libidoentwicklung und Libidoregression verknüpft. Mit der Differenzierung der Entwicklungstheorie z. B. mit der Objektbeziehungspsychologie von Fairbairn, Bindungstheorie (Bowlby, 1969) oder der Entwicklungskonzepte von Stern (1985) oder Fonagy u. a. (2002) wiegt Zwang als Entwicklungsfaktor schwerer.

In der Therapie wird im Rahmen des üblichen psychoanalytisch-therapeutischen Vorgehens die Über-Ich-Entlastung hervorgehoben, die angesichts des abgewehrten Hasses und der Angst vor der magischen Verwirklichung von hasserfüllten Fantasien zu töten wichtig ist. Zusätzlich wird empfohlen, Einsicht in die psychodynamischen Zusammenhänge zu erarbeiten. Dies erlaubt der Patientin, Abstand zur eigenen Verstrickung zu gewinnen und an die Stelle von Rationalisierungen Wissen zu setzen. Die Hinweise auf die negative Übertragung sollten unbedingt aufgegriffen werden, um die Analyse des fantasierten Hasses in der Übertragung im Hier und Jetzt der Behandlung möglich zu machen und mehr Sicherheit im Umgang mit destruktiven Fantasien zu ermöglichen* (Lang, 2005). Die gegenwärtige Beziehung zwischen Patient und Therapeut wird als wichtig hervorgehoben; die »psychoanalytisch-interaktionellen Methode« (Heigl-Evers, A., Ott, J., 1998) steht für die Bedeutung, die der Interaktion in der therapeutischen Begegnung für die Veränderung von gelernten Verhaltensweisen beigemessen wird (Ferrari, 2005, S. 434).

* Offensichtlich im Kontext der Ermäßigung von Affektunterdrückung für Ärger.

### 3.4.4 Zwangserkrankung im verhaltenstherapeutischen Kontext

*In der Theorie* sind Aspekte ursprünglicher Konditionierung aversiver Reize und späterer Vermeidungsstrategien gemäß dem Zweifaktorenmodell von H. Mowrer (Mowrer, 1947) grundlegend für die verhaltenstherapeutische Auffassung der Zwangsstörung. Aus ihr ist das zentrale verhaltenstherapeutische Instrument der Konfrontation und Reaktionsverhinderung abgeleitet (Reinecker, 2005). Die Sequenz der kognitiven Abläufe bei Zwangsvorstellungen beginnt mit *aufdringlichen Gedanken, setzt sich fort mit deren subjektiver Bewertung* und führt über sie zu *Angst und Unruhe.* Daran schließen Neutralisierungsversuche an, gedanklich oder handelnd *durch vorbeugende Rituale.* Die vorübergehende Erleichterung durch Neutralisierungen bedeutet eine negative Verstärkung des Zwangsgeschehens. So unterhalten die neutralisierenden Zwänge die Störung. Heute wird mit der psychobiologischen Perspektive der verhaltentherapeutische Horizont erheblich erweitert. Die biopsychosoziale Sicht von Damasio (1996), die keine Herauslösung eines einzelnen Gesichtspunktes erlaubt, wird ebenso berücksichtigt wie die neuropsychologischen Untersuchungen z. B. von Baxter (Reinecker, 2005, S. 416).

In der Therapie bei Zwangsstörungen werden die Patienten zur Konfrontation und Reaktionsverhinderung mit praktischen Auslösern für zwanghafte Gedanken konfrontiert. Die auslösenden Alltagssituationen werden bewusst – auch zu Hause beim Patienten – aufgesucht. Die dadurch ausgelösten Impulse zu Zwangshandlungen werden unterdrückt, und ein neuer Umgang mit der als bedrohlich erlebten Situation wird eingeübt. Dies geschieht zuerst in Begleitung der Therapeutin, später in der selbstständigen Übung. In sorgfältiger Vorbereitung des Patienten auf die *Konfrontation* wird Gewicht auf seine freie Entscheidung gelegt, sich der Konfrontation zu stellen oder die Übung abzubrechen. Ebenso differenziert werden im *Reaktionsmanagement* die neuen Möglichkeiten im Umgang mit der bedrohlich erlebten Situation diskutiert und eingeübt (Ambühl u. Meier, 2003). Ziel ist der Abbau von Angst, Unruhe und der zwanghaften Kontroll- und Vermeidungshandlungen. Der Zirkel von Aufrechterhaltung *und* Ausweitung der Zwangsstörung wird so unterbrochen. Ähnlich wird auf Zwangsgedanken eingegangen. Reinecker weist auf gewisse Konvergenzen mit psychoanalytischem Vorgehen bei der Besprechung emotionaler Themen hin.

Im Mittelpunkt der *kognitiven Therapie* steht die Auseinandersetzung mit den Bewertungen und Bedeutungen, die die Zwangsgedanken subjektiv für die Patienten haben. Dabei wird der biografische Hintergrund mit berücksichtigt. Die *Psychoedukation* vermittelt beruhigende Bewertungen über die Zwangsgedanken als normal und als in Belastungssituationen verstärkt. Die Distanzierung vom Inhalt der Zwangsgedanken wird nahegelegt. Der negativen Bewertung der Zwangsgedanken wird die Unterscheidung zwischen Gedanken und Wirklichkeit beruhigend entgegengesetzt. Die erfolgreiche Konfrontation mit Zwangsgedanken kann diese Beruhigung festigen (Ambühl, 2005).

Im Bereich von zwanghaften Kontrollen dienen »Risikoübungen« mit Verzicht auf bestimmte Sicherheitsvorkehrungen als weiteres Mittel für den Abbau von Ängsten.

Für die therapeutische Beziehung und die therapeutischen Ansatzpunkte und Interventionsstrategien werden teilweise grundlegende Auffassungen vertreten, die für jede Psychotherapie jenseits der Schulenunterschiede gelten (Ambühl u. Meier, 2003). Die Empfehlungen der Autoren dieses Bandes für den *Umgang* mit Patienten, die unter den im vorliegenden Buch besonders interessierenden Zwängen zu sammeln und zu horten leiden, können im beschriebenen Rahmen als grundlegend gelten.

Die zentrale Schwäche des kognitiv-verhaltenstherapeutischen Ansatzes für das hier vertretene Verstehen der Zwangsstörung liegt in der geringen bis fehlenden Berücksichtigung der unbewusst vermittelten Dynamik bei Zwangsgedanken und Zwangshandlungen. Kurzerhand wird das Eindringen unbewusster Vorstellungen als intrusiv und normal benannt; offengelassen wird, woher die Gedankeneindringlinge kommen. Dass zwanghafte Handlungsmuster konditioniert werden, wie Mowrer annimmt, wird auch hier so gesehen. Auch alle anderen prozedural verankerten und in der Frühentwicklung erworbenen Verhaltensmuster werden »konditioniert«, sie werden assoziativ wie jedes spätere assoziative Lernen gelernt (Kandel, 2006). Die amnestisch oder dynamisch unbewussten Gründe für die Intrusionen und Konditionierungen werden aber offensichtlich nicht in die verhaltenstherapeutische Theorie aufgenommen. Die Erfolge der Verhaltenstherapie liegen mit Sicherheit auf dem Feld jener kürzer dauernden Erkrankungen, bei denen das Ziel die Rekompensation und nicht die Strukturveränderung ist.

### 3.4.5 Neuropsychotherapie

Grawe referiert die interessanten neuropsychologischen Befunde von Baxter (Grawe, 2004). Durch die bildgebenden Verfahren, die Stoffwechselprozesse bei gezielt ausgelösten Gehirnfunktionen erfassen, wurden Störungen im Bereich des orbitofrontalen Cortex in seinen Verbindungen zu den Basalganglien und zum Thalamus bei Zwangsstörungen gefunden, die auf stärkere affektive Erregungen bei geringerer Hemmung dieser Aktivierungen wie bei Angstmustern verweisen. Durch die Aktivierungen werden halbautomatische »Makros« in Gang gesetzt, die anscheinend in Baxters Terminologie prozeduralen Mustern analog sind. Grawe rät deshalb, die Zwangsstörungen unter die Angststörungen einzuordnen! Er hebt auch die Untersuchungen von Rauch (Rauch, 1998) hervor, nach denen drei grundlegend unterschiedliche Stoffwechselmuster bei Zwangsstörungen zu Zwangsgedanken aggressiven Inhalts mit Kontrollzwängen, zwanghaftem Ordnen und Wiederholen und zur Angst vor Verunreinigung mit zwanghaftem Säubern gehören.

Unterschiedliche Bilder der zentralnervösen Vorgänge sind gemäß den psychodynamischen Annahmen dann bei Zwangsstörungen zu erwarten, wenn die aktivierten Vorgänge dem zwanghaft übertriebenen Vollzug der erzieherischen Forderungen dienen, weil diese Angst hemmen; oder die Zwangshandlungen angstgesteuert sind mit starker Aktivierung der Angstregulierung; oder wenn die Zwänge zum eigenen Schutz oder dem Schutz anderer gegenüber aggressiven Fantasien eingesetzt werden, wenn deren magische Verwirklichung befürchtet wird.

## 3.5 Zur Theorie des Sammelns

Freud, Abraham, Jones u.v.a. haben Einflüsse aus der »oralen« Frühentwicklung auf die Neigung, *habgierig* zu sammeln, ebenso wie solche aus dem »analen Behalten« beschrieben. Entsprechend der Verknüpfung mit der prägenitalen Sexualität werden sie in der Psychoanalyse triebmäßig mit der sexuellen Frühentwicklung verbunden. Die Fixierungen auf diesen Stufen werden in Erziehungseinflüssen neben nicht näher bestimmten konstitutionellen Faktoren gesehen.

Nach der modernen Affekttheorie werden alle gelingenden Austauschvorgänge zwischen außen und innen und zwischen innen und außen mit entsprechenden angenehmen Affekten versehen (Krause, 1983). Ihre regelmäßige Einbeziehung in die Sexualität ist mit ihren vielfältigen Fantasien und Praktiken eine Domäne der herkömmlichen Psychoanalyse. Die Praktiken unterliegen sehr stark gesellschaftlichen Wertungen. Das Verpöntsein sexueller Regungen und der Techniken zu ihrer Befriedigung führt über die Erziehung im Sinn der gegebenen Normen zu Konflikten, die unterschiedlich erfolgreich mithilfe der Verdrängung, von Reaktionsbildungen und symptomatischen Ersatzbildungen gelöst werden.

Erfahrungen erheblichen und anhaltenden Mangels an Zuwendung und Halt in der frühen Entwicklung mit ihren bleibend gespeicherten Affektzuständen, sich leer, sinnlos, hilflos, verlassen und geängstigt zu fühlen (psychoanalytisch orale Versagungen mit narzisstischen oder schizoiden Fixierungen), führen zu einem meist unstillbaren Verlangen, Sehnen und Streben nach Zuwendung und veranlassen zur Selbsthilfe in Gestalt von Selbstzuwendungen. Diese Selbsthilfe gegen die belastenden, schwer erträglichen und bedrohlichen Gefühlszustände kann in vielfältigen Beziehungen und Tätigkeiten einen Ausgleich finden. Fallen diese durch Verluste weg, ist die Sucht der oft einzige Ausweg, die wie gegenwärtig erlebte Entbehrung zu ertragen. Sammeln ohne Ende ist auch Ausdruck einer süchtigen Bewältigung der unerträglichen Gefühlszustände von Leere und Sinnlosigkeit. Fülle bis unter die Zimmerdecke vertreibt die Erinnerung an Leere. Jeder gesammelte Gegenstand, jedes Papier bieten sich in der Fantasie für eine Sinnstiftung an. Alles soll einmal gebraucht werden. Der Mangel an Beziehungen wird dann als *Folge der chaotischen Sammlung* gesehen. So wird das Wissen, dass Beziehungsmangel die Ursache ist, verdrängt.

Auch die Erfahrungen, auf Befehl hergeben zu müssen, tragen über die Reaktionsbildung, zwanghaft zu behalten, zum Sammeln bei. Als Reaktionsbildung ist das ein prozedural verankertes und unwillentlich unaufhaltsam aktiviertes Verhaltensmuster. Diese Erfahrung ist oder war vielfach mit der verfrühten Reinlichkeitserziehung verbunden, wenn auch sicher nicht auf diese beschränkt. Zwang zu entleeren beeinflusst auf diese Weise das unaufhörliche Wachstum der Sammlungen. Herzugeben und Hergebenmüssen lösen regelmäßig Krisen bei Betroffenen aus, die bis zum Suizid gehen können.

Die Tendenz zu sammeln gehört zur tief in der Entwicklung vieler Arten verankerten erblichen Mitgift. Sammlungen befriedigen die

Bedürfnisse nach Sicherheit und Wohlbefinden in vielfältiger Weise. Durch erzieherische Einflüsse und schicksalsmäßige Umstände erhält das Sammeln seine ganz individuellen Züge mit einer ganz persönlichen Wertschätzung des Sammelguts. Der Wert von Gesammeltem wechselt zwischen Individuen und Familien ebenso wie zwischen gesellschaftlichen Schichten und Ethnien einer Zeit und im Verlauf verschiedener Zeiten. Messies kommen aus verschiedenen der genannten Quellen zum Sammeln.

## 3.6 Die Kasuistik von Frau R. und die Theorie von Sucht und Zwangsstörung

Die theoretischen Annahmen zur Sucht, die auf eingreifende *Entbehrungen an ausreichend kontinuierlicher und freundlicher Zuwendung* in der frühen kindlichen Entwicklung verweisen, werden auch in der Kasuistik von Frau R. bestätigt. Das Unglück der Eltern und der anscheinende Hass der Mutter auf den Vater standen einer einfühlsamen und freundlichen Annahme des spät geborenen Mädchens entgegen.

Frau R. hat zur Bewältigung ihrer Schlafstörung regelmäßig zum Betäubungsmittel Alkohol gegriffen, ohne eine Abhängigkeit mit der Notwendigkeit der Dosissteigerung zu entwickeln.

Nach den hier vorgelegten klinischen Erfahrungen sind übermäßige *Strenge und Zwang* in der frühen Erziehung für zwanghafte Charakterzüge und die Zwangsstörung bei Frau R. zentral. Zwang und Gewalt wurden bereits während der amnestischen Frühentwicklung während des ersten halben Jahres erzieherisch ausgeführt und fanden im *amnestischen prozeduralen Unbewussten* emotional und prozedural ihre Repräsentation. Emotional wurden die überwältigenden Gefühle aus Zwangs- und Gewalterfahrungen gespeichert und begründeten *antizipatorische Ängste* in Situationen, die an die Möglichkeit von Zwang nach dem Muster konditionierter Furchtreaktionen (Kandel, 2006, S. 141) erinnern. Im prozeduralen Unbewussten aktivieren diese Ängste prozedural verankerte aktive Schutzmaßnahmen (Abwehren) gegen das Wachwerden der passiven Gefühlserfahrungen, die in Beziehungen stören und die Lebensmöglichkeiten beschränken mussten. Zu diesen prozedural gesteuerten Abwehren gehörten *bewusst nicht beabsichtigte* Handlungen, wie sich gegenüber tatsächlich oder vermeintlichen Stärkeren zu unterwerfen, andere zu bevormunden, sich oft unwillentlich zu verspäten, zwanghaft zu widersprechen, eigene oder beauftragte Vorhaben nicht oder später auszuführen, emotional zu bedrohlichen Paniken und Todesängsten in jenen Situationen zu neigen, in denen die genannten Abwehren nicht greifen. Zu den Folgen gehörten auch Affektunterdrückungen. Durch die gelernte Unterdrückung ihres Ärgers wurden gesunde Abgrenzungen für Frau R. erschwert. Das Bild von anderen wurde durch die Desintegration der basalen affektiven Ichstrukturen beeinträchtigt. Andere erschienen schnell als *nur gut* oder als *nur schlecht*. In Verbindung mit der starken Dominanz, die die Familie über das Mädchen ausübte, entwickelte Frau R. eine erhebliche Angst vor zu großer Nähe. In der Nähe drohten die Gefühle, unterworfen zu sein und beherrscht zu werden, wach zu werden. Zugleich verband sie die Festlegung auf *eine* Beziehung mit der großen Gefahr, unerträgliche Verlassenheitsängste und Eifersucht zu erleben. Als Frau glich sie diese Angst durch die zwanghaft gelebte, zum Teil dauerhafte soziale und gleichzeitige intime Beziehung zu mehreren Männern aus.

Wir finden dazu bei Freud, dass er äußeren Zwang in der Verinnerlichung und bei der Bildung des Über-Ichs berücksichtigt. Er sieht in der Erfahrung von Zwang und Gewalt beim Rattenmann als Kind ein Motiv für verdrängten Hass. In diesem verdrängten Hass mit den mörderischen Rachefantasien sieht er einen ursächlichen Faktor für die Entstehung der späteren Zwangsstörung. Abraham hat auf die eingreifenden Maßnahmen bei der Reinlichkeit in einer Behandlung hingewiesen, auf die die Patientin bewusst mit Anpassung und Unterwürfigkeit, unbewusst und verdrängt mit Rachsucht reagiert hatte. Theoretisch verband er die äußere Gewalteinwirkung mit der Fixierung der Libidoentwicklung auf der analsadistischen Stufe. In der neueren psychoanalytischen Literatur wird auf den wichtigen Zusammenhang zwischen frühen Entwicklungsstörungen und der defensiven Funktion des Zwangs verwiesen. Am Beispiel von Frau R. wird unmittelbar verständlich, dass ohne die zwanghaften Reaktionsbildungen, ohne die prozeduralen Muster, unwillentlich Aufgaben zu unterlassen und Termine nicht einzuhalten, ein Zusammenbruch durch die Aktivierung der unerträglichen Gefühlszustände drohte.

## 3.7 Die Kasuistik von Frau R. – ein Schlüssel zum Verständnis der Messie-Störung?

Die im folgenden Kapitel zusammengestellten klinischen Erfahrungen erlauben die Überprüfung der Ausgangsthese in diesem Buch, dass viele Symptome und Störungen von Frau R. beispielhaft für das klinische Bild bei Desorganisierten sind. Sie können auch helfen, die von verschiedenen Autoren beobachtete und zugleich infrage gestellte Beziehung zu Zwangsstörungen zu überprüfen. Enthalten sie Hinweise auf vergleichbare Störungen der Frühentwicklung auch ohne schriftliche Dokumentation einzelner Erziehungsmaßnahmen? (S. a. S. 80)

## 4. Kapitel

# Unendlich unaufgeräumt, oft grenzenlos gesammelt und unpünktlich – das klinische Bild des Messie-Syndroms

- Die *sichtbarsten* Schwierigkeiten und Symptome der Betroffenen sind, handeln zu *wollen* und doch nicht zu handeln, aufräumen zu *wollen* und es doch zu lassen;
- Termine und Fristen einhalten zu *wollen* und doch zu versäumen;
- Sucht, zwanghaft und grenzenlos zu sammeln, zu kaufen und sich nicht oder nur sehr schwer vom Gesammelten zu trennen;
- Sucht, sich mit Arbeit, mit Essen, mit Fernsehen, mit Telefonieren zwanghaft vollzustopfen oder zu betäuben.

Die Bild-Medien zeigen gern die verwahrlosten, überfüllten, chaotischen Wohnungen und Höfe, vielleicht noch die Autos, die Teile des Hausstands beherbergen. Betroffene erleben sich bewusst oft als normal mit der Ausnahme, eben zu sammeln und nicht aufzuräumen. Sie igeln sich mithilfe ihrer ungeordneten Sammlungen ein und begründen so ihr grundlegend verändertes Sozialverhalten. Wegen ihrer notorischen Unpünktlichkeit sind sie oft beschämt und suchen Ausreden.

Verschiedene Spielarten der Sucht, bei vielen Sammelsucht und unwillentliche Desorganisation in Raum und/oder in der Zeit, sind die gemeinsamen Merkmale der Störung. Merkmale des Zwangscharakters und Zwangssymptome neben allen möglichen Begleiterkrankungen wie Depressionen, Panikstörungen, Essstörungen, schizophrenen Psychosen und Borderline-Störungen ergänzen das klinische Bild.

## 4.1 Grundlagen meiner Erfahrungen mit Messies

Meine Erfahrungen beziehen sich in erster Linie auf meine Sprechstunden. Nur ein Teil der insgesamt Betroffenen sucht die psychotherapeutische Hilfe nach. Manche würden niemals professionelle Hilfe in Anspruch nehmen, andere suchen psychiatrischen Schutz, wenn sie unter der Last des Schicksals zusammengebrochen sind. Messies haben sehr unterschiedliche soziale und persönliche Merkmale. Sie gehören sehr unterschiedlichen sozialen Schichten und Persönlichkeitstypen an. Vordergründig ist ihnen die Neigung *zur Desorganisation ihrer Vorhaben* und oft die *zu sammeln* gemeinsam. Näher betrachtet beeindruckt ihre Unordnung im sozialen Miteinander und oft die Armut an Beziehungen oder ihre Oberflächlichkeit bei großer innerer Verschlossenheit.

## 4.2 Wie Messies auftreten

Sie sind äußerlich unauffällig. Häufig ist ihnen ihr Leid anzusehen, Schmerz, Niedergeschlagenheit, Angst. Manchmal leiden sie auch unter einer Essstörung und sind zu dick oder zu dünn.

Sie fallen außerhalb ihrer Wohnung und außerhalb ihrer sozialen Beziehungen nicht als Chaoten auf. Sie sind gepflegt und gemäß ihrer sozialen Zugehörigkeit gekleidet. Über ihr Sammeln und ihren Verzicht zu ordnen schweigen sie meistens. Oder sie deuten es in der Psychotherapie so vorsichtig an, dass ich es lange Jahre als ganz eigenes Problem und als große Not wie viele Psychotherapeuten nicht erkannt habe. Diese Störung ist wenig erforscht. Gegenüber anderen, seien es Angehörige, Freunde, Bekannte oder Fremde, die als Handwerker oder Ableser die Wohnung betreten wollen, verschließen Betroffene oft ihre Wohnung oder verlangen längere Voranmeldung. Ihr Auto ist öfter eine fahrbare Behausung und ein Zwischenlager für viele nützliche und in den Augen anderer unnütze Dinge.

## 4.3 Messies, ihre Scham und Verschlossenheit über ihre Sammlung und ihr häusliches Durcheinander

*Beispiele*

Betroffene schämen sich und verschließen sich sehr wegen ihrer chaotischen und beinahe oder ganz unbewohnbaren Wohnungen. Sie deuten diese Notlagen oft so beiläufig an, dass sie von der Fachfrau oder vom Fachmann übersehen werden.

*Herr H. (s. a. S. 19)*
Die Messie-Problematik von Herrn H., der seinen Hausstand nicht ordnete, verstand ich während der fünfjährigen Behandlung nicht. Ich behandelte ihn wegen einer Panikstörung (Rehberger, 2000, S. 28 ff.) und konnte ihm behilflich sein, seine Ängste und seine Depression besser zu bewältigen. Am Rande erfuhr ich von seiner chaotischen Wohnung. Die Möbel standen noch so, wie die Möbelpacker sie bei seinem Einzug hingestellt hatten. Die Flurlampe bestand immer noch in einer Fassung mit einer nackten Glühbirne. Kündigte der Hausbesitzer einen Besuch an, geriet Herr H. in helle Aufregung. Ich hielt seine Unordnung damals für die Folge seiner depressiven Stimmungen nach dem Tod von Bruder und Mutter. Herr H. kam regelmäßig rechtzeitig.

*Frau S. (s. a. S. 80)*
Auch Frau S. deutete ihre Unordnung zu Hause beim Erstgespräch äußerst zurückhaltend an, sodass ich nicht aufmerksam wurde. Als ich nach den ersten Kontakten mit dem Förderverein zur Erforschung des Messie-Syndroms sie direkt auf das Messie-Thema ansprach, ging sie sofort darauf ein und ordnete sich zu meinem Erstaunen in diese Gruppe ein. Aus dem Fernsehen kannte sie Berichte über die Symptome. Das war im siebten Behandlungsjahr.

*Frau A. (s. a. S. 85)*
Sie umschrieb ihre häusliche Desorganisation, als wir mit der Behandlung anfingen, als »Unfähigkeit, sich gemütlich einzurichten«. Das Stichwort Messie verwendete sie nicht. Sie kam rechtzeitig und wartete fünf bis zehn Minuten bis zum Stundenbeginn.

*Herr Y. (s. a. S. 85)*
Er war sehr verschlossen und verschwieg viele seiner persönlichen Lebensumstände lange. Zögernd räumte er eines Tages ein, dass er in seiner Wohnung keine Ordnung schaffte. Er schämte sich erheblich, das bei mir einzugestehen. Er kam in der Regel auf die Minute pünktlich oder etwas früher, obwohl er einen weiten Weg mit dem Auto zurückzulegen hatte. Er hetzte sich, wenn er etwas später dran war. Meine Haltung, dass er über die Zeit der Stunden frei verfügte, brachte ihm kaum Linderung des Drucks, pünktlich sein zu müssen.

*Frau E. (s.a. S. 81)*
Sie ließ erst nach einiger Zeit durchblicken, dass ihre Wohnung chaotisch unordentlich war. Nach drei Jahren begann sie öfter über den Zustand ihrer Wohnung zu sprechen. Sie fühlte sich ärmlich und gestört, wenn sie ihr Chaos anschaute.

## 4.4 Oft unpünktliche Messies

*Beispiele*

Manchen von ihnen gelingt es während der ersten Termine oder Wochen der Behandlung, rechtzeitig die Sprechstunde aufzusuchen, dann verspäten sie sich regelmäßig. Andere kommen bereits zum ersten Gespräch später. Diese Schwierigkeit kennen wir deshalb als Psychotherapeutin oder Psychotherapeut gut.

*Frau R. (s.a. S. 83)*
Frau R. sprach während der ersten Gespräche nicht über ihr Problem, die Dinge im Wohnraum oder ihre Termine nur schwer organisieren zu können. Sie begann erst einige Wochen nach Behandlungsbeginn, unpünktlich zu werden. Die Erfahrungen mit Frau R. sind in Kapitel 2 beschrieben worden.

*Frau S. (s.a. S. 83)*
Sie kam einige Wochen nach Beginn der Behandlung rechtzeitig zur Stunde um halb acht Uhr morgens. Dann verspätete sie sich. Schließlich konnte ich bei ihrem Kommen sicher sein, dass sie genau zehn Minuten später ankam. Das behielt sie über viele Monate bei. Sie erzählte mir, dass sie rechtzeitig aufzustehen pflegte, sich fertig machte, frühstückte und rechtzeitig gehen konnte. Dann geriet sie ins Wachträumen. Daraus erwachte sie erst, wenn sie zehn Minuten zu spät dran war. Über lange Zeit entschuldigte sie sich für ihr Späterkommen.

*Frau U. (s.a. S. 84)*
Sie musste eine halbe Stunde bis zu meiner Praxis mit dem Auto fahren. Sie verspätete sich von Anfang an. Sie rief zehn Minuten nach Beginn

der vereinbarten Zeit für das Erstgespräch mit dem Mobiltelefon an, sie hätte gerade die Basilika Birnau erreicht und wäre gleich da. Sie bog nach einer ganzen Weile auf den Parkplatz eines Nachbarhauses ein. Dann hielt sie suchend, mit laufendem Motor, vor unserem Gartentürchen an, stieg aus, orientierte sich am Klingelschild, stellte ihr Auto in der Nähe und nicht auf dem Parkplatz am Haus ab, lief dann eilends hierher, klingelte gut eine halbe Stunde nach dem vereinbarten Beginn unseres Erstgesprächs.

*Frau O. (s. a. S. 84)*
Zum Erstgespräch rief sie eine halbe Stunde nach Stundenbeginn an, sie sei zu früh aus dem Bus gestiegen, ich erklärte ihr den Weg, sie kam dann statt innerhalb der geschätzten zwanzig Minuten erst nach einer dreiviertel Stunde. Sie lebte auswärts und hatte eine weite Reise hinter sich. Sie kam langsam, wie schwer belastet, vor dem Haus an. Winterlich eingepackt, ein großer Rucksack auf dem Rücken, eine Gürteltasche unter dem Pulli vor dem Bauch. Ihre Bewegungen schienen verlangsamt, nachdenklich. Sie war erst in die falsche Richtung gelaufen. Sie entwertete sich deshalb gleich unter der Haustür, als ob sie sich ganz schlecht benommen hätte.

*Frau I. (s. a. S. 84)*
Von der ersten Begegnung an kam sie später. Sie wirkte beim Kommen zögernd und eilig zugleich. Sie parkte nie am Haus. Sah sie mich, beschleunigte sie wie pflichtschuldig ihren Schritt. Wenn wir gemeinsam vom Flur aus das Sprechzimmer aufsuchten, schaute sie verunsichert und ängstlich plötzlich zur Seite, senkte den Kopf. Manchmal hatte sie schon beim Kommen feuchte Hände, als ob sie Angst hätte. Sich zu entschuldigen, konnte sie nach längerer Zeit aufgeben.

*Frau E. (s. a. S. 92)*
Frau E. kam oft später. Sie eilte vom Parkplatz zur Haustüre. Strahlte mich an, sie gab rasch auf, sich zu entschuldigen. Sie überzeugte sich, dass ich keinen Druck machte. Nach zwei Jahren spielten die Verspätungen keine große Rolle mehr, obwohl sie in eine gut 100 km entfernte Stadt gezogen war und zu den Terminen den Wochenendverkehr bewältigen musste.

*Herr R. (s. a. S. 85)*
In seine freundliche und gerne lachende Art, mich zu begrüßen, mischte sich erhebliche Verlegenheit, wenn er während der ersten Monate später kam. Er führte dann gute Gründe an, oder einfach, dass er sich in der Zeit vertan hätte. Nach dem ersten Behandlungsjahr kam er oft pünktlich und manchmal früher zu den Terminen.

*Herr N. (s. a. S. 86)*
Herr N. kam längere Zeit später als vereinbart zu den Behandlungsterminen. Er entschuldigte sich eine Zeit lang, bis er sich meine Regelung, frei über sein Kommen zu verfügen, zu eigen gemacht hatte. Nach zwei Jahren Behandlung kam er häufiger rechtzeitig in die Stunden. Als er rund 300 km entfernt Arbeit gefunden hatte, kam er zu den Freitagsterminen abends oft rechtzeitig oder nur knapp später.

## 4.5 Das soziale Profil der Messies in meiner Praxis

### 4.5.1 Geschlecht

Unter den »Messies« in meiner Klientel gibt es weniger Männer als Frauen. Da Männer insgesamt etwas seltener in meine Praxis kommen, könnte das auch bei den von der Messie-Störung Betroffenen der Fall sein. Ich vermute einen Zusammenhang des Geschlechterverhältnisses in der Praxis mit dem häufigeren unsicher-vermeidenden Bindungsverhalten bei den Männern, die ich in der Praxis zu sehen bekommen habe. Wahrscheinlich gibt es im Alltag keinen nennenswerten Unterschied zwischen Männern und Frauen bei dieser Störung.

### 4.5.2 Alter

In Behandlung kommen sie eher im vierten und fünften Lebensjahrzehnt. Junge Leute in der Adoleszenz finden Desorganisation im Haushalt oder in der Einhaltung ihrer Termine meist nicht aufregend. Sie erleben die Unordnung als Teil ihres Sturm und Drangs mit Auflehnung gegen Forderungen der Erwachsenen. Oder sie sehen entsprechende Lebensstile bei ihren Eltern oder einem ihrer Elternteile. Ihre Sammlung ist anscheinend wegen des Faktors Lebenszeit auch noch kleiner und deshalb weniger bedrängend als bei den älteren Betroffenen.

### 4.5.3 Berufe

Meinem Eindruck nach entsprechen die Berufe der durchschnittlichen Klientel in der psychotherapeutischen Praxis. Sie finden sich quer durch das Spektrum der traditionellen Berufe in unserer Gesellschaft. Eine ganze Reihe von Leuten mit dem Problem der Desorganisation ist berufstätig. Das ist bemerkenswert, weil sich die Desorganisation räumlicher Ordnung schwerpunktmäßig bei ihnen auf die eigenen vier Wände beschränkt, die Desorganisation in der Termineinhaltung vor allem private Vorhaben betrifft, wenn auch nicht ausschließlich. Meine Patienten arbeiten beispielsweise als Konstruktionszeichner, als Bankangestellter, als Psychotherapeut, als Dozentin, als Leiter einer öffentlichen Einrichtung, als Lehrer, als Architektin, als Verkäuferin, als Küchenhilfe, als Elektroniker und Netzwerktechniker, als Kaufmann, als Betriebswirt und als Atemtherapeut, als Physiker. Einige sind arbeitslos oder aus anderen Gründen als dem der Desorganisation (z.B. wegen Depressionen) FrührentnerIn.

## 4.6 Erfahrungen und Beschwerden, die bei den Erstkonsultationen vermittelt wurden

*Beipiele*

Frau R. stellte ihre zwanghafte Untreue in den Mittelpunkt des Erstgesprächs, gab zusätzlich eine ganze Reihe von Beschwerden und Ängsten an.

Frau S. (s.a. S. 87) war 13 Wochen wegen zunehmender Ängste zur Kur gewesen. Sie wagte sich nicht mehr aus dem Haus, auf der Autobahn zu fahren oder sich in engen Räumen aufzuhalten. Sie warf sich Versagen und Willensschwäche, Disziplinlosigkeit wegen des unstillbaren Hungers und Faulheit vor. Sie fühlte sich wegen ihres *Umfangs* schlecht und wie zerrissen. Schon immer wollte sie unabhängig von einem Partner sein und litt jetzt zunehmend unter Einsamkeit. Früher tröstete sie sich mit einer möglichen Verbesserung ihrer Lage in der Zukunft. Unter den Kolleginnen wurde sie Außenseiterin und fraß bei Konflikten alles in sich hinein. Sie fühlte sich oft bleiern und hatte vielfache Gliederschmerzen, für die keine Ursachen gefunden wurden.

Frau U. (s. a. S. 88) hatte ihre Not mit dem Sammeln von Büchern, Rezepten, Gedrucktem allgemein, Videokassetten und Kleidern. Sie schadete sich schließlich mit all dieser Druckerschwärze! Wenn sie morgens rechtzeitig aufstehen wollte, schob sie es hinaus, bis sie ihren Termin nicht mehr pünktlich wahrnehmen konnte. Dann schimpfte sie mit sich. Oder sie machte dann noch dies oder jenes, wieder kam sie zu spät. Sie weinte oft, ohne zu wissen warum. Sie machte sich immer große Sorgen um ihre Mutter. Diese steckte voller Angst, wenn sie etwas unternahm, und bat, ihr gleich Bescheid zu sagen, wenn sie angekommen sei. Würde ihr etwas passieren, dann würde die Mutter das nicht überleben! Sie war erstaunt, wie wenig sie sich an ihre Kindheit erinnern konnte. Ihre Mutter dagegen hatte viele genaue Erinnerungen an früher. Die Beziehung der Klientin zu ihrem erwachsenen Sohn wäre oft sehr angespannt. Sie ist viele Jahre alleinerziehend gewesen und hatte große Erziehungsschwierigkeiten mit dem Kind.

Frau O. (s. a. S. 90) war kürzlich mit ihrem Studium gescheitert, weil sie die vorgesehenen Fristen nicht einhalten konnte. Sie schaffte es nur sehr schwer, ihre Handlungsplanung umzusetzen. Das galt für viele Bereiche ihres persönlichen und auch beruflichen Lebens. Es fiel ihr immer sehr schwer, rechtzeitig aufzubrechen. Sie ist sich auch in ihrer aktuellen Partnerschaft neben ihrer bisherigen Freundschaft sehr unsicher. Seit Wochen hatten sie und ihr Freund nur per SMS Kontakt, sie hatten sich kurz gesehen, dann meldete er sich nicht, und sie fühlte sich verlassen und abgelehnt. Sie hatte oft erhebliche Narbenbeschwerden seit einer Operation. Sie litt unter rascher Erschöpfbarkeit, Mattigkeit, Müdigkeit und unter einer ihr sehr unangenehmen Neigung zu erröten. Sie weinte schnell, schlief nicht gut und kämpfte oft mit Schwindelgefühlen.

Frau I. (s. a. S. 92) klagte über eine ausgeprägt depressive Stimmung und einen Sammelzwang. Sie grübelte oft und war immer angespannt, sie konnte sich nicht mehr richtig freuen und fühlte sich im Grunde leer und hilflos. Sie konnte sich schlecht konzentrieren, kam morgens schlecht aus dem Bett, musste sich zu allem aufraffen und zwingen, fühlte sich unsicher, niedergeschlagen, gerädert und erschöpft, musste oft weinen, machte sich Sorgen über die Zukunft, wie es mit ihrer Ehe weiterginge, und wusste nicht, ob sie sich trennen sollte. Sie konnte sich schlecht wehren, neigte dazu, sich für alles zu rechtfertigen oder zu entschuldigen. Sie litt unter den massiven Spannungen in ihrer Ehe und unter den Grenzüberschreitungen ihres Mannes und teilweise unter seiner Gewalttätigkeit. Sie schämte sich vor ihrer noch jugendlichen jüngsten Tochter, die Streitereien oft mitbekam. Ihr Mann nahm sie nicht ernst. Er ging mit ihr um wie mit einem Kind. Er regte sich wahnsinnig über ihr Messie-Verhalten auf und wusste immer alles besser. Sie konnte schlecht ein- und durchschlafen, ihr Selbstwertgefühl war am Boden. Ihr war sehr unangenehm, dass sie schnell errötete.

Herr R. (s.a. S. 94) litt über eineinhalb Jahre bei geringsten Aufregungen unter Schweißausbrüchen, Bauchschmerzen und explosionsartigen Durchfällen. Sein Leben war dadurch schwer beeinträchtigt. Er hatte Hunger, doch Nudeln, Reis, gekochte Kartoffeln bildeten notgedrungen beinahe seine einzige Nahrung, nicht einmal gekochte Tomaten oder Bananen vertrug er mehr. Er musste seinen Beruf, der viel Mobilität verlangte, aufgeben. Die jahrelange Arbeitslosigkeit nagte an seiner Selbstachtung. Schon der Gedanke, außerhalb der heimatlichen Region zu arbeiten, ängstigte ihn stark. Er litt erheblich unter Juckreiz, großer Müdigkeit, zugleich unter Durchschlafstörungen, Nacken- und Schulterschmerzen, Kreuz- und Rückenschmerzen und unter starkem Schwitzen. Erst nach Aufnahme der Behandlung erlebten wir sein regelmäßiges Späterkommen.

Herr Y. (s.a. S. 94) fühlte sich unerträglich unentschlossen. Seine letzte Freundin, die im Haus des Bruders die Kinder betreute, hatte sich wieder zurückgezogen, weil er sich nicht für sie entscheiden wollte. Am besten wäre gewesen, er könnte sie aus seinem Leben ausklammern. Doch grübelte er immer wieder, ob er sich um sie bemühen sollte. Er lebte im dritten Jahr nach seinem sehr guten Diplom noch im Haus der Eltern, erledigte Aushilfsarbeiten im Geschäft und hatte Angst, sich um eine Stelle zu bewerben. Je mehr Zeit ins Land ging, desto mehr geriet er bei der Vorstellung eines Bewerbungsgesprächs in Erklärungsnöte. Ihn ängstigte, dem Gespräch mit fremden Leuten nicht gewachsen zu sein. Ihn hat der Anruf der früheren Partnerin betroffen gemacht, die auch sagte, dass sie ihn wegen seiner Unentschlossenheit hinsichtlich einer Heirat verlassen hat. Beide Frauen sagten das Gleiche, obwohl sie sehr befriedigende sexuelle Begegnungen gehabt hatten. Er war deshalb sehr niedergeschlagen und hatte Zukunftsängste.

Frau A. (s.a. S. 95) erkrankte vor einem Jahr an einer stärkeren Grippe. Nach ihrer Genesung hatte sie über Monate eine halbseitige Gesichtslähmung. Nachdem sie von ihrem Arzt erfahren hatte, dass das auf die Grippe zurückgehen konnte, stürzte sie in kurzer Zeit in eine schwere Depression. Ohne ihr gesundes Gesicht schien ihr das Erleben von Sinnlichkeit verloren und sie wollte unter solchen Umständen nicht mehr leben. Kurz vorher hatte sie von ihrem Partner, mit dem sie damals ein Jahr zusammen war, erfahren, dass er vier Jahre zuvor eine heimliche Liebesbeziehung zu einer Kollegin gehabt hatte, die sie selbst kannte. Seither überfielen sie immer wieder Grübeleien, dass sie ihrem Partner niemals die sexuellen Erlebnisse bieten konnte, wie das der Kollegin Jahre vorher möglich gewesen war. Auch bei Entscheidungen grübelte sie manchmal ähnlich zwanghaft, welches nun die richtige sein könnte. Ein weiteres Problem, unter dem sie litt, war ihre Unfähigkeit, sich ihre Wohnung gemütlich einzurichten und aufgeräumt zu halten.

Herr N. (s. a. S. 96) konnte sich schlecht konzentrieren, er kam morgens nicht aus dem Bett, er musste sich zu allem zwingen, fühlte sich unsicher, niedergeschlagen und erschöpft. Er machte sich große Sorgen um seine Zukunft, weil er arbeitslos war. Er fürchtete, keinen erneuten Einstieg ins Berufsleben zu finden und zu versagen. Die erste Stelle hatte er verloren, weil er für die Erledigung seiner Aufgaben zu lange brauchte. Für das Schreiben von Bewerbungen benötigte er Tage, wegen seines Perfektionismus verzettelte er sich bei der Erledigung seiner Vorhaben. Ihm misslang oft die Unterscheidung von Wichtigem und Unwichtigem, unangenehme Aufgaben schob er vor sich her. Wenn er mit einer Aufgabe beschäftigt war, konnte es sein, dass er gleichzeitig überlegte, ob er sie auch schnell genug erledigte. Durch diesen Zweifel erlebte er sich blockiert. Er fühlte sich oft leer und hilflos, von seinen Freunden hat er sich zurückgezogen, zu Frauen hatte er keine Verbindung. Der Gedanke an das Sterben seiner Eltern beschäftigte ihn übermäßig.

Frau E. (s. a. S. 92) steckte in einer akuten depressiven Krise, von der sie glaubte, sie nicht allein bewältigen zu können. Voller Freude und Hoffnung hatte sie nach dem akademischen Abschluss in einer kleinen Gemeinde eine Tätigkeit übernommen. Die geringe Entlohnung hielt sie nicht ab, da sie sich sehr klare Vorstellungen über die Arbeitsmöglichkeiten machen konnte. Durch Eingriffe des jungen Bürgermeisters, der einen autoritären Führungsstil hatte, geriet sie in depressive und Angstzustände. Sie musste sich krank melden. Die bisher aufgebaute Struktur ihrer kleinen Institution begann zu zerbröckeln. Sie sah keine Chance für eine gelungene Arbeit dort. Zugleich sah sie sich mit ihren Pflichten als alleinerziehende Mutter für ihre jugendliche Tochter überfordert. Ihre Müdigkeit lähmte sie tagsüber, nachts konnte sie oft nicht schlafen, sie litt erheblich unter Schwächegefühl und Schwere in den Beinen, hinzu traten Heißhunger und Gewichtszunahme, Herzklopfen, Schmerzen im Schulter- und Nackenbereich und Kopfschmerzen.

## 4.7 Familiäre Unordnung und familiäres Chaos mit sozialer Zurückgezogenheit oder Verschlossenheit im Mittelpunkt der Störung

*Beispiele*

*Frau S.'* Vater war Soldat gewesen und verbittert aus dem Krieg zurückgekehrt. Er beklagte oft, dass seine Generation damals verheizt worden sei. Die Mutter hatte als Mädchen im Baugeschäft des Großvaters als dessen »bester Sohn« gearbeitet. Sie war eine unternehmungslustige junge Frau gewesen und verunglückte mit ihrem Verlobten mit achtzehn Jahren mit dem Motorrad. Sie überlebte ihre Verletzungen und hatte im Krankenhaus bereits auf dem Fensterbrett gestanden, um sich in die Tiefe zu stürzen. Die Mutter des Verlobten warf ihr später vor, an seinem Tod schuld gewesen zu sein, weil sie mit ihm zum Tanzen fahren wollte. Die Mutter heiratete Monate später den Vater, der von Statur erheblich kleiner als sie war. Das bekam er immer wieder zu hören. Ein Porträt des verunglückten Verlobten hing ein Leben lang im Schlafzimmer der Eltern. Sie betrieben eine kleine Landwirtschaft und arbeiteten immer. Die Mutter besorgte morgens ab vier Uhr auch den Stall!

Frau S. wäre bei der Hausgeburt beinahe erstickt, die Geburt war so schleppend verlaufen, dass der Arzt der Mutter auf den Bauch knien musste. Der Mutter war es nach der Geburt so schlecht gegangen, dass sie ihr Baby nicht versorgen konnte. Frau S. hätte deshalb als Baby drei Monate lang geschrien. Dann kam die Mutter des Vaters ins Haus und betreute das Kind. Die Familie war viele Jahre arm. Frau S. hat zwei jüngere Brüder, die sie die ersten Jahre mit betreut hat, bis die sich nichts mehr von ihr sagen ließen. Sie wuchs als Außenseiterin unter ihren Mitschülerinnen auf. Die Erinnerungen an die Schulzeit sind schlimm, erst mit einer neuen Lehrerin in der siebten Klasse, die sie gefördert hat, änderte sich ihr schulischer Leidensweg. Sie fand Anschluss an die Realschule und schaffte die mittlere Reife. Vater und Mutter bevormundeten sie unablässig. Später nahm ihr die Mutter alles aus der Hand, sie sei schneller als die Tochter, die nichts richtig machen könne. Der Vater war streng gewesen und hat ihr praktisch ihre Selbstständigkeit verboten, er verspottete sie häufig. Sie hat keine Erinnerungen an die Kindheit und ging allen Schwierigkeiten aus dem Weg. Sie hat erst spät eine Puppe bekommen, an das Puppenbett kann sie sich noch genau erinnern, als sie zwölf war, wurde die Puppe hinter ihrem Rücken einer Kusine geschenkt. Sie konnte das Mädchen überhaupt nicht leiden. Als Jugendliche ging sie nach draußen, doch musste sie sich dazu zwingen, damals war sie noch normalgewichtig. Obwohl sie einen Wunschberuf hatte, musste sie den Beruf lernen, den der Vater vorgeschrieben hat. Sie arbeitete nach ihrer Lehre als Sachbearbeiterin Jahrzehnte in einer Firma. Frau S. erinnert sich an einen einzigen gemeinsamen Spaziergang der Familie. Die Familien der Brüder mit Kindern, die Eltern und Frau S. leben bis heute alle auf dem Hof und pflegen wenig Kontakte untereinander. Sie sehnte sich nach Partnerschaften, doch wenn sie vor der Entscheidung stand, sich dauerhaft zu binden, schreckte sie zurück. Sie ist allein geblieben.

*Frau U.s* Vater kam als Gastarbeiter nach Deutschland. Die Mutter verlor als Zehnjährige ihren Vater während des Krieges, wo er vom Feld weg von Soldaten verschleppt wurde und verschollen blieb. Die Großmutter hatte viele Ängste um ihre vier Töchter und behielt eine von ihnen bis zu ihrem Tod bei sich. Die Mutter konnte von den Kriegsereignissen berichten, als ob sie nichts dabei fühlte. Sie war dann wie ein Eisklotz. Nur in der Erinnerung an die Großmutter konnte die Mutter weinen oder wenn sie sich um Frau U. Sorgen machte. Nach dem Abitur wurde die Mutter Bankangestellte. Sie wollte mit 30 Jahren heiraten und nur *ein* Mädchen haben. Sie lernte auf einer Rückfahrt vom Verlobten, der auch nach vier Jahren noch nicht heiraten wollte, den Vater, einen gut aussehenden, ordentlichen Soldaten aus einer korrekten Familie, kennen und heiratete ihn nach zwölf Tagen. Der Vater übte wechselnde Tätigkeiten aus und blieb über Jahre von der Familie getrennt. Seine Liebschaften belasteten die Ehe, aber für die Mutter war ihr Mädchen das Wichtigste! »Auf Druck der Mutter« wurde sie mit zwei Jahren »sauber«. Da sie keinen Salat und kein Gemüse essen wollte, gab es Konflikte mit der Mutter. Sie habe unter Verstopfung gelitten. Die ersten drei Jahre lebte Frau U. bei einer Pflegefamilie, in der sie für die Tagesmutter die geliebte Ersatztochter neben zwei Söhnen war. Mit drei Jahren kam sie in den Kindergarten und lebte dann mehr bei der Mutter. Gegen den Rat des Schulpsychologen, sie sei zu verspielt gewesen, wurde sie mit knapp sechs Jahren eingeschult. Die Mutter drohte damals, sie abzumelden, da lernte sie, wenn auch mit der Schwierigkeit, dass sie das Lernen »immer auf den letzten Drücker verschob«. Mit acht Jahren zogen sie und die Mutter dem Vater nach Deutschland nach. Sie besuchte ohne jede Deutschkenntnisse sofort die zweite Klasse. Das war schwer für sie. Nach der sechsten Klasse Wechsel in die siebte der Realschule, ebenfalls eine schwere Belastung. Wiederholt betonte Frau U., weder die Mutter noch der Vater seien jemals streng gewesen. Dann fällt ihr aber eine Szene in der Apotheke vor Kurzem ein, wo die Mutter sie, weil sie einen Hund streichelte, gemaßregelt hatte. Die Mutter versuchte immer, anderen ihre Auffassung aufzunötigen. Auch mahnt sie sie sofort, sich im Auto anzugurten. Der Vater trinkt seit Jahren zu viel Alkohol, ist oft betrunken, aggressiv und leidet an Folgekrankheiten. Die Mutter ist seit Monaten schwer depressiv. Frau U. hat die Entscheidungshoheit für die Eltern, sorgt sehr für sie, zugleich ist sie zum Teil wirtschaftlich von ihnen abhängig.

Nach der mittleren Reife quälte sie sich zwei Jahre auf dem Wirtschaftsgymnasium und verlor mit 16 Jahren ihren ersten Freund durch einen Autounfall. Sie wurde mit 17 schwanger und heiratete. Nach der Geburt arbeitete sie auf Drängen des Mannes und überließ ihr geliebtes Baby der Schwägerin und der Schwiegermutter. Sie trennte sich nach einigen Jahren und bezog ihre heutige Wohnung mit dem Sohn. Sie hat ihn oft bei ihren Eltern abgegeben und ist viel ausgegangen. Sie wollte ihre Jugend nachholen. Mit Ach und Krach machte sie eine Ausbildung und arbeitete zehn Jahre bei einer Firma, hatte dort aber immer das Gefühl, nicht gut zu sein. Seit mehreren Jahren ist sie arbeitslos, momentan bezieht sie Sozialhilfe.

Sie hatte in den Jahren wechselnde Freundschaften mit Männern, die teils getrunken haben, war immer wieder enttäuscht, weinte dann viel, sodass ihr Sohn ihre Verfassung miterlebte. Sie kam oft zu spät, wenn sie den Kleinen nach dem Hort abholte. Der Sohn entwickelte in seiner Pubertät eine erhebliche soziale Phobie, äußerte Suizidgedanken, war in dieser Zeit ein halbes Jahr stationär, begann zu rauchen, kehrte gegen ärztlichen Rat zu ihr zurück, nur notdürftig Abschluss der Hauptschule, rauchte Haschisch, nach Genuss halluzinogener Pilze bekam er Angst, verrückt zu werden. Ein, zwei Jahre vergammelte er seine Zeit, schlug sich die Nächte in Kneipen um die Ohren, schlief in die Tage hinein. Er hat inzwischen Mitte zwanzig eine Lehre abgeschlossen und arbeitet. Mit der Mutter gibt es unablässige Auseinandersetzungen wegen seiner Schulden bei ihr. Sie gibt ihm, obwohl sie gleichzeitig ärgerlich Rückzahlungen verlangt, ohne sie zu bekommen.

Im Betrieb hatte Frau U. ein mehrjähriges, verheimlichtes Verhältnis zu einem Kollegen, der anfangs noch verheiratet war. Sieben Jahre führte sie eine Beziehung mit einem zärtlichen und gut aussehenden, schüchternen Mann, dessen Partnerin ein halbes Jahr zuvor gestorben war. Seine Schwäche war, etwas zu stottern und sehr hilfsbedürftig zu sein. Das hat sie wie magisch angezogen. Sie lebten einige Jahre zusammen, doch hielt er sie immer außerhalb seines sozialen Umfeldes. Dreimal Schwangerschaften in dieser Zeit und Abbruch. Vor einem halben Jahr zog er aus mit der Begründung, sie passten nicht zusammen. Sie brachte das mit dem Chaos und der Papiersammlung in ihrer Wohnung in Zusammenhang. Sie sehen sich noch sporadisch und schlafen auch miteinander. Gleichzeitig hat sie seit einigen Monaten eine Beziehung mit einem zärtlichen und depressiven Mann aufgenommen, der sich von Frau und zwei Kindern getrennt hat. Er kann sich aber nicht richtig für sie entscheiden (s. a. S. 122).

Frau O.'s Familie war volksdeutsch und hatte in der Heimat einen bürgerlichen Status. Die Großmutter soll gegenüber der Mutter und ihren beiden Geschwistern sehr streng gewesen sein. Die Mutter hatte Abitur und wurde Erzieherin und Lehrerin. Der Vater hatte drei Geschwister und war Handwerksmeister. Mit der beginnenden Pubertät von Frau O. siedelte die Familie Ende der Siebzigerjahre über nach Westdeutschland. Den Eltern gelangen die berufliche Integration, der Muter im mittleren Management eines Unternehmens, und der Bau eines Hauses. Frau O. hatte einen zwei Jahre jüngeren Bruder. Das Verhältnis zu ihm war immer sehr gespannt, da er sie oft herausforderte in ihrer Rolle als die fleißige und verträgliche Tochter. Seine Eskapaden wurden später von der Mutter geduldet. Sie ist auch dann nicht eingeschritten, wenn Frau

O. die Mutter darauf aufmerksam gemacht hatte, dass der halbwüchsige Bruder offen im Wohnzimmer mit Freunden kiffte. Die Eltern haben häufig gestritten, hatten Wutausbrüche und schlugen die Kinder. Sie waren sehr um die Sicherung der materiellen Lebensgrundlagen bemüht und neigten zu übermäßiger Bevormundung und Strenge. Sie waren in der Familie nicht zärtlich miteinander. Frau O. gehörte als Jugendliche einer künstlerischen Kommune an. Sie machte die mittlere Reife und schloss nach einigen Jahren eine Ausbildung in einem sozialen Beruf ab. In dieser Zeit wurde der jüngere Bruder, der drogenabhängig war, in der Szene ermordet. Frau O. war zehn Jahre in ihrem Beruf tätig, nahm dann ein sozialwissenschaftliches Studium auf. In dieser Zeit verdiente sie in verschiedenen berufsnahen Jobs ihren Lebensunterhalt. Sie war acht Jahre mit einem Mann verheiratet, der als Migrant gekommen war. Durch die Ehe erhielt er das Aufenthaltsrecht in der Bundesrepublik Deutschland. Sie ließ sich scheiden, weil sie erhebliche Spannungen hatten, die persönlich und mit den Differenzen in den kulturellen Lebensstilen und Rollen von Frau und Mann zu tun gehabt hatten. Beide konnten sie ihren Ärger nicht gut kontrollieren. Sie hat die freundschaftliche Beziehung zu ihm bewahrt, auch nachdem er eine Frau aus seinem Land geheiratet hat und Vater geworden ist.

Seit Jahren war sie mit D., einem Mann aus ihrem beruflichen Umfeld, befreundet, der sich von seiner früheren Partnerin nicht richtig trennen konnte. Frau O. und er näherten sich an und distanzierten sich wieder, sie hat eine Beziehung zu einem anderen Mann aufgenommen, worauf D. sich besonders um sie bemüht hat. Die Eltern besuchte sie regelmäßig, die auch als Rentner unablässig an ihrem Haus renovierten und den Garten bearbeiteten. Auch die Eltern und sie pendelten zwischen freundlichen Annäherungen und wütenden, vorwurfsvollen Attacken und Distanzierungen. Die Eltern wollten ihr das Haus überschreiben lassen, dann zogen sie den vereinbarten Termin beim Notar mit dem heftigen Vorwurf wieder zurück, sie sei eine völlige Versagerin.

Als adoleszente Frau tendierte sie zu Untergewicht, nach dem Tod des Bruders wurde sie dicker und dicker, nach mehreren Erkrankungen und Operationen war sie phasenweise sehr geschwächt. Ebenfalls nach dem Tod des Bruders bekam sie zunehmende Schwierigkeiten in der Durchführung ihrer Planungen. Sie kam immer häufiger und teilweise erheblich später zu Verabredungen und Terminen. Auch die Fristen für die Beendigung ihrer Examina versäumte sie schließlich. In ihrer Wohnung vergrößerte sie ihre Sammlung der verschiedensten Dinge, versäumte, sie zu ordnen, und ordnete sich dann irgendwann der Messie-Szene zu.

*Frau I.s* Vater wurde mit 25 Jahren Soldat und heiratete damals. Er nahm am Zweiten Weltkrieg teil und arbeitete nach dem Krieg als Handwerksmeister und Lagerverwalter. Er starb an Krebs. Die Mutter war gelernte Kauffrau, sie flüchtete 1945 mit dem zweijährigen Bruder unter dramatischen und lebensbedrohlichen Umständen aus dem Osten. Sie litt später erkennbar unter Depressionen mit starken Schlafstörungen. Sie starb neun Jahre nach dem Vater ebenfalls an Krebs. Frau I. wurde in der frühen Nachkriegszeit vier Jahre nach ihrem älteren Bruder geboren, die jüngere Schwester elf Jahre später. Sie erinnerte sich an gelegentliche Albträume als Kind. Ursprünglich berichtete Frau I. von einer entspannten und ruhigen Atmosphäre im Elternhaus. Die Familie lebte in beengten Wohnverhältnissen und war arm. Zu den Geschwistern hatte sie meist ein gutes Verhältnis. Als Jugendliche nahm sie bewusst die ehelichen Spannungen der Eltern wahr. Nach längerer Behandlung erinnerte sich Frau I. daran (vielleicht schwieg sie auch nicht mehr), dass die Mutter ihr als Erwachsene von wiederholten Fehlgeburten berichtet hatte, die der Vater mit einem Draht bei ihr ausgelöst hatte. Der Frauenarzt hatte beim letzten Mal gedroht, die Eltern anzuzeigen, wenn sich das noch einmal wiederholen würde.

Als Frau I. 21 Jahre alt war, wurde die Mutter in die Psychiatrie eingeliefert, weil sie sich mit einem Hammer den Kopf blutig geschlagen hatte. Zeitlich fiel das mit der Krebserkrankung des Vaters zusammen. Frau I. musste damals das blutverschmierte Zimmer putzen. Im gleichen Jahr heiratete sie und bekam bald ihre beiden Söhne, 19 Jahre später ihre Tochter. Die berichteten Episoden sprechen für schwerwiegende Krisen in der Familie oder zwischen den Eltern. Die Mutter richtete offensichtlich ihre Wut oder Verzweiflung ohnmächtig gegen sich und verletzte sich selbst.

Die Erinnerungen an oder die Mitteilungen über die frühen und späteren Erfahrungen mit der Mutter und mit den Eltern von Frau I. enthielten lange keine Hinweise auf Strenge in der Familie.

Frau E.s Vater war Akademiker, die Mutter Musiklehrerin. Sie verstanden sich nicht gut. Der Vater setzte auf »Vernunft«, die Mutter äußerte sehr stark ihre Gefühlsbewegungen. Sie konnte in kurzer Zeit himmelhoch jauchzend und zu Tode betrübt sein und setzte auf Träume und Märchenwelten. Frau E. war überzeugt, dass der Vater sie sexuell missbraucht hat, als sie fünf Jahre alt war. Sie hat nur noch schemenhafte Erinnerungen an die Ereignisse damals. Die Mutter erfuhr davon. Sie wollte in der Küche, die sie abschloss, einen erweiterten Suizid gemeinsam mit dem dreijährigen Bruder verüben. Beim Abschließen forderte die Mutter die Tochter auf, ruhig zu bleiben und nichts zu unternehmen. Das Mädchen war aber beunruhigt, holte einen Nachbarn, der nahm mit der Mutter Kontakt auf, sie ließ von ihrem Vorhaben ab. Die Mutter schimpfte im Gespräch mit ihrer eigenen Mutter auf das Mädchen, doch die Großmutter nahm die Kleine in Schutz und stellte fest, dass doch das Kind nichts dafür konnte. In den Jahren danach litt Frau E. unter starken Schuldgefühlen. Sie passte immer auf die Mutter auf. Als sie in der Pubertät war, erkrankte die Mutter an Krebs und zog aus der gemeinsamen Wohnung aus. Die Mutter hatte vorher mehrfach Beziehungen zu anderen Männern gehabt. Frau E. wohnte noch zwei Jahre beim Vater. Nach dem Abitur Studium mit Diplom, Heirat eines Fachkollegen, der immer recht und einen klaren Blick für die Realität hatte, der klug und immer darauf bestand, zu wissen, was Sache war. Sie bekamen zwei Kinder. Zweites Studium mit Abschluss. Frau E. war selbstbewusster geworden und setzte sich gegenüber dem Ehemann mehr zur Wehr. Zunehmende Spannungen in der Ehe waren die Folge. Der Mann, dem sie ihre vagen Erinnerungen über den Missbrauch erzählt hatte, bestand eines Tages darauf, dass ihr Vater auch die Enkel missbraucht hätte. Ihr Mann behauptete, das durch Fragen aus den Kindern herausgehört zu haben. Es gab auch darüber heftige Kontroversen. Einmal hat ihr Mann sie im Streit schlimm verprügelt. Sie erinnert sich, nichts gespürt zu haben, da sie gar nicht mehr in ihrem Körper gewesen sei. Sie trennte sich von ihrem Mann, und sie wurden geschieden. Der Mann klagte erfolglos gegen ihren Vater. Für die Kinder war das eine schlimme Prozedur. Sie hatte das Sorgerecht für die Kinder. Nach der Trennung führte sie eine Liebesbeziehung mit einem verheirateten Arzt, die ihr viel gegeben hat. Vor vier Jahren beendete er die Beziehung wegen einer anderen Frau, die ein Kind von ihm erwartete. Er und sie trafen sich zwei Jahre später noch einmal zu einer heftigen Liebesbegegnung. Doch dann wies er sie ab. Die Beziehung zu ihr wäre nur Sex gewesen! Sie hatte in der

Zwischenzeit angefangen, sich zu schneiden. Es war für sie die einzige Möglichkeit, ihre Wut zu erleben. Sah sie das Blut aus der Haut quellen, spürte sie, das war richtig so. Sie schnitt sich alle Haare ab, schwamm im November noch im See. Bedingt durch diese Krise, war das Verhältnis zu den Kindern gespannt. Ein Sohn kehrte deshalb eines Tages nicht mehr von der Schule zu ihr zurück, er zog zum Vater, dem sie dann einvernehmlich das Sorgerecht abtrat. Sie litt unter dieser Trennung, weil sie den Jungen viel zu selten sah. Immer wieder fühlte sie sich in einem depressiven Loch. Als sie in dieser Situation ihren früheren Psychotherapeuten aufsuchen wollte, traf sie ihn nicht mehr in der Praxis an, da er in den Ruhestand gegangen war. Sie erlebte das als eine bedrohliche und schmerzliche Trennung. Seit einem Jahr hatte sie eine erste Stelle bei einer Gemeinde in einer sozialen Einrichtung.

*Herr R.s* Mutter war schon lange »nervenkrank«, sie klagte seit jeher über häufige Bauchschmerzen, vier Jahre zuvor war sie wegen Magenkrebs operiert worden. Danach trank sie. Der Vater war Handwerker und hatte nach der Geburt von Herrn R. einen schweren Arbeitsunfall mit Schädelbasisbruch. Als Kind litt Herr R. unter Ängsten im Dunkeln, bei Gewitter, bei Alleinsein und unter traurigen Stimmungen. Er hatte Zwänge und manchmal Wutanfälle. Der Bruder des Vaters war katholischer Pfarrer. Der Vater dominierte, die Mutter versorgte die große Familie. R.s Schwester war 14 Jahre älter, die Brüder zehn, sieben und vier Jahre. Zwischen den Eltern herrschte häufig heftiger Streit, die Kinder lagen dann z.T. abends ängstlich lauschend im Bett. Der Vater beanspruchte immer für sich, eine wichtige Persönlichkeit zu sein, im Dorf war er Ortsvorsteher, im Kreisstädtchen ist er heute im Gemeinderat, für ihn zählen nur handwerkliche Berufe, wie sie alle Brüder erlernt haben, Herr R. als Jüngster hat als Einziger einen Beruf mit weißem Kragen. Sieben Jahre war Herr R. bei Beginn der Behandlung mit seiner Freundin zusammen, er ist als Letzter aus dem Elternhaus ausgezogen. Die Eltern waren deshalb voller Vorwürfe, wenige Wochen nach Bezug der eigenen Wohnung brach die Krankheit aus. Während der Arbeitslosigkeit absolvierte Herr R. erfolgreich ein weiterführendes Studium an einer Fachhochschule. Im Berufsleben fehlte ihm teilweise eine ausreichende Durchsetzungsfähigkeit, da er zu Kompromiss und Ausgleich neigte.

*Herr Y.* soll als Säugling, das berichtete ein Bekannter, oft im Hof im

Kinderwagen abgestellt gewesen sein, während die Eltern auf dem Feld arbeiteten. Trotz langen und lauten Weinens habe niemand nach ihm geschaut. Als Kleinkind und Schulkind war er sehr auf den Kontakt mit seinem etwas älteren Bruder G. angewiesen. Allein auf den nicht weit entfernten Sportplatz am Ortsrand zu gehen, war für ihn mit erheblichen Trennungsängsten verbunden. Er litt unter Ängsten im Dunkeln, manchmal unter Traurigkeit und Gefühlen der Verlassenheit. Zeitweise machten ihm Zwänge und starkes Heimweh zu schaffen. Manchmal plagten ihn Albträume. Die Erziehung durch beide Eltern war sehr streng und wenig zärtlich. Er war an die Mutter sehr anhänglich. Der Vater war gelernter Landwirt und Gastwirt, die Mutter besuchte die Landwirtschaftsschule und wurde Gastwirtin. Die drei Söhne und die Tochter wurden viel zur Mitarbeit in der Gastwirtschaft herangezogen. Der älteste Bruder hat die Gastwirtschaft inzwischen übernommen. Die Eltern trennten sich und lebten mit neuen Partnern. Sie wohnten noch längere Zeit dicht beisammen neben dem väterlichen Gasthaus und arbeiteten alle in diesem Familienbetrieb. Herr Y. betonte, er hätte ein gutes Elternhaus gehabt, weil er gutes Benehmen, Anstand und Ehrlichkeit lernte. Belastend waren die Überarbeitung der Eltern und der Zwang mitzuarbeiten. Er besuchte die Schule bis zur mittleren Reife und schloss eine technische Lehre an. Nach seinem Zivildienst studierte er und schloss mit einem sehr guten Diplom ab. Danach blieb er als Aushilfe im Betrieb des Vaters, weil er sich übermäßig fürchtete, sich in der Industrie zu bewerben.

*Frau A.* stammte aus einer Arbeiterfamilie, sie war Einzelkind und wuchs »sehr behütet« durch ihre Mutter und ihre Großmutter auf. Das bedeutete, dass die Mutter sie ungern unbeobachtet aus dem Haus ließ und sie noch als Jugendliche zur Schule fuhr. Sie und die Eltern wohnten im Haus der Großeltern mütterlicherseits. Die Großmutter hatte freien Zugang zur elterlichen Wohnung und pflegte das Leben im Haus zu kontrollieren. Den Großvater hat Frau A. nur schemenhaft in Erinnerung. Er bastelte meistens im Keller und trank da gerne seinen Wein. Zwischen den Eltern gab es manchmal Streit, in dessen Verlauf der Vater der Mutter auftrug, die »Kleine« doch weniger streng anzufassen. Die Mutter bekam dann Heulausbrüche. In der Wohnung herrschte eine streng eingehaltene Ordnung der Dinge, über deren Einhaltung die Mutter zu wachen pflegte. Die Mutter war leidend. Während ihres Mittagsschlafes durfte die heranwachsende Tochter nicht durchs Wohnzimmer laufen, da die Mutter sonst Herzstolpern bekam. Die Mutter hatte, als die Tochter klein war, nicht mit ihr gespielt. Schon als kleineres Mädchen hatte Frau A. wegen der Unordnung in ihrem Kinderzimmer Streit mit der Mutter. Die Mutter pflegte gelegentlich ins Zimmer einzutreten und die auf dem Boden ausgebreiteten Spielwelten schimpfend in den Schrank zu werfen. Frau A. verhielt sich als Schulkind oft sehr streng mit sich selbst. Sie betete zu Gott, beichtete ihm im Gebet ihre Sünden und bestrafte sich z. B. durch drei Vaterunser, die sie beten musste. Das unterließ sie dann und schuf dadurch einen neuen Anlass für eine Bestrafung. Eine andere Strafe war, dass sie beim Spaziergang mit der Mutter heimlich alle fünfzig Meter ein Bonbon opfern und in den Fluss werfen musste. Sie lebte lange in der Überzeugung, dass sie vergiftet werden sollte. Sie entnahm deshalb niemals den obersten Teller oder das vorderste Trinkglas aus dem Küchenschrank. Die Mutter beschimpfte sie dafür, obwohl Frau A. gar nicht über ihre Ängste gesprochen hatte. Abends musste sie eine Zeit lang von ihrem Schlafzimmer neben dem Elternschlafzimmer in den ersten Stock laufen, um den Stecker ihres Kassettenrekorders aus der Steckdose zu ziehen. Manchmal musste sie den Vorgang mehrfach wiederholen. Einmal waren die Eltern lange weg gewesen. Sie hatte furchtbare Ängste und Schuldgefühle, weil sie die Vergiftung der Eltern fürchtete. Während die Eltern weg waren, war sie fest entschlossen gewesen, bei ihrer Rückkehr darüber zu sprechen. Doch als die Eltern wieder da waren, war auch die Angst wie verflogen. Als Studentin lebte Frau A. in chaotischer Unordnung. Sie war immer darauf angewiesen, einen Partner zu haben. Dabei pflegte sie sich innerlich intensiv mit einem anderen Mann zu beschäftigen, der dann auch mehrmals zu ihrem neuen Partner wurde, wenn sie sich vom vorigen trennte. Sechs Wochen war sie als Studentin ohne Freund gewesen und war in eine ganz furchtbare Depression gestürzt. Nach dem Studium trat sie in ihre heutige Firma ein und hat dort eine angesehene Stelle. Ihr Zuhause beschrieb sie als unaufgeräumt. Es war für sie undenkbar, jemanden in die Wohnung zu lassen.

*Herrn N.s* Vater war Industriemeister, die Mutter Kindergärtnerin, seine Schwester war drei Jahre jünger. Vom vierten bis zum achten Monat wurde er von den Eltern getrennt bei den Großeltern mütterlicherseits betreut, weil die Eltern ihr Haus umbauten. Als Kind litt er unter

Einschlafstörungen und unter Verlassenheitsängsten. Zur Schwester hatte er meist ein gutes Verhältnis, teilweise unterdrückte und quälte er sie. Die Atmosphäre im Elternhaus war harmonisch, zugleich herrschte ein hoher Leistungsdruck. Gelegentlich wurde er geschlagen oder musste auf Belohnungen verzichten. Im Kindergarten fürchtete er längere Zeit, nicht mehr abgeholt zu werden. Schon in der Grundschule brauchte er meist sehr lange für die Hausaufgaben und spielte selten mit anderen Kindern. Abends konnte er nicht allein bleiben. Ihm fiel es schwer, Kontakte zu knüpfen. In der Realschule hatte er starke Prüfungsängste und generelle Versagensängste. Er brauchte viel Zeit, um sich auf Aufgaben vorzubereiten, und hat sich immer mehr unter Leistungsdruck gesetzt. Er führte ein Außenseiterdasein und war stets bemüht, nicht unangenehm aufzufallen. Auf Drängen der Mutter musste er oft ausgesprochen unmodische, selbst gestrickte Pullover tragen und wurde deswegen von den Mitschülern verspottet. Realschulabschluss, Fachabitur, Lehre. Er ist beim Gespräch mit dem Meister weinend zusammengebrochen, da er sein Gesellenstück nicht rechtzeitig fertig bekommen hatte. Nach der Lehre zog er aus dem Elternhaus aus, absolvierte seinen Zivildienst und weilte an den Wochenenden meist bei den Eltern. Dann bildete er sich durch ein Fachhochschulstudium zum Fachingenieur weiter. Anschließend bekam er über Bekannte eine Stelle in einem Ingenieursbüro, wo er sich sehr überfordert erlebte. Er kam mit den Verantwortung und Eigeninitiative fordernden Aufgaben nicht zurecht. Seine depressiven Einbrüche und Ängste wurden stärker, und er zog sich zunehmend zurück. Nach einem halben Jahr wurde er entlassen. Nach einem Jahr Arbeitslosigkeit fand er eine Anstellung als Ingenieur und erlebte sich erneut überfordert. Er war zu langsam und in Gegenwart von Vorgesetzten unsicher und verspannt. Nach dreizehn Monaten wurde ihm auch da gekündigt. Er wohnte wieder bei den Eltern. Mehrere Jahre Arbeitslosigkeit. Wegen seiner Niedergeschlagenheit und Isolierung begann er mit der Psychotherapie. Er hat bisher noch keine sexuellen Erfahrungen mit Frauen.

## 4.8 Aktives oder passives Unterwerfungsmuster

Betroffene unterwerfen sich oft völlig unbewusst und spontan unter andere, wenn sie von ihrer Schwäche oder Unterlegenheit überzeugt sind. In ihrer Sprache verwenden sie häufig »darf ich« und »ich möchte« anstelle von ich will, auch wenn eine Höflichkeitsformel wegen fehlender Anrede gar nicht passt. Die Verspätungen lasten sie sich an und entschuldigen sich vorauseilend. Sie brauchen Zeit, um dieses Entschuldigungsmuster aufzugeben, wenn es wie bei der Einhaltung der Behandlungsstunden unangebracht ist. Frau S. erzählte nach zwei Jahren, dass sie sich längere Zeit einfach stumm und innerlich entschuldigte, weil sie den Eindruck hatte, ich *wollte* die Entschuldigung nicht hören. Sind Betroffene überlegen, dominieren sie teilweise andere und können ausgesprochen streng und unnachsichtig sein. Genauso streng springen sie umgekehrt auch mit sich selbst um. Ergibt sich die Gelegenheit, z. B. gegenüber Partnern, Kindern oder anderen Abhängigen, z. B. im Beruf gegenüber Untergebenen, dann bevormunden sie. Der Sohn von Frau H. beklagte, bei der Mutter immer zu »müssen«. Allgemein geben sie schnell Aufträge.

Viele von ihnen neigen zum Widerspruch. Vorschläge anderer beantworten manche Betroffene blitzschnell mit Gegenvorschlägen, Aufträge konterkarieren sie, indem sie das Gegenteil machen (Canetti, 1960). Gegen Bewertungen im Alltag über das und jenes setzen sie andere Bewertungen. Werden sie nach ihrer Meinung oder nach einem Vorschlag gefragt, dann sind sie oft unsicher und scheuen, sich festzulegen. Manche fürchten schnell, sie könnten Verbote übertreten, wenn die Rechtslage nicht offenkundig ist, beispielsweise an bestimmten Stellen zu parken oder Wege einzuschlagen, die nicht eindeutig beschildert sind. Sie fragen dann verunsichert, ob das erlaubt sei.

## 4.9 Betroffene und Institutionen

Im Umgang mit Ämtern und Institutionen wirkt sich ihre Unpünktlichkeit oft folgenreich aus. Aus Fristversäumnissen erwachsen Nachteile und finanzielle Einbußen. Sie erleben die Eingriffe der Ordnungs-, Gesundheits- oder Jugendämter in ihre Familien- und Wohnverhältnisse als ungerecht, als schmerzlich, als bedrohlich, als verfolgend. Dabei gilt, dass diese Bewertungen zutreffen können und die Institutionen tatsächlich ungerechtfertigte Eingriffe vornehmen. Genauso kommt es vor, dass Betroffenen die Einsicht in das öffentliche Interesse oder in die Notwendigkeit, Kinder gegen belastende Lebensumstände oder Patienten gegen eine chaotische Arztpraxis zu schützen, abgeht.

Frau O. hatte vor einigen Monaten eine Anfrage ihrer Kasse, in der es um die Nachweise ihres aktuellen Einkommens ging. Sie hat diese Angaben auf dem Vordruck ausgefüllt. Aber sie verschleppte und verschleppte das Abschicken des Bogens.

Sie hatte ein Telefonat mit der Sachbearbeiterin, nachdem die Kasse den Höchstsatz von über 500 € abgebucht hatte. Die stellte sich entschieden gegen ihre Einlassungen. Das würde noch zwei weitere Male in der Höhe abgebucht werden, ehe eine Korrektur möglich wäre. Dass sie inzwischen die geforderten Unterlagen eingereicht hätte, spielte da keine Rolle. Sie würde das auch nicht zurückgezahlt bekommen. Wenn sie nicht zahlte, könnte sie auch keine Arztbesuche mehr machen. Sie ist da sehr erschrocken. Ihr wurde klar, da sie das Geld in der Höhe nicht aufbringen konnte, würde sie auch nicht mehr hierherkommen können!

## 4.10 Zusammenfassungen des klinischen Bildes

Das klinische Bild der hier vorgestellten Betroffenen zeigt eine Fülle von Spielarten:

*Desorganisation*

Zentral ist für Betroffene, eigene Vorhaben und fremde Aufträge nur mit einem hohen Maß an Selbstüberwindung durchzuführen. Sie denken über sich sehr häufig, sie *müssten* alles tun und *dürften* sich nicht entfalten. Wenn sie sich zur Erledigung eines Vorhabens aufraffen, verlieren sie das Zeit-Leistungs-Verhältnis aus den Augen, verzetteln sich schnell und bleiben an irgendwelchen Einzelheiten hängen, die sie besonders gründlich erledigen. Praktisch benötigen sie deshalb mehr Zeit oder mehr Kraft für die Ausführung als andere und verschieben die Erledigung, oder sie brechen wie gelähmt die Tätigkeit ab. Der soziale Bereich, in dem die Handlungssteuerung nicht gelingt, wechselt. Viele von ihnen organisieren ihre berufliche Arbeit erfolgreich, anscheinend mit Anstrengung und nicht mit Freude. Im Haus herrscht dann Chaos. Mit sich allein oder in der Familie schimpfen sie schnell über Missgeschick und Zwangsläufigkeiten und kennen wenig Gelassenheit. Einige schaffen sich ein Feld der Selbstbestimmung, wie beispielsweise als Künstler oder im Sport, auf dem sie äußerst erfolgreich ihr Handeln steuern.

*Selbstgefühl und Selbstbild*

Spontan fühlen sie sich gezwungen, bevormundet, genötigt, erzogen und gemaßregelt, auch wenn dem nicht so ist. Sie sind durchdrungen von der Überzeugung, in vielen Bereichen unfähig zu sein, und haben deshalb ein verheerend schlechtes Selbstbewusstsein. Ihre Desorganisation erleben sie mit Scham, Selbstverachtung und Selbstbeschuldigungen. Ihr eigenes Verhalten ist ihnen rätselhaft. Zweifel plagen sie, ob sie selbst richtig sind oder richtig gehandelt haben oder ihre Lösungen richtig sind. Oft schämen sie sich für ihre Art, fühlen sich ganz schnell schuldig, ohne es auch nur im Entferntesten zu sein. Im Handumdrehen fühlen sie sich geängstigt, bedroht, gezwungen, getäuscht, missachtet, übergangen, eingesperrt, bestohlen und betrogen. Austausch mit anderen erleben sie schnell als Zwang. Zeit mit anderen zu verbringen empfinden sie plötzlich so, als ob die anderen ihnen die Zeit stehlen würden. Verabredungen können sie einfach vergessen.

Sie empfinden sich rasch überfordert und unfähig, mit ihren Gefühlen zurechtzukommen. Aufschießender Ärger und Schmerz überwältigen sie schnell, diffuse Schmerzen und Unbehaglichkeiten ängstigen sie. Sie spüren Hunger, Leere, Sinnlosigkeit und Vergeblichkeit oder haben das Gefühl, nicht von dieser Welt zu sein. Sie sind vertraut mit Zuständen, verzweifelt, niedergeschlagen, verlassen und hoffnungslos zu sein. Sie kennen manchmal und kurz dauernd Stimmungen, außergewöhnlich, hervorragend, großartig, einmalig und in Verbindung mit magischen Kräften und wundersamen Heilmitteln zu sein. Messies erleben sich oft auch als kreativ, weil sie viele Ideen haben. In der großen Gruppe der Messies finden sie teilweise Selbstbestätigung und teilen ein Gefühl der Auserwähltheit und Besonderheit. Bewusst sehen sie den Grund für ihre Isolierung oft in der Ablehnung der anderen.

*Depressive Symptome und funktionelle Störungen*

Ein großer Teil von ihnen kämpft neben den genannten depressiven Stimmungen mit einer Reihe depressiver Symptome mit Schlafstörungen, körperlichen Beschwerden wie funktionelle Schmerzzustände oder Funktionsstörungen von Vegetativum und inneren Organen.

*Charakterzüge und Überlebenstechniken*
*Mit sich allein* bekämpfen sie gefürchtete und bedrohliche Gefühlszustände von Leere, Sinnlosigkeit und Vergeblichkeit mit süchtigen Selbstbehandlungsmaßnahmen. Zwanghaft sammeln viele, andere stopfen sich mit Essen voll bis zum Platzen oder betäuben ihre bedrohlichen Gefühlszustände vor allem mit Alkohol, Fernsehen, Telefonieren, Nikotin, manchmal mit Drogen. Auch sich mit Arbeit vollzustopfen, ist eine Art der Unterdrückung ihrer belastenden Gefühlszustände.

*Anderen* verschließen sie sich, sind abweisend oder nur oberflächlich verbunden. Viele sind unsicher und ängstlich, sich auf andere näher einzulassen, manche vermeiden die Annäherung an Partnerinnen oder Partner überhaupt. Sie neigen dazu, allein zu bleiben, allein zu wohnen, Partnerschaften zu wechseln und sich auch von Eltern oder Geschwistern oder in der eigenen Familie vom Partner und den Kindern zurückzuziehen. Sich anderen anzuvertrauen und zu öffnen ängstigt sie. In Gemeinschaften und Gruppen ist ihr Wir-Gefühl im Vergleich zum Ich schwach ausgebildet. Sie fühlen sich schnell angegriffen. Im Miteinander erfüllen sie oft die Erwartungen anderer oder ihre eigenen Versprechungen nicht. Einige von ihnen gehen auf in zwanghaftem Einsatz für andere und vernachlässigen sich selbst. Andere pendeln in großer Widersprüchlichkeit zwischen Annäherungen und Distanzierungen. Teilweise leben sie in lang dauernden sozialen Bindungen, in denen die Sexualität ausgespart wird, zugleich haben sie große Trennungsängste und bewältigen unbewusst in Koadaptationen, in denen die Partner Teile der praktischen Lebensbewältigung übernehmen, ihre Desorganisationsproblematik, ihr unbewusstes Nichtmachen. Trennungsängsten und Eifersucht beugen sie teilweise durch zwanghafte Doppelbeziehungen oder wechselnde Beziehungen vor. Für viele von ihnen wird ihre großen Scham- und Schuldgefühle zu verheimlichen und zu vertuschen zur zweiten Natur. Viele sind wortkarg oder sie teilen sich oft so verallgemeinernd mit, dass sie wenig Persönliches offenbaren. Ihr eigenes abweisendes Verhalten ist ihnen meist nicht bewusst. Auch in Beziehungen leben sie vielfach innerlich unzugänglich. Sie neigen dazu, Partner und Schwächere zu beherrschen, zu bevormunden und zu erziehen.

Unterschiedlich ausgeprägt haben sie zwanghafte Charaktermerkmale. Sie übertreiben Ordnung perfektionistisch in Teilbereichen, schwören auf große Hygiene beispielsweise beim Händewaschen oder bei der Essenszubereitung. Sie widersprechen zwanghaft bei allem und jedem, sind bei eigenen Initiativen unsicher, ängstlich und zweifeln ständig, sich falsch zu entscheiden oder Fehler gemacht zu haben.

*Familiäre Unordnung*

Bei den hier berichteten Schicksalen bestimmen Krieg, Flucht, Vertreibung, Kriegsmigration, Wirtschaftsmigration, Sucht, Armut, Halbwaisenschicksal, Waisenschicksal, frühe Todesfälle von Angehörigen, familiäre Unterdrückung, Depressionen der Mütter, Alkoholismus des Vaters, Pedanterie der Eltern, Chaos bei einem Elternteil, fehlende Separation der Eltern von den Großeltern, Arbeit statt Familienleben, das Leben der Großeltern und Eltern.

Die Betroffenen erlebten frühe Reinlichkeitsdressur, frühe Trennungen, Zwang zu essen, allgemein strenge Erziehung, gewalttätige Bestrafungen, Beschränkung der Loslösung als Jugendliche, sexuellen Missbrauch, frühe Pflichten für und durch die Eltern, Überforderungen, Trennungsängste, Todesfälle, soziale Isolierung, wechselnde Partnerschaften, Schwierigkeiten mit der Partnerschaft und mit der Erziehung des Kindes. Insgesamt beeindruckt im Bild der Familien die Häufung äußerer und innerer Notlagen.

5. KAPITEL

# Ursachen und Entstehung der Messie-Störung

## 5.1 Ursachen »Das leere Kind« und »Das gezwungene Kind«

Nach meiner klinischen, psychoanalytisch-psychotherapeutischen Erfahrung kommen zwei zentrale Ursachen zusammen und führen zum Messie-Syndrom:

- Entbehrungen an ausreichender Fürsorge und liebendem Rückhalt verursachen die Neigung, zwanghaft zu sammeln und zu geizen – eine Sucht *»grenzenlos gesammelt«* – und/oder die Sucht, sich mit Alkohol, mit Essen, Nikotin u.a. zu betäuben, zu beruhigen und zu stärken. Zur Sucht kommt die überwältigende Schwierigkeit,
- unbewusst und zwanghaft die Durchführung von Vorhaben zu *unterlassen* – als Folge der Erfahrung von übermäßigem Zwang in der kindlichen Sozialisierung – eine Zwangsstörung *»unendlich unaufgeräumt und fast immer verspätet«* (Rehberger, 2004).

## 5.2 Grundzüge der frühen Entwicklung

### 5.2.1 Allgemeine Aspekte der kindlichen Entwicklung

In der heutigen Entwicklungsforschung wird das Zusammenspiel von biologischen und sozialen Faktoren anstelle des lange angenommenen Gegensatzes von »genetischen« und »erworbenen« Persönlichkeitsmerkmalen für die kindliche Entwicklung allgemein und für die Gehirnentwicklung insbesondere gesehen (Stern, 1985; Markowitsch u.a, 2004; Fonagy u.a., 2002; Schore, 2007). Die Sozialisierung bringt die Verinnerlichung wichtiger sozialer Gesetzmäßigkeiten mit sich. Ein zentraler Aspekt der Sozialisierung ist die Anpassung des Nachwuchses an die zeitliche und örtliche – temporale und lokale – Strukturierung zahlreicher sozialer Einrichtungen, Begegnungen und Handlungen. Ein anderer ist die Vermittlung moralischer Werte und sexueller Normen, die mannigfach das Leben der Einzelnen, der Gruppen und der Geschlechter im alltäglichen beruflichen und nicht beruflichen Miteinander einschränken. So werden soziale Gruppenzugehörigkeiten begründet. In der Erziehung wird die Anpassung des Nachwuchses über weite Strecken durch Vorbild und Gemeinsamkeit bewirkt. Teile der Anpassung werden durch Grenzsetzung, andere durch Unterwerfung durch moralischen Druck und physischen Zwang erzielt.

### 5.2.2 Bedeutung der Affekte, ihre Synchronisierung mit und ihre Regulierung durch die Mutter

Im Zentrum des frühen Lernens steht die *Affektsynchronisierung* zwischen Mutter und Kind in den Phasen ihrer engen wechselseitigen Bezogenheit im Spiel, beim Füttern und Pflegen und im einfachen Beisammensein. Auf die Hilferufe bei Hunger, Müdigkeit, Schmerz, Angst, kurz immer dann, wenn das Kind in Stress gerät und wenn es nach der Begegnung mit der Mutter verlangt, geht die Mutter in ausreichend gelingender Resonanz auf den jeweiligen Zustand ein, antwortet dem Kind und versucht seinen subjektiv schlechteren Zustand durch Füttern, Wiegen, Lindern, Beruhigen, Pflegen oder Spielen wieder zu bessern. Die Mutter beeinflusst das Kind in seiner schlechten Verfassung und vermittelt ihm so Möglichkeiten der Regulierung seiner unangenehmen Gefühlszustände. Freudige und angenehme Zustände verstärkt sie, indem sie sich mit freut, das Kind ermuntert, anregt und anfeuert. So begegnen Mutter und Kind wechselnden affektiven Zuständen gemeinsam. Die wechselseitige Wahrnehmung und Einflussnahme zwischen beiden wird durch das blitzschnelle gegenseitige Erkennen der Gefühlszustände, wie sie unablässig an den Augen, der Mimik, der Stimme und den Bewegungen und Berührungen wahrnehmbar sind, ermöglicht. Durch die mehr oder weniger stimmige Resonanz der Mutter und der Personen der mütterlichen Umwelt auf die affektiven und damit psychobiologischen Zustände des Kindes wird eine gemeinsame Regulierung psychophysiologischer Prozesse z. B. bei der Bewältigung von Stress ermöglicht. Bindung erlaubt dem Kind, die Art, mit den Gefühlen umzugehen, zu verinnerlichen und sich so eine innerliche Orientierung zu schaffen, wie es selbstständig mit aktuellen Affekten umgehen kann. So lernt es in vielen sich wiederholenden Situationen seine *Affektregulierung*, die als hoch organisierte Fähigkeit im prozeduralen Unbewussten repräsentiert ist. Aus den unterschiedlichen Typen des Umgehens mit Trennungen und Wiederannäherungen wurden im Rahmen der Bindungstheorie ein sicheres und zwei unsichere Bindungsmuster unterschieden. Für die Entwicklung einer sicheren Bindung ist die Fähigkeit der Personen der mütterlichen Umwelt wichtig, ihre eigenen Affekte, besonders Ärger, Wut und Ablehnung, ausreichend zu kontrollieren (Bowlby, 1969). Schore schreibt, dass Bindung als eine interaktive Regulierung biologischer Synchronisierung zwischen Organismen verstanden werden kann, eine interaktive Regulierung von Emotionen. Diese Wechselbeziehung ermöglicht dem Kind, wichtige Gehirnstrukturen zu entwickeln, die sehr schnell das intuitive, unbewusste, implizit aktivierte Verhalten in wechselnden und vielfältigen sozialen Begegnungen steuern. Die Reifung dieser Gehirnstrukturen erreicht mit neun Monaten einen kritischen Punkt, von dem an die Bindungsmuster nachgewiesen werden können (Schore, 2007, S. 65–68). Unsicher-vermeidend gebundene Kinder lernen bereits in diesem Alter, wichtige Gefühle wie z. B. Ärger, Angst oder Schmerz zu unterdrücken. Bei unsicher-ambivalentem Muster steigern sie ihre Angstgefühle ins Dramatische (Fonagy u. a., 2002; Rehberger, 2004). Nach meinem klinischen Eindruck haben Messies vor allem ein unsicher-vermeidendes Bindungsmuster als Kinder, als Erwachsene dem analog eine unsicher-abweisende Bindung. Sie neigen zur Unterdrückung von Gefühlen aus ihrem Bewusstsein. Bei einigen sah ich auch ein unsicher-ambivalentes Muster mit Steigerung des Affektausdrucks.

### 5.2.3 Bindung, reflektive Funktion und Symbolisierung

Fonagy u. a. sehen in der Affektregulierung eine entscheidende Grundlage für die Entwicklung der reflektiven Funktion, mit deren Hilfe das psychologische Verstehen anderer möglich wird. Da das Kind die Fähigkeit erwirbt, die Gefühlszustände der Bindungspersonen und die von sich selbst einzuschätzen und zu beeinflussen, kann es Hilfe dieser Funktion die Reaktionen anderer vorhersehen und Möglichkeiten finden, sie zu beeinflussen (Fonagy u. a., 2002). Ein weiterer Aspekt gelingender Bindung ist das gemeinsame Spielen. Kinder lernen daraus den Unterschied zwischen »wirklich« und »gespielt«. Sicherheit in der Symbolisierung erlaubt dem Kind schrittweise, das magische Denken einzugrenzen.

### 5.2.4 Die physikalische und die soziale Welt kennen und bewältigen lernen

Wir lernen als Kinder voller Wissenstrieb einen sehr großen Teil unserer Kenntnisse und Fertigkeiten auf dem Arm und in der Begegnung mit unserer Mutter und unserer Familie* als »engerer« Welt, später in der Begegnung mit der »weiten« Welt. Wir bringen die Anlagen zu lernen mit, zugleich lernen wir in unablässiger Wechselbeziehung zwischen dem, was wir bei den anderen sehen und miterleben, was wir wie sie können wollen, und dem, was Mutter und mütterliche Umwelt bei uns sieht und sehen will. In der Kinderstube lernen wir die physikalische Welt der Dinge und Vorgänge und die soziale Welt der Beziehungen, des Denkens, Fühlens, Sprechens und Miteinanders und Gegeneinanders experimentierend, erfindend und nachahmend nebeneinander kennen. Wir versuchen, die eigenen und die sozialen Erwartungen, die durch die mütterliche Umwelt vermittelt werden, zu vereinbaren. Zum Pensum gehört vom Mutterleib an, die Grenzen unserer Eigenwilligkeit und unserer Selbstbehauptung zu erfahren und die Einhaltung der Grenzen zu lernen und den Erwartungen gerecht zu werden. Gelingt uns die Vereinbarung eigener Erwartungen, Bedürfnisse und »Notdürfte«, also dessen, was wir dringlich brauchen, mit denen der mütterlichen Umwelt, dann verankern wir die Muster des gelingenden sozialen Verhaltens fest in unserem Verhaltensrepertoire.

### 5.2.5 Verhaltensmuster im Dienst der Selbstbehauptung und im Dienst der sozialen Verbundenheit – Grenzen lernen

Menschliche Existenz gründet auf Verbundenheit mit anderen und auf Eigenständigkeit und Eigenwilligkeit ohne oder gegen andere. Verbundenheit mit und Eigenwilligkeit gegen die Eltern prägen auch die Entwicklung der Kinder zu Mitgliedern in Familien und Gesellschaft. Im ersten Dreivierteljahr üben Babys erste Selbstständigkeit ein, indem sie sich mithilfe ihrer »assertiven« Motivation** (Dornes, 1997, S. 250–251) bemerkbar machen, wenn sie hungrig sind, wenn sie satt sind, wenn sie anhänglich sind, wenn sie unternehmungslustig sind, wenn sie Abwechslung brauchen, wenn sie sich unwohl fühlen, wenn sie geängstigt sind,

* Zu der heute die virtuellen Filmwelten gehören.

** Fähigkeit zur Selbstbehauptung.

wenn es zu laut, zu warm, zu kalt, zu dunkel ist, wenn sie müde werden, wenn sie Schmerzen haben, wenn sie Pflege brauchen. Haben sie mit ihrer frühen »Selbstbehauptung« Erfolg, werden sie verstanden und wird ihnen ihren Bedürfnissen gemäß geholfen, entwickeln sie als Kern ihres Selbst die Erfahrung, etwas bewirken zu können (Stern, 1985). Dies führt zu einem inneren Gefühl der Sicherheit, mit auftauchenden emotionalen Krisen mithilfe anderer oder durch eigenes Verhalten fertig werden zu können. Da die Entwicklung dieses Kernselbst eng mit dem Lernen der Affektregulierung verknüpft ist, gehört es ebenfalls wie die inneren Arbeitsmodelle der Bindung, die das Bindungsverhalten steuern, dem prozeduralen Unbewussten an.

Mit der Fähigkeit mit sieben bis neun Monaten auf Ärgergefühle motorisch stärker zu reagieren, beginnen Kinder auf störende Eingriffe hin zu protestieren oder bei mangelnder Resonanz spürbar und hörbar ärgerlich zu werden. Mit der Verfügung über die Bindungsmuster und mit dem Zugewinn an Wissen und Können, verbunden mit der neu gelernten Mobilität durch Krabbeln und Laufen, entwickelt das Kleinkind eine Fülle an differenzierteren Möglichkeiten, sich symbolisch und praktisch zu äußern und seine Eigenwilligkeit gegen andere durchsetzen zu wollen.

Die Einflussnahme der mütterlichen Umwelt auf die Bedürfnisse des Kindes beginnt mit der Geburt. Individuell etwas früher oder später mit geringeren oder etwas größeren Spielräumen wird die Befriedigung der Bedürfnisse und der Notdürfte des Kindes an die Möglichkeiten, Notwendigkeiten und Bedürfnisse der Familie innerhalb ihrer Ethnie angepasst. Charakteristisch ist, die Kinder bald an vorgegebene Zeiten von Schlafen und Essen zu gewöhnen, ihnen ihre Schlafzeiten und ihren Schlafplatz vorzugeben, Rhythmen für die Pflege einzurichten, die Kleidung zu bestimmen. Die Fesselung der Babys im Steckkissen ist in unseren Breiten seit der Einführung der Strampelhosen aufgegeben worden. Großen Raum nahm in den gemäßigten Klimazonen früher die Kontrolle der Ausscheidungen der Babys und Kleinkinder im Erziehungsprogramm ein, ehe Waschmaschinen und Pampers eine unvergleichlich größere Toleranz gegenüber den Kleinkindern brachten, wenn sie in die Windel oder die Hosen machten. Sauberkeit wird unterschiedlich verstanden und recht individuell vermittelt. Kleinkindern wird sehr mannigfach der verbindliche Stil zu essen und zu schlafen beigebracht.

Ihrer Wissbegierde und ihrer Mobilität werden ebenfalls sehr ungleiche Grenzen gezogen, manche bewegen sich frei, andere sind im Laufstall oder Gitterbettchen mehr oder weniger lang eingesperrt. So werden die Kinder an die sozial immer gegebenen Grenzziehungen ihrer Bedürfnisse gewöhnt. Je nach Erziehungsstilen und Erziehungsideologien wird diese Gewöhnung an die Grenzen der Eigenständigkeit und Eigenwilligkeit mit größeren oder engeren Spielräumen verbunden, werden Strafen und Zwang stärker oder geringer eingesetzt. Die genannten Grenzziehungen verlaufen zwischen dem Bedürfnis der Kinder nach Eigenständigkeit oder Verbundenheit und den Anforderungen, die die Familie an sie stellt, also zwischen den Bedürfnissen der Kinder und denen der Familie. Hier entstehen die individuellen Konflikte.

Die Art der sozialen Grenzziehungen ist von Gesellschaft zu Gesellschaft ebenso wie innerhalb einzelner Gesellschaften verschieden und unterliegt einem ständigen Wandel. Die Stile der Grenzziehungen prägen den Charakter der Einzelnen wie den der ganzen Gesellschaft. Wichtig ist, dass ein Teil der sozial notwendigen Einschränkungen z. B. durch religiöse Bräuche und Regeln im familiären Miteinander vermittelt werden, und Eltern und Kinder ihnen gleich oder ähnlich unterworfen sind. Die Konflikte entstehen dann nicht zwischen Eltern und Kindern, sondern zwischen Familie insgesamt und ihrer Einpassung in die soziale Gemeinschaft.

## 5.3 Entwicklungsstörungen

### 5.3.1 Verinnerlichungen als Schlüssel zum Verständnis von Störungen

In der Entwicklungsforschung wird davon ausgegangen, dass Neugeborene bestimmte physische und soziale Funktionen beherrschen, dass aber ein großer Teil der Fähigkeiten, mit anderen umzugehen, in der andauernden Begegnung mit der Mutter, den Eltern, der Familie und der sozialen Umwelt gelernt wird. Mithilfe der Affekte, die einem inneren Kompass vergleichbar sind, orientieren sich Kinder in ihren Beziehungen. Affekte weisen die Richtung, die das Kind verlässlich einschlagen kann, wenn es im sozialen Miteinander verbleiben will (Dornes, 1997; Stern, 1985; Fonagy, 2002).

Verinnerlichungen liegen Freuds Identifizierung mit dem strengen Vater auf der Ebene des Über-Ichs (Freud, 1923) und Anna Freuds Identifizierung mit der Aggression der – geliebten – Eltern auf der Ebene des Ichs (Freud, A., 1936) zugrunde.

Fairbairn begründet seine gesamte *Ichtheorie* auf der Verinnerlichung von Beziehungserfahrungen mit den Eltern und nach den Vorbildern der Eltern. Die Triebe sind bei ihm theoretisch nicht vom Ich getrennt denkbare Eigenschaften. Sein Schlüsselkonzept ist die *Aufteilung* der enttäuschenden Eigenschaften der Mutter bei der *Verinnerlichung* auf verschiedene eigenständige Ichbereiche. Diese Ichbereiche steuern unbewusst im Wechsel das Verhalten des Menschen.

Stern hat mit den Repräsentationen von Interaktionen (RIGS), die generalisiert und verinnerlicht werden, konzipiert, *wie* das Baby lernt.

Mit der Affektabstimmung und der Affektregulierung wurde in Differenzierung auch der Konzepte von Stern ein Schlüssel für die Erklärung der unterschiedlichen affektiven Muster gefunden. Sie werden *nach dem Vorbild* und *durch den Umgang* mit den Personen in der mütterlichen Umwelt bleibend geprägt.

### 5.3.2 Das vernachlässigte Kind

Unzureichende, mangelnde und nicht gelingende Beziehungserfahrungen in der frühen Entwicklung haben bleibende Folgen für die Persönlichkeitsentwicklung und das Gefühlsleben des Kindes. Zu diesen Folgen gehören als Charakterzüge Schwierigkeiten in der Regulierung der sozialen Beziehungen infolge unzureichender Einschätzung der affektiven Zustände anderer und eine Einschränkung der affektiven Selbstregulierung. Schore verweist auf das Aufkommen von diffusen und chaotischen emotionalen Zuständen mit bedrohlichen, diffusen Körperbeschwerden, wenn solche Menschen in Stress geraten (Schore, 2007, S. 75) Unsicherheit und Wechselhaftigkeit kennzeichnen das Selbstgefühl, kognitive Fähigkeiten, beispielsweise das bewusste Erinnerungsvermögen können eingeschränkt sein. Nach aktuellen Kenntnissen der Neurowissenschaften spielt als Ort für die Regulierung der sozialen Beziehungen der orbito-frontale Cortex der rechten Gehirnhälfte eine führende Rolle.

### 5.3.3 Das emotional leere Kind

Im emotionalen Gedächtnis speichert das Baby die Gefühlszustände aus der *Versagung* der empfundenen Bedürfnisse und aus dem Mangel an ausreichend naher, einfühlsamer, wohlwollender und an freudiger Interaktion. Diese Gefühle werden vom sprachfähigen Kind und vom Erwachsenen bebildert als Leere, Sinnlosigkeit, Vergeblichkeit, Schmerz, Ohnmacht, Sterben und Verzweiflung. Anscheinend gehört zu ihnen auch eine grundlegende Verzagtheit, weil Versuche, etwas zu bewirken, als sinnlos und vergeblich erlebt wurden. Diese im emotionalen Gedächtnis lebenslänglich gespeicherten Gefühlszustände können jederzeit durch äußere Umstände der Versagung, des Mangels und des Scheiterns wach-, d.h. ins Bewusstsein, gerufen werden. Das ist mit Angst verbunden. Diese Signalangst veranlasst die Betroffenen, sich möglichst gegen die bewusste Wahrnehmung dieser Gefühle zu schützen. Meiner klinischen Erfahrung nach ist die bewusste Wahrnehmung dieser Zustände regelmäßig mit dem Gefühl zusammenzubrechen verbunden. Sie bildet den affektiven Kern vieler nächtlicher Träume.

### 5.3.4 Das aktive Baby sucht Verbindung oder zieht sich zurück

Auf der *prozeduralen Ebene* verfügt das kleine Baby bereits über bestimmte Reaktionsmöglichkeiten. Es versucht nach der Mutter zu greifen, sucht Halt an ihr, ruft um Hilfe und schreit um Hilfe, das sind auf andere gerichtete, »alloplastische« Aktionen mithilfe seiner Selbstbehauptung, seiner assertiven Motivation.

Bleibt das Kind mit seinen Versuchen erfolglos, wendet es sich ab und handelt, indem es sich selbst verändert, »autoplastisch« resignierend. Es ruft und greift nicht mehr nach der Mutter, es zieht sich innerlich zurück in seine Fühl- und zunehmend in seine Denkwelten. Es verschließt sich, lernt u.U. seine Gefühle von Schmerz und Angst zu unterdrücken. Diese Fähigkeit wird auch mit dem Begriff des aversiven Rückzugs in Anlehnung an Lichtenberg benannt (Dornes, 1997).

Mit Absencen* schützt es sich gegen Überwältigung im Augenblick von unerträglicher Angst und von Schmerz. Absencen sind mit einer innerlichen Abschaltung der Wahrnehmung der äußerlich unerträglichen

* Häufige Absencen (Dissoziationen) sind nach Auffassung des Autors die Ursache des Aufmerksamkeitsdefizitsyndroms. Traumatisierte Patienten reagieren in Sekunden der Berührung mit wach werdendem Schmerz oder bwusst werdender Überwältigung mit Absencen.

Gegenwart verbunden. Mit Selbstverletzungen und stereotypen Bewegungen hin und her und her und hin kann es bei nicht endender Verlassenheit seine Hilflosigkeit mithilfe seiner Aktivität auffangen (Hospitalismus). Diese zwanghaften Bewegungen zeigen die Ausweglosigkeit, Halt bei der Mutter suchen zu wollen. Fairbairn sah in den autoplastischen Reaktionen Verhaltensmuster des »schizoiden Kindes« (Fairbairn, 1942). Nach Stern erfährt es eine Schwächung seines »auftauchenden Kernselbst« (Stern, 1985). Die aufgeführten Gefühlszustände des schizoiden Kindes bilden später den Grundstock an depressiven Affekten verbunden mit dem Gefühl von Unfähigkeit und Selbstverachtung.

### 5.3.5 Das innerlich »gespaltene« Kind (Fairbairn)

Die für das Kind affektiv *annehmbaren Seiten* der Mutter gehören dem bewussten, »zentralen Ich« des Kindes bleibend als »akzeptiertes Objekt« an, die »angenommene« Mutter. Das sind die Seiten, die dem Kind vorbewusst und später bewusst zugänglich bleiben. Sie sind über Monate emotional und als wechselseitiges Handeln, Interaktion repräsentiert, dann mehr und mehr auch mit Bildern und Vorstellungen. Dagegen werden die *affektiv erfolglos ersehnten* und *unbefriedigt gebliebenen Seiten* an der Mutter verdrängt. Diese Seiten gehören dann zum unbewussten inneren ersehnten Mutterbild des Kindes. Enttäuschung und Entbehrung durch die wirkliche Mutter werden zugleich nicht mehr bewusst wahrgenommen. Das Teilbild der unerfüllt ersehnten Mutter ist das *innere, libidinöse und versagende Objekt.* Auf dieses innere Teilbild richtet das ebenfalls verdrängte Teil-Ich, das *libidinöse Ich*, seine unerfüllte Sehnsucht, sein aktives Streben, sein Begehren, sein Verlangen, sein soziales Hungern und Dürsten. Wird das Teilbild der ersehnten Mutter auf andere projiziert, werden diese für ideale Partner gehalten. In der Verbindung zu ihnen wird unbewusst die Erfüllung der entbehrten Zuwendungen aus der frühen Mutterbeziehung gesucht. Zum libidinösen, unbewussten Ich gehört als passive Seite das *passive unbewusste libidinöse Ich.* In ihm sind die Gefühlszustände aus der Versagung und aus dem Mangel in der Muttererfahrung aufbewahrt und gespeichert. Das sind, wie oben aufgeführt, Gefühlszustände der Leere, der Sinnlosigkeit, des Schmerzes, der Ohnmacht und des Sterbens und der Verzweiflung. Anscheinend gehört zu ihnen auch eine grundlegende Verzagtheit, nichts bewirken zu können, das Gefühl der Vergeblichkeit.

### 5.3.6 Das gezwungene Kind

*Das gezwungene und aversive Kind*

Das Baby antwortet in den ersten Monaten bereits auf Eingriffe, Nötigungen und Zwang. Wird es gestopft, versucht es seinen Mund zu verschließen und erbricht. Wird es zur Entleerung veranlasst, genötigt, gezwungen, verschließt es sich, behält die Ausscheidung länger bei sich und verstopft (Stern, 1985). *Das Kind ist fähig, sich spontan, prozedural unbewusst zu verweigern.* Diese Fähigkeit wird in Anlehnung an Lichtenberg als *antagonistische Aversion* bezeichnet (Dornes, 1997; Lichtenberg, 1992). Kontinuierliche Nötigung und Zwänge festigen dieses Verhaltensmuster. Dornes beschreibt die Folge der ständigen Hemmung der Selbstbehauptung (Dornes, 1997, S. 254) in Gestalt einer automatisierten aversiven Reaktion, bei der »*jede* Einschränkung« zu überempfindlichen, leicht aktivierbaren ärgerlich-aversiven Handlungsmustern führt. Mit diesem ärgerlich-aversiven *Zuwiderhandeln* als spürbare Aktivität verhindert das Kind die schlimmsten Gefühlszustände der Hilflosigkeit und Ohnmacht. Dieses Muster gesteigerten *Zuwiderzuhandeln* gehört wie alle Handlungsmuster, die in dieser Zeit gebildet werden, später zum Charakter. Es kann dann bei allen Gelegenheiten, die an die Einschränkung der Selbstbehauptung aus dieser frühen Zeit erinnern, aus dem *prozeduralen Unbewussten* implizit, ohne nachzudenken, bereitgestellt werden. Bereits von anderen angesprochen oder gefragt zu werden, kann beim Heranwachsenden oder Älteren an den erlittenen Zwang erinnern und dann spontan und unbewusst die Verweigerung, dialogisch das Nein oder den Widerspruch wachrufen mit Formeln wie »ja, aber, trotzdem, aber trotzdem«. Wichtig dabei ist, dass solche Verhaltensweisen nicht willentlich unterlassen werden können so wenig wie andere Charaktereigenschaften. Änderungen müssen eingeübt werden.

*Das bedrängte, beherrschte und verletzte Kind* empfindet im ersten Halbjahr anscheinend Aversion, Angst, Schmerz, Schwäche, Hilflosigkeit, Ohnmacht und Überwältigung. Ärgerliche Gefühle werden ab dem zweiten Monat beobachtet, sie verstärken sich ab dem fünften Monat. Die autoplastischen Reaktionen des gezwungenen Kindes entsprechen denen *des leeren Kindes.* Es setzt auf Abwendung, inneren Rückzug in die inneren Fühl- und Denkwelten und auf Verschlossenheit. In der Sprache von Klein (Klein, 1947) können wir vom schizoid-paranoiden Kind sprechen.

### *Das gezwungene und aggressive Kind**

Die Entwicklung der Fähigkeit, mit acht bis neun Monaten stärker *Ärger und Wut* zu fühlen und motorisch zu zeigen, gehört neben der Fortbewegung durch Krabbeln und der häufigen Achtmonatsangst zu den großen, gut fassbaren Veränderungen dieser Altersstufe. In der Gehirnentwicklung erreicht der oben erwähnte orbito-frontale Kortex, der die Bindungsbeziehungen steuert, einen entscheidenden Funktionszustand. Die Kinder beginnen sich zu wehren und können andere attackieren, beißen, schlagen und sich gegen Gefüttertwerden energisch verschließen. Sie sind in der Lage, mit ihren Ausscheidungen zu beschmutzen und zu besudeln. Sie schreien jetzt nicht nur um *Hilfe,* sondern schreien auch unüberhörbar *ärgerlich.*

Werden Kinder in diesem Alter erzieherisch *überfordert* wie z.B. durch eine verfrühte Dressur zur Kontrolle der Darmentleerung oder durch zu lange Phasen, allein zu bleiben, oder spüren sie hilflos ihren Zahnschmerz, erleben sie sich offensichtlich hilflos, ausgeliefert, unfähig, mehr und mehr beschämt *und* ärgerlich. Ärgerlich attackiert das Kind die Mutter. Es beißt sie mit den nun verfügbaren Zähnen in die Brust oder stößt die Flasche weg, reißt sie an den Haaren oder nimmt sich ein Spielzeug.

### *Das gezwungene und depressive Kind*

Weist die Mutter das widerstrebende und ärgerliche Kind zurück, wendet sie sich ab, bricht sie seine Verweigerung, bestraft sie das Kind für den Angriff mit Schlägen, lernt das Baby, die ärgerlichen Attacken gegen *sich* zu richten und damit *depressiv* zu reagieren.

In der Psychoanalyse wird aus den Erfahrungen mit den älteren spielenden und sprachfähigen Kindern und aus der Analyse Erwachsener

* Nach Portmann entspricht die Reife des Menschenbabys nach neun Monaten der eines Primatenbabys bei der Geburt. Dies erklärt die große Wende in der Entwicklung des Kindes. Sowohl motorisch als auch emotional ist es jetzt für Auseinandersetzungen und Selbstbehauptung gerüstet. Jetzt kann es selbst Übergriffe machen, und die grenzsetzende Erziehung ist angesagt.

angenommen, dass neben der handelnden Interaktion mit der Mutter, die sich gegen ihr attackierendes Baby mehr oder weniger heftig abgrenzt, das Kind den Konflikt in der Fantasie durchlebt. Beim ärgerlichen Angriff auf die Mutter drohen dann Abweisung durch die Mutter, ja Verlust der Mutter gemäß erlittener Verlassenheitserfahrungen. Mehr noch, mit dem Lernen des Symbols *tot sein* fürchtet das Kind den Tod der Mutter durch seine Angriffe. Die bereits interaktiv vom schizoid-paranoiden Kind gelernte Wendung der Aversion gegen sich selbst, die prozedural gespeichert ist und verfügbar bleibt, wird nun als ärgerliche Attacke mit innerlicher Schuld verbunden und praktisch *und* in der Fantasie gegen sich gewendet. Dies ist das Muster, das in der Fantasie *und* später auch handelnd verwirklicht zu Selbstbestrafungen und Selbstverletzungen führen und in Selbsttötungen gipfeln kann. Mit dem Wachstum der Vielfalt und Lebendigkeit des Fantasielebens durch erzählte Geschichten, Märchen und heute sicher auch durch die frühe Vermittlung virtueller Bildwelten gestalten die heranwachsenden Menschenkinder ihre inneren Konflikte mit diesen Erfahrungen aus. Sich vorzustellen, die Mama z.B. wie eine Hexe auf dem Scheiterhaufen zu verbrennen, gehört dann zu Fantasien, die ins *dynamische Unbewusste* verdrängt werden.

Die Angst vor der eigenen Wut und vor den eigenen Fantasien anzugreifen, zu quälen, zu zerstören und zu töten ist für die Kinder sehr bedrohlich. Sie fürchten die *magische* Verwirklichung ihrer Fantasien (magisches Denken, Freud, 1912). Äußerlich zurückgewiesen und innerlich durch seine ärgerlichen Gedanken und Bilder bedroht greift das Kind mit den beschriebenen Vorerfahrungen auf die *depressive Wendung der Attacken gegen sich selbst* zurück, praktisch und in der nun verdrängten Fantasiewelt. Diese facettenreiche Dynamik ist der Boden, auf dem Kinder und Erwachsene in Krisen mithilfe von Zwängen, Zwangsdenken und Zwangshandeln ihre Konflikte oder wieder aktivierten Konflikte zu bewältigen versuchen und ihr magisch befürchtetes Schuldigwerden zu verhindern versuchen.

Das verinnerlichte Bild der attackierenden, beherrschenden und verletzenden Seite der Mutter wird innerhalb der dynamischen Ichstrukturen nach Fairbairn unbewusst zum *antilibidinösen Objekt*. Nach seinem Vorbild entwickelt sich das verdrängte *antilibidinöse Ich* und verfügt über den gleichen Stil, ärgerlich und wütend zu attackieren, zu beherrschen und zu verletzen. Das Kind kann die antilibidinösen Attacken gegen sich selbst richten oder projektiv auf Dritte. Die passiven Gefühle, angegriffen, beherrscht und verletzt zu sein, gehören zum passiven antilibidinösen Ich (Rehberger, 2006). Sie werden ähnlich wie die Gefühlszustände aus Mangel und früher Überforderung im emotionalen Gedächtnis bewahrt. Ihre Aktivierung ist mit großer Angst und mit Anstrengungen verbunden, ihr Bewusstwerden zu verhindern.

### *Das gehorsame Kind*

#### *Das freudig gehorsame Kind*

Wird das weiter wachsende Kind seinen *Fähigkeiten gemäß* begleitet, angeleitet und *gefordert*, bestimmte Leistungen zu erbringen und Erwartungen zu erfüllen, z. B. nach Plan zu essen, zu schlafen, sich anziehen zu lassen, leise zu sein oder den früheren bürgerlichen Tugenden gemäß »ordentlich, sauber und sparsam« zu werden, kann es die Erfüllung dieser Aufgaben im Sinne der Erziehung lernen. Werden die Verhaltensmuster auf diese Weise gewährend eingeübt, wird das Kind ermuntert, bestätigt und freuen sich die Eltern mit ihm über den Erfolg, dann erleichtern sie dem Kind die Erfüllung der Aufgaben. Der Anteil *prozedural gesteuerter Aversion und Aggression* gegen das Gefordertsein wird aufgewogen durch die Liebe und Achtung zwischen Kind und Eltern. Das Kind entwickelt Selbstachtung und kann die geforderten Tugenden verinnerlichen und mit ihrer Hilfe die Integration in die sozialen Gruppen gut leisten. Die Bestätigung ermutigt das Kind in seinen Initiativen. Arbeit kann dann Spaß machen.

#### *Das gezwungene, offen gehorsame und unterdrückt aggressive Kind*

Wird das Kind geängstigt, eingeschüchtert und gezwungen, die geforderten Leistungen zu erbringen, dann kann es mit Angst, Unsicherheit, unterdrückter Auflehnung und später mit Selbstverachtung diese Aufgaben erledigen. Es wird neben der offenen Unterwerfung unter die Forderungen zugleich seine innere Abneigung, seinen Ärger und seinen Widerstand und seine Fähigkeit zur Verweigerung gegen die Auftraggeber und stellvertretend für sie gegen die Aufgaben bewahren. Das Verweigerungsmuster bleibt unbewusst prozedural verfügbar. Zu gehorchen bleibt an die *innerliche Selbstüberwindung* gekoppelt, nämlich gegen das eigene aversiv-aggressive prozedurale Muster zu folgen. Kleinkinder haben kaum die Möglichkeit, gegen die Macht der Elternforderungen mit offener Verweigerung erfolgreich zu sein. Das offen trotzige Kind wird je nach Erziehungsstil durch Vorwürfe, durch Beschuldigungen und Beschämungen, durch Schläge zur Aufgabe seiner offenen Verweigerung gebracht. Arbeit wird dann bei Jugendlichen oder Erwachsenen eher Unlust auslösen.

### 5.3.7 Das eigensinnige* Kind

»Es war einmal ein Kind eigensinnig und tat nicht, was seine Mutter haben wollte. Darum hatte der liebe Gott kein Wohlgefallen an ihm und ließ es krank werden, und kein Arzt konnte ihm helfen; und in kurzem lag es auf dem Totenbettchen. Als es nun ins Grab versenkt und die Erde über es hingedeckt war, so kam auf einmal sein Ärmchen wieder hervor und reichte in die Höhe, und wenn sie es hineinlegten und frische Erde darüber taten, so half das nicht, und das Ärmchen kam immer wieder heraus. Da musste die Mutter selbst zum Grabe gehen und mit der Rute aufs Ärmchen schlagen, und wie sie das getan hatte, zog es sich hinein, und das Kind hatte nun erst Ruhe unter der Erde.«

Das Märchen vermittelt die Ausweglosigkeit des Kindes, das sich nicht unterwirft und nicht untertänig die gestellten Aufgaben übernimmt. Es ist eine Botschaft, die dem alltäglichen eigensinnigen Kind die Anpassung mithilfe der Ängstigung erleichtert. Zugleich ist es eine uns traurig stimmende Botschaft einer Erziehungsideologie. Die Botschaft auf den Kopf gestellt liest sich die kurze Geschichte wie die Ermutigung, eigensinnig zu bleiben. Die Sympathie gilt dem Kind. Bald mit dem Größerwerden entdecken viele übermäßig gezwungene Kinder den möglichen und bisweilen bleibenden Ausweg, sich heimlich aufzulehnen und zu lügen.

---

* Das kürzeste Märchen in Kinder- u. Hausmärchen, Jacob u. Wilhelm Grimm, München 1949, zitiert nach O. Negt u. A. Kluge (1981) in Geschichte und Eigensinn. Frankfurt 2001.

### 5.3.8 Das sexuelle Kind

Wenn kleine Kinder sich geschlechtlich erregen, wenn verboten heimlich, dann verbinden sie das mit sehnsüchtigen Fantasien, und wenn sie Zwang und Gewalt erlitten haben, mit Rachefantasien. Die Aufteilung der Erfahrungen mit der mütterlichen Umwelt (zu der auch die Väter gehören) in die unerfüllt sehnsüchtigen Bilder aus dem libidinösen und in die Bilder von reinem Hass aus dem antilibidinösen Ich geschieht bei der Verinnerlichung (s. S. 111). Diese inneren Bilder werden wie Hass und Liebe obligat *nur abwechselnd* bewusst. So vermeiden das Kind und der erwachsene Mensch, der die »Spaltung« beibehält, die bedrohliche innere Spannung aus der *Gleichzeitigkeit* von heftigem Hass und großer Sehnsucht gegenüber Vater und Mutter. Solange die getrennte innere »Aufbewahrung« und Verfügung über die *Bilder der Sehnsucht* und die *Bilder der Zerstörung* beibehalten wird wie bei schizoider (narzisstischer) Persönlichkeitsstruktur, finden sie niemals gleichzeitige bewusste Verwendung. Dann erscheinen andere, auf die die Bilder projiziert werden, entweder ideal im Schein der unerfüllten Sehnsucht, oder sie wirken wie die reinen Teufel und werden für durchgehend schlecht gehalten. Aggressive und destruktive Fantasien, auch die, die in die sexuelle Erregung Eingang finden wie in Träume*, sind dann maßlos und zerstörerisch. Deshalb befriedigen sie das Rachebedürfnis und ängstigen zugleich zutiefst. Sie erzeugen Verlustängste und Schuldängste zugleich, da sie den wichtigsten Angehörigen gelten. Die Wirkung ist so durchschlagend, weil Kinder noch weniger als Erwachsene gegen die Angst geschützt sind, dass schlechte Fantasien und Gedanken auf *magische Weise* wirklich werden könnte. Abmahnungen oder Strafen der sexuellen Erregung durch die Erzieherinnen erhöhen den Zwang zu verdrängen.

### 5.3.9 Die verdrängten kindlichen Sexualfantasien und Erwachsene

Die große Attraktion, die *Sex and Crime* in der abendlichen und nächtlichen Unterhaltung für das Bildmedienpublikum haben, belegt die Faszination, die diese Mischung für so viele normal Sozialisierte in der sicheren Entfernung von der (»ja nur virtuellen«) Bildwelt anderer hat. Kinder haben diesen sicheren Abstand zu ihren Rachefantasien nicht

* siehe Traum unter 6.

und verdrängen die Fantasien. Die Bilder begründen dann in veränderter, nicht mehr Schuld stiftender Form, den unbewussten Kern erregender bewusster Sexualfantasien bei Erwachsenen. Ein häufiges Muster dieser Fantasien ist dann, dass die Gewalt selbst erlitten wird, statt dass sie dem geliebten Partner zugefügt wird. Ein anderes, dass Fremde, wie z. B. die Frau von Feinden, Opfer der Gewalt wird. Die ins Bewusstsein in der reifen Sexualität drängenden Fantasien können aber auch der Grund für Sexualstörungen bis zur Impotenz sein, die für Schuldvermeidung, Selbstbestrafung und Buße stehen.

## 5.4 Entwicklungsstörungen und Psychodynamik bei Zwangsmustern

### 5.4.1 Zwangscharakter und das prozedurale Unbewusste

Freuds theoretische Überlegungen bei Zwängen gelten dem *Zwangscharakter* und der *symptomatischen Zwangsneurose.* Letztere wird aus der drohenden Wiederkehr von verdrängten Vorstellungen ins Bewusstsein verstanden, die aus dem »dynamischen« Unbewussten stammen.

#### *Das Konzept des »prozeduralen« Unbewussten*

Kandel (2006) erlaubt Freuds Theorie zum Zwangscharakter zu ergänzen und zu vertiefen. Charakterliche Verhaltensmuster werden demnach zu einem guten Teil in der amnestischen Frühentwicklung, also während der ersten drei Jahre, und völlig unbewusst gebildet. Sie gehören deshalb dem prozeduralen Unbewussten an. Sie werden gemäß den erlebten Interaktionserfahrungen gebildet. Sie können *im Sinn der erzieherischen Ziele* und ihnen *entgegen* gebildet werden.

Die Zugehörigkeit zum prozeduralen Unbewussten bedeutet, eine spätere Erinnerung an die Erfahrungen, die die Übernahme oder Bildung der Handlungsmuster betreffen, ist bleibend unmöglich und auch nicht durch Analyse aufhebbar. Die Existenz der Muster wird erst bewusst, wenn danach gehandelt wird*. Die Verhaltensmuster gehören

* Freuds intuitive Verknüpfung »zu agieren statt zu erinnern« mit der nach heutigem Wissen verfehlten Meinung, erinnern wäre möglich.

fraglos und wie selbstverständlich zur Persönlichkeit, aber die Person weiß nicht warum. Diese Muster, die allgemein als *Charakterzüge* verstanden werden, werden spontan passenden Situationen gemäß angewendet. Im Augenblick ihrer impliziten Aktivierung können sie nicht willentlich unterlassen werden. Sie umfassen ein umfangreiches Handlungsrepertoire für den Umgang mit anderen Personen, mit sich und mit den Dingen in der Welt. Verhaltensmuster werden eines nach dem anderen in verschiedenen, sich regelmäßig wiederholenden Situationen als »Repräsentationen von Interaktionen, die generalisiert werden«, gebildet (Stern, 1985). Sie entsprechen zum Teil dem Vorbild der Personen in der mütterlichen und väterlichen Umwelt. Kinder verhalten sich dann den *anderen gemäß*, so wie sie die anderen sehen, hören und miterleben. Das erklärt beispielsweise, dass Vater und Sohn, wenn wir sie auf der Straße beobachten, oft einen ganz ähnlichen Gang haben. Teilweise sind es Verhaltensmuster, die aus den eigenen Reaktionen in den Erfahrungen mit anderen stammen und beispielsweise als *Reaktionsbildungen* gegen die eigenen Bedürfnisse in der Psychoanalyse erfasst werden.

### 5.4.2 Das aversive prozedurale Muster zuwiderzuhandeln

Kinder handeln nicht nur nach dem Vorbild der nächsten Angehörigen, sondern zugleich gemäß ihren *eigenen Bedürfnissen, Notdürften und Ängsten.* Wenn ein Kind regelmäßig in seinen Bedürfnissen und damit in seiner Selbstbehauptung gestört wird, entwickelt es bleibende Verhaltensmuster, sich zu schützen. Dazu zählen die autoplastischen aversiv ausgelösten Rückzugsmuster und die alloplastischen ärgerlich-*aversiven Reaktionsmuster* des Babys auf Störungen (s. S. 112 f., *Das gezwungene und aversive Kind*). Zu ihnen gehört, sich bei Eindringlichkeit und bei Annäherung gewohnheitsmäßig zu verschließen. Kinder bilden aber auch das Muster *zuwiderzuhandeln*, wenn die Erzieher regelmäßig drängen, zu essen, sich zu entleeren, zu schlafen, sich anzuziehen, die Hände wegzulassen, sich zu beeilen, allein zu sein usw.

Die Neigung zu solchen *aversiven Handlungsmustern* wird nur in der Aktion bewusst. Ihre Entstehung bleibt subjektiv wie bei allen anderen Charakterbildungen unbekannt. Ihre Aktivierung erfolgt in all den vielfältigen Lebenssituationen, in denen auch nur *annäherungsweise* eines oder mehrere Elemente der Szenen in der Gegenwart an die ursprünglichen Erfahrungen von Zwang und Bedrängnis erinnern.

Schmerzlich anschaulich wurde das bei jener Unglücklichen, die nicht im Sitzen und nicht in Ruhe essen konnte. Sie hat über die frühe Fütterungspraktik von der Mutter als Erwachsene erfahren, dass die Mutter ihre Arme beim Füttern als Kleinkind zu fesseln pflegte*. Zu essen war der Erinnerungsauslöser für das aversive Handlungsmuster, statt Platz zu nehmen, sich als Schutz gegen die wach werdenden Gefühle aus der Erfahrung, gefesselt worden zu sein, nicht zu setzen. Die Einsicht in diesen Zusammenhang erlaubte ihr nicht, ihr Verhalten zu ändern. Erst nach jahrelanger neuer Beziehungserfahrung ohne Zwang und Beeinflussung gegen ihren Willen in der analytischen Behandlung lernte sie, im Sitzen, in Ruhe und schließlich mit Genuss zu essen.

Das aversive Muster *zuwiderzuhandeln und* erzieherisch erwartete Handlungen *nicht auszuführen* kann so zum basalen Bestand des prozeduralen Handlungsrepertoires gehören, anders gesagt, es ist charakterlich verankert. Auf der Handlungsebene wird durch diese aversiven prozeduralen Handlungsimpulse, die sich gegen die bewusst geplanten Handlungen stellen, die Durchführung von Vorhaben erschwert, behindert und auch völlig blockiert. Beabsichtigte Handlungen *zwanghaft zu unterlassen* ist nicht symbolisch repräsentiert. Betroffene wissen also nicht, warum sie unterlassen. Sie finden keine bewusst zugängliche Motivation für das Nichtmachen. Sie fühlen sich aber oft bereits bei der Vorstellung (»in sensu«), planvoll zu handeln, und erst recht, wenn sie die beabsichtigten Handlungen ausführen wollen, überfordert, ängstlich, panisch bis hin, dass sie das Gefühl erleben zu sterben. Widersprüchlich zu handeln wirkt sich auch in der dialogischen Begegnung durch *zwanghaftes Widersprechen* aus.

Von Heranwachsenden oder von Erwachsenen wird ihr zwanghaftes *Zuwiderhandeln* bewusst erlebt als Versagen, zielstrebig zu handeln, als Überforderung, als Ausdruck der Schwäche und der eigenen Schlechtigkeit. Erst im Nachhinein und in Kenntnis der frühen Beziehungserfahrungen mit zu frühem und zu starkem Zwang in der Forderung von Handlungen bzw. Unterlassungen, wie sie in der Krankengeschichte von Frau R. dokumentiert sind, werden Motive für die *Zuwiderhandlungen* zugänglich.

* Es gab eine Reihe weiterer traumatischer Beziehungserfahrungen, die zur Störung beigetragen haben.

In der vielseitigen und aufmerksamen Beschreibung der Zwänge von Freuds »Rattenmann« lassen sich verschiedene zwanghafte Handlungen und Zuwiderhandlungen nachvollziehen, die prozedural bestimmt sind. Ein Beispiel ist das Wegräumen eines Steines, um der Freundin ein Malheur zu ersparen, und dann das Zurücklegen des Steines wenig später; das genannte Motiv hat den Charakter einer bewussten Erklärung (Rationalisierung); ein anderes Beispiel sind zwanghafte Gegen-Einfügungen in ein Bußgebet für die Freundin wie »Gott schütze sie – *nicht*« (a.a.O., S. 458), die spontan und unbeabsichtigt gedacht werden. Mit anderen Worten, die prozedural bestimmte Verneinung, das prozedural bestimmte Nichtmachen, wird zwanghaft wie auf der Handlungsebene auch auf der Ebene des Sprechens eingesetzt. Dieser Zusammenhang wird umso schlüssiger, wenn *Denken* als zielgehemmtes *Handeln* verstanden ist.

### 5.4.3 Das prozedurale Muster, folgsam zu sein, und der Widerspruch zum aversiven Zuwiderhandeln

Wenn ein offen gehorsames Kind gelernt hat, die erzieherischen Ziele umzusetzen, um die Ängste in Schach zu halten, erneut Zwang, Strafen und Gewalt zu erleben, bildet es für die *Ausführung* der Aufgaben prozedurale Handlungsmuster. Das sind Verhaltensweisen im Sinn der Tugenden Ordentlichkeit, Sauberkeit, Pünktlichkeit und Sparsamkeit.

Hat das Kind zugleich aus der früheren Entwicklung ein basales aversives prozedurales Muster *zuwiderzuhandeln,* gerät es in einen krassen inneren Widerspruch. Es wird in den gleichen Situationen die erzieherischen Ideale spontan erfüllen *und* nicht erfüllen wollen. Aus der daraus entstehenden unausweichlichen Handlungslähmung kann es durch besondere Tugendhaftigkeit und perfektionistische Ideale und durch eine forcierte Selbstüberwindung die Balance zugunsten des gehorsamen Handelns verändern.

So schätzte sich Frau H. als besonders ordentlich und sauber ein! Erst mit der schweren Verlustkrise durch Unfall und Tod des Mannes geriet sie in eine Lage, in der sie nicht mehr Ordnung gehalten hat.

### 5.4.4 Zwanghaftigkeit als Tugend und zuwiderzuhandeln als Untugend nebeneinander

Die beschriebene Gleichzeitigkeit von widersprüchlichen prozeduralen Handlungsmustern im Sinn der anerzogenen Tugenden wie Ordentlichkeit, Sauberkeit, Sparsamkeit und Pünktlichkeit und des Musters zuwiderzuhandeln führt zu verschiedenen Ausgängen beim Zwangscharakter und bei der Zwangsstörung.

Einzelne Tugendbereiche können gelebt und befolgt werden, z. B. in bestimmten Bereichen peinlich ordentlich zu sein und in anderen unordentlich, gleichzeitig werden andere Tugenden nicht eingehalten.

Frau C. z. B. war fast immer rechtzeitig. Aus äußeren Gründen verspätet fand sie diese Verspätung »fürchterlich«. Sie hatte eine ordentliche Wohnung bis auf ein Zimmer, das war ihr Messie-Zimmer.

Frau U. (s. a. S. 146) ließ viele Angehörige, Bekannte und Freunde häufig warten, weil sie sich verspätete. Ihre Wohnung war seit Jahren vollgestopft mit bedrucktem Papier jeder Art, die Zimmer waren wochenlang nicht mehr geputzt. Doch kamen Handwerker ins Haus oder wurde die neue Waschmaschine gebracht, legte sie auf dem Boden alte Zeitungen aus. Die Vorstellung, dass Dreck in die Wohnung getragen würde, war ihr unerträglich. Sie konnte auch nicht barfuß vom Strand ins Wohnmobil steigen, da sie Dreck hineinzutragen schrecklich fand.

Sie wartete sonntags auf den Anruf des Freundes bis elf Uhr. Verspätete er sich mit dem sonntäglichen Anruf, nahm sie verärgert nicht mehr ab. Sie selbst verspätete sich oft bei ihren Treffen.

### 5.4.5 Zwanghaftes Zuwiderhandeln, zwanghaftes Widersprechen

Analytikerinnen und Analytiker sind bei regelmäßig Zuspätkommenden mit der Desorganisation bei der Einhaltung von Terminen konfrontiert. Das prozedural gegen Gefühle zusammenzubrechen aktivierte Zuwiderhandeln berührt sie unmittelbar. Sie haben damit zu tun, wenn Analysandinnen oder Analysanden regelmäßig die Grundempfehlung missachten und nicht laut nachdenken, wenn sie nur jeden dritten Gedanken mitteilen (Reich, 1933) und wenn sie daran festhalten, selbst vorab Wichtiges vom Unwichtigen zu trennen, und damit die Basis unserer Deutungsarbeit aushebeln. Oder wie Freud bemerkt, Analysanden, die lieb und still sein wollen und den Analytiker gerne reden lassen wollen, interessiert nach seiner Auffassung fragen, oft auch Mann, Frau und Kinder sprechen lassen, aber selbst wie verschleiert bleiben. Reich hat solche und entsprechende Muster als Charakterpanzer beschrieben, der gegen den Zugang zu den kindlichen Konflikten schützen soll. Canetti beschrieb auf literarische Art eine Gruppe von Menschen, die jeder Aufforderung zuwiderhandeln, die statt einen Schritt nach vorne einen zurück machen, die dazu aufgefordert, den Kopf nicht nach rechts, sondern nach links drehen und so fort (Canetti, 1960). Abraham trug sorgfältige Beobachtungen, die die Neigung zu Eigenwilligkeit und zuwiderzuhandeln belegen, zusammen und fand Empfindlichkeit gegen äußere Eingriffe jeglicher Art in den wirklichen oder vermeintlichen Bereich der eigenen Macht, das eigensinnige Festhalten an einer selbst erdachten Ordnung bei gleichzeitiger Erwartung von Fügsamkeit anderer, Eigenwilligkeit jeder Forderung oder Bitte gegenüber, die von irgendeiner Person an sie gestellt wird. Er erinnert an das Verhalten jener Kinder, »die sich obstipiert zeigen, wenn man die Defäkation von ihnen fordert, hernach aber zu einer ihnen selbst genehmen Zeit dem Bedürfnis nachgeben«. Er unterstreicht, dass derartige Kinder sich gegen das »*Sollen*« (die befohlene Entleerung) und gegen das »*Müssen*« (den Stuhldrang) auflehnten.

Abraham führt das Beispiel einer Mutter an, die eine strenge Ordnung für ihre Tochter erdacht hatte (a. a. O., S. 190). Das Mädchen musste täglich eine Checkliste durchgehen und jederzeit der Mutter den Stand ihrer Pflichterledigungen mitteilen. Er sieht die Ursachen in dieser selbst erdachten Ordnung in Ordnungszwang und Herrschsucht der Mutter aus sadistischen Quellen. Seine Deutung auf dem Boden der Triebpsychologie lässt die Möglichkeit unerwähnt, dass die sadistischen Regungen der Mutter selbst durch Vorbild gelernt wurden. Die sadistische Behandlung des Mädchens entspricht mutmaßlich der sadistischen Behandlung, die die Mutter selbst als Kind erlitten hatte*. Eine Spielart zuwiderzuhandeln ist das »*Jetzt-nicht-Muster*«. Erzieherische Aufforderungen oder Bitten unter Gleichgestellten werden spontan und ohne

* Als Beispiel aus meiner eigenen Klientel gebe ich den Ordnungswettbewerb wieder, den ein Vater für die Erziehung seiner drei Kinder ersonnen hatte! Diese Benennung steht für die gesellschaftliche Voreingenommenheit gegenüber der Neugierde der Kinder auch gegenüber den Ausscheidungen. Angemessen für die Benennung wäre »Pantophilie« angebracht. Kinder lieben einfach, alles zu untersuchen, auch die Ausscheidungen.

jeden Zeitverzug, ohne jedes Nachdenken mit einem »jetzt nicht« quittiert.

Ein Analysand brachte mir den »Ordnungswettbewerb« mit, den sein Vater während der Kindheit und Jugend für ihn und seine beiden Geschwister kodifizierte. Der Vater legte ausführlich unter einer Reihe von Paragrafen genauestens fest, wie die Schuhe abends abgestellt zu werden hatten, wie die Schnürsenkel zu liegen hatten, wie und wann die schmutzige Wäsche in den Keller in den Wäschekorb gebracht werden musste, wann die Hausaufgaben gemacht werden mussten, welche Zeit für das Spielen auf der Straße zur Verfügung stand usw. Denkwürdig war die Schlussbemerkung, dass Soldaten, die desertierten, erschossen wurden, aber dass die Einhaltung des Ordnungswettbewerbs belohnt würde und sich am Taschengeld ablesen ließe. Sicher war der Vater subjektiv von der Fortschrittlichkeit seiner Erziehungsmethode überzeugt. Ein Sohn wurde ein erfolgreicher Journalist. Er führte ein Leben in einer chaotischen Wohnung.

Das prozedurale Muster *zuwiderzuhandeln* lässt sich so als ein charakterliches Merkmal des Zwangscharakters verstehen. Zuwiderhandeln wird aktiviert, sobald sich eine Person auch nur von ferne an Zwang und Befehl erinnert erlebt. Sehr häufig betrifft zuwiderzuhandeln Aufträge und eigene Vorhaben. Die Ausführung unterbleibt. Im Vergleich zu zwanghaften Handlungen, wie bei den übertriebenen Tugenden des Zwangscharakters oder in der Zwangsstörung, fällt das zwanghafte Unterlassen, gewissermaßen das Negativ einer Zwangshandlung, nicht so ins Auge. Weil zu unterlassen unauffällig ist und nur an den Folgen, nämlich der Desorganisation in Raum und Zeit, erkennbar wird, entging dieses Zwangsmuster der Zuordnung zu Charaktermerkmalen. Wichtig ist die Beobachtung, dass zuwiderzuhandeln als Impuls durch eine verstärkte Strebung, ordentlich, sauber und sparsam zu sein, kompensiert werden kann. Ebenso bedeutsam ist, dass die Schwächung der Kompensation durch Krisen die ursprüngliche Neigung zuwiderzuhandeln wieder manifest werden lässt.

### 5.4.6 Bedeutung des dynamischen Unbewussten für die Zwangsstörung

Eine Quelle für verdrängte Vorstellungen im dynamischen Unbewussten ist die kindliche Sexualfantasie (siehe vorangehenden Abschnitt). Andere Quellen sind die aus anderen Vorstellungen stammenden, mit Angst vor Verlust und Schuld verbundenen Gedanken verbotener libidinöser oder sträflicher antilibidinöser Inhalte auch des älteren Kindes. Sie gehören z. B. zu aversiven und aggressiven Vorstellungen, die das Kind als Rache für Bestrafungen oder Zwang ausdenkt. Bei drastischer Reinlichkeitsprozedur kann das zu Vorstellungen führen, das mütterliche Objekt oder ihre Stellvertreter mit Kot zu beschmieren oder in Kot zu ertränken. Solche Fantasien werden aus Angst vor Schuld und Strafe verdrängt*.

### 5.4.7 Verdrängte Konflikte, psychodynamisch unbewusste Fantasien und ihr Eindringen ins Bewusstsein durch spontane Handlungsansätze oder Handlungsimpulse. Notwendige Gegenmaßnahmen

In der *Zwangsstörung (Zwangsneurose)* geht es um symptomatische Störungen mit offen sichtbarem Zwang. Diese Störungen werden als ichfremd empfunden. Sie stehen in Verbindung mit Zwangsgedanken, die aus dem dynamischen, also verdrängten, Unbewussten stammen. Sie haben aversive, aggressive und sexuelle Inhalte. Sie werden durch Zwangsdenken und durch Zwangshandeln verändert, unschädlich gemacht, und ihre Folgen werden durch Zwangshandeln verhindert. *Zwanghaftes Waschen* soll gegen die Angst vor der Beschmutzung durch Ausscheidungen, durch Bakterien und gegen Infektionskrankheiten helfen. Die verdrängten Vorstellungen im dynamischen Unbewussten haben dabei mit fantasierten Schädigungen anderer durch Bakterien zu tun oder mit der Angst, durch Bakterien durch andere geschädigt zu werden. Bei *Kontrollzwängen* werden Schädigungen durch ausbrechende Brände, ausströmendes Gas oder ausströmendes Wasser befürchtet. Auch dabei können Subjekt und Objekt der Schädigung wechseln.

Die Macht der Handlungsimpulse in der Zwangsstörung lässt sich wahrscheinlich mit der Wirkung der prozeduralen Handlungsmuster erklären, die im aktualisierten Konflikt des jugendlichen und adoleszenten Erkrankten durch die Reifung der Sexualität aktiviert werden.

* Tragischer Ausdruck der von Mächtigen gegenüber Ohnmächtigen ausgelebten sadistischen Fantasien ist die Gewalt in Kriegszeiten. Ein großer Teil der sadistischen Quälerei in den KZs der Nationalsozialisten erfolgte durch Eingriffe in die physiologischen Funktionen von Essen, Ausscheidungen und Pflege.

## 5.5 Zusammenfassung Ursachen der Messie-Störung und Folgen

Die Vielschichtigkeit des Störungsbildes ist in den fließenden und wechselnden Übergängen zwischen den grundlegenden Störungsanteilen begründet. Das sind

- charakterliche Anteile aus frühen aversiven prozeduralen Handlungsmustern *zuwiderzuhandeln* und *zwanghaft zu unterlassen*, die vor dem neunten Monat gebildet werden,
- charakterliche Anteile aus späterer Erziehung nach dem neunten Monat gemäß den Erziehungsidealen Ordnung, Sauberkeit, Pünktlichkeit, Sparsamkeit,
- Anteile aus späteren (nach dem neunten Monat) entstehenden unterdrückten *aggressiven Handlungsmustern*, die im weiteren Verlauf ab der zweiten Hälfte des zweiten Lebensjahres zu spontanen *aggressiven Fantasien* gegen sich selbst oder gegen andere Anlass geben können oder zu spontanen zwanghaften Handlungen oder Handlungsimpulsen gegen sich oder andere, die sekundär unterdrückt werden und zu zwanghaften Symptomen der Zwangsstörung führen können.

Zwangsstörungen entstehen regelmäßig auf dem Boden von zwanghaften Charakteranteilen. Reich beschreibt die regelmäßige Verquickung von zwangsneurotischen Symptomen und Zwangscharakter (Reich, 1933).

Das klinische Bild bei Zwangsstörungen und Zwangscharakter und Messie-Störung kann daher mit *unterschiedlichen* Charakterzügen einhergehen, es kann je nach aktueller Lebenskrise wechseln, es kann chronifiziert und gleichförmig verlaufen, es kann mit symptomatischen Zwängen verbunden sein, die je nach krisenhafter Zuspitzung in den Beziehungen entstehen, sich verstärken oder abflauen können. Ein weiterer Grund für die Variabilität des klinischen Bildes ist die Art der unsicheren Bindungsmuster. Bei Bevorzugung der *Affektunterdrückung* treten Menschen mit zwanghaften Charakterzügen und Symptomen verschlossen, unzugänglich, gleichmütig und misstrauisch abweisend auf. Bei gesteigertem Affektausdruck sind sie zugänglicher und anhänglicher (Behandlung von Frau H. Kapitel 6.4). Die Vielfalt der klinischen Bilder wird zusätzlich vergrößert, weil Messies unterschiedliches *Suchtverhalten* zeigen und in ihrer Desorganisation bezüglich Raum, Zeit und Ausmaß in den verschiedenen Lebensfeldern variieren. Je nach Selbsteinsicht und Scham werden Messies in den Begegnungen im Alltag mit anderen oder bei der Konsultation der Fachfrauen und Fachmänner Teile der Störung aus Scham mehr oder weniger lange verheimlicht. Erst in Kenntnis des klinischen Bildes in seiner Vielfalt gelingt der Analytikerin oder dem Analytiker eine Diagnose im Verlauf der Erstkonsultationen.

## 5.6 Aus der vorliegenden Literatur

**Dettmering** hat 1985 erstmals den Begriff »Das Vermüllungssyndrom« aus seiner damaligen sozialpsychiatrischen Erfahrung heraus in einer Publikation verwendet. Er zieht psychoanalytische Erklärungsmodelle heran, beispielsweise ein Versagen der Trauerarbeit, und bezieht sich auf eine Störung der frühen Entwicklung gemäß dem Denken von Klein (Klein, 1947). Die klinischen Beiträge erfassen viele Betroffene, zu denen über die Ordnungsämter der Amtsarzt geholt wird. Ihre Wohnungen sind öffentlich aufgefallen und mussten wegen hygienischer Risiken oder Brandgefahr geräumt werden. Diese zählen zum Pol des Spektrums der Störung, die wegen gerontopsychiatrischer oder anderen psychiatrischen Störungen auffällig geworden sind. Ein Teil, aber eben nur ein Teil von ihnen, war manifest psychiatrisch krank.

**Pastenaci** hat in ihrer Studie über »Das Vermüllungssyndrom« ihre Erfahrungen und eine ausführliche, vor allem psychiatrische Literaturübersicht vorgelegt (Dettmering und Pastenaci, 2004). Pastenaci geht auf einige englische Autoren ein, die Mitte der Sechziger- und in den Siebzigerjahren ähnliche Zustände bei vorwiegend alten Menschen gefunden hatten. Macmillan und Shaw (1966; Clark, Maikar, Gray, 1975; Clark, 1999) hatten Begriffe wie das »Diogenes-Syndrom« oder den senilen Zusammenbruch im Rahmen der häuslichen Ordnung oder das Squalor-Syndrom (Schmutz-Syndrom) geprägt. Labhardt (1973) sah einen *Zusammenbruch* der Schutz- und Ordnungsfunktion des Zwangs als Ursache einer ähnlichen Störung an. Wichtig ist Pastenacis Hinweis auf die Diskussion des Themas mit philosophischen Überlegungen, die die Frage der persönlichen Freiheit in der Wahl des Lebensstils aufwerfen.

Als Kernaussage ihrer Untersuchung hält Pastenaci fest, dass Vermüllung als Syndrom eine Reaktion auf ein Trauma und eine Veräußerlichung des inneren Zustands nach der Traumatisierung darstellt und dass die Vermüllung nicht lediglich eine Form der Verwahrlosung, sondern ein psychiatrisch relevantes Krankheitsbild (Syndrom) ist. Die Erkrankung zeigt charakteristische Merkmale mit sozialer Isolierung, mit Müll als Entlastung von seelischer Problematik und Panikreaktionen bei Entmüllung. Sie fand bei 19 von 30 Untersuchten erhebliche Verluste z. B. durch Todesfälle als Auslöser der Vermüllung. Eine Verbindung zu Zwangshandlungen bei einer Zwangsneurose sieht Pastenaci vor allem in der Panik bei Zwangsräumung. Sie wirft die Frage auf, ob die Räumung des Mülls Ängste auslöst, die bei der Verhinderung einer Zwangshandlung gesehen werden.

**Bönigk-Schulz** hat als ehemalige Betroffene und als Spiritus rector eines wichtigen Teils der deutschen Selbsthilfebewegung in der Einrichtung des Fördervereins für die Erforschung des Messie-Syndroms wiederholt in ihren Vorträgen eine Blickwendung vollzogen, weg von der recht oberflächlichen Auffassung, dass bei Messies zentral ein Bedarf an Techniken des Ordnens wäre, hin zu den umfassenden, lebensgeschichtlich verankerten tiefen Ursachen in der kindlichen Entwicklung und in den lebensgeschichtlichen Dramen und Tragödien. Sie hat die Vielfalt der Symptombilder beschrieben, wie sie auch in den klinischen Beschreibungen dieses Buches festgehalten sind, und eigene, originelle Ideen eingebracht, z. B. das oben aufgegriffene Pendelmodell des Messie-Erlebens (Bönigk-Schulz, 2000). Das Modell zeigt, wie nah die Autorin an der Lebenswirklichkeit Betroffener mit affektiven Partialobjektbeziehungen ist, wie sie in der aktuellen Neurobiologie ebenso vertreten werden (Schore, a. a. O., S. 75) wie in Fairbairns Selbstkonzeption mit den dynamischen Ichstrukturen.

**Feltons** wichtigster Beitrag ist wahrscheinlich weniger die praktische Anleitung zum Räumen als vielmehr, die Aufmerksamkeit einer großen Öffentlichkeit für diese Persönlichkeitsstörung geschaffen zu haben (z. B. Felton, 2000). Sie hat auch die Verbreitung des Begriffs »Messies« mit auf den Weg gebracht mit seinen Licht- und Schattenseiten. Unschätzbar wertvoll sind die Integrationswirkung mithilfe dieses Logos in der Szene vieler einsam Leidender und der große Ansporn zur Selbsthilfebewegung; schlecht in den Augen Außenstehender kann die Verführung zum Arrangement mit dem Chaos sein.

**Steins** hat in ihrer Monografie zum Messie-Phänomen ausführliche deskriptive Merkmale zusammengetragen und Annäherungen an die ursächliche Problematik dieser Störung beschrieben (Steins, 2003). Aus ihrer Sicht ist das Aufschubverhalten von besonderer Bedeutung. Sie stellt aufgrund der Befragungen einen lebensgeschichtlich frühen Beginn in der Jugend und bis zum 30. Lebensjahr fest, sie nennt Verlusterlebnisse bei einem Teil der Befragten als Auslöser für die Problematik der Desorganisation. Bei einem hohen Prozentsatz besteht eine Depression. Mit der Zwangsstörung stellt sie erhebliche Überlappungen fest, sieht aber keine Grundlage, die Desorganisation mit der Zwangsstörung zu erklären. Wichtig sind die Angaben über gestörte soziale Beziehungen, eine erhebliche Bindungsproblematik im Sinn unsicherer Bindungen mit erhöhter Abweisung anderer und Beziehungsangst mit der Neigung zu Schuld, Scham und sozialer Isolation.

**Koch** (2004) legt ihrer differenzierten Untersuchung ein Konzept von Kuhl (1995) zugrunde, der deskriptiv zwischen der durch die linke Gehirnhemisphäre bestimmten *Handlungsorientierung* und der durch die rechte Hemisphäre organisierten *Lageorientierung* unterscheidet. Sie beschreibt eine erhebliche Beeinträchtigung der Selbstregulation in der Ausführung von Vorhaben mit einem Vorherrschen der *Lageorientierung* bei den untersuchten Betroffenen*. Im Zentrum ihrer Interpretation steht die Auffassung, dass die Wechselwirkung zwischen diesen Persönlichkeitsmerkmalen und den daraus entstehenden Lebensschwierigkeiten mit einer Erhöhung negativer Affekte mit Einbußen an positiven Affekten entscheidend für die Störung und ihre Eskalation ist. In diesem Kontext hebt sie auch die Einbuße an Selbstachtung durch die häufige Neigung von Partnern heraus, mehr und mehr stellvertretend für die Betroffenen deren Handlungen zu übernehmen. Aus dieser Dynamik mit einer lang dauernden Aktivierung des »Absichtsgedächtnisses« mit Störung der Umsetzung von Absichten in Handlungen, die sie mit einer Hemmung des »Assoziationsgedächtnisses« begründet, erklärt sie die schließlich eintretende völlige Dekompensation willentlicher Lebensgestaltung. Die Neigung zum Perfektionismus sieht sie unter dem Blickwinkel, dass Betroffene eine sekundäre Gratifikation darin sehen, sich als perfektionistisch einzuordnen. Das mindere die Bedrohung durch

* Diese waren in der Selbsthilfebewegung aktiv.

die Einsicht in den vorliegenden »globalen Selbststeuerungsverlust«. Die »übertriebene Hilfsbereitschaft« erklärt Koch vor allem mit einer »Hemmung des Selbstzugangs«, in dessen Folge die Bewertung der Hilfe nicht kritisch an den eigenen Bedürfnissen gemessen werden kann. Auch könnte das Vorherrschen der »Lageorientierung« der Betroffenen Grund für eine besondere Sensibilität für die Bedürfnisse anderer einhergehen. Mit dem Vorherrschen der Lageorientierung erklärt die Autorin auch die Entscheidungsunfähigkeit und die schlechte Zeitorientierung Betroffener.

**Roth** hat als Betroffene in ihrem »Messie-Handbuch« in humorvoller Weise die ihr zugänglichen Verhaltensweisen und Schrullen von Messies dargestellt (Roth, 2005). Die Fülle ihrer Beobachtungen erfasst und beschreibt die Nöte der Betroffenen. Bei der Frage nach den Ursachen denkt sie an genetische Mitursachen der Störung. Sie hörte auch immer wieder Betroffene, deren Eltern einzeln oder beide keine Ordnung halten konnten! Sie beschreibt zugleich, dass der äußere Zustand ein Spiegel der inneren Verfassung ist. Implizit erfasst sie die persönlichen lebensgeschichtlichen Zusammenhänge als ursächlich in ihrer Beschreibung ihres eigenen Herausfindens aus der Not der Desorganisation. Erst, nachdem sie erkannt hatte, was sie im Leben wollte und was sie nicht wollte, welche Menschen ihr guttaten und welche nicht, welche Rechte sie hatte und wie sie sie durchsetzen konnte, begann sich endlich in ihrem Inneren eine *Struktur* zu bilden. Ihr hoffnungslos verwirrtes Denken gewann an Klarheit, die sich zunehmend in ihrer Wohnung ausdrückte. Schließlich war für sie wichtig anzuerkennen, wie sie war, dass sie okay war (Roth, 2005, S. 217). Diese Innenschau vermittelt ihre Einsichten in die Wichtigkeit, zu wollen statt zu müssen, statt sich zu unterwerfen, eigene Rechte anzuerkennen, sich abzugrenzen, statt Übergriffe zuzulassen, und schließlich die ungerechtfertigte Scham abzulegen.

*Diskussion*

Die Konzepte von Dettmering und Pastenaci stützen sich auf eine deskriptive Bestimmung der Störung und beschreiben das Zusammentreffen mit anderen, vor allem psychiatrischen Krankheiten. Auffallend ist dabei, dass Sucht als Mitursache nicht explizit angeführt wird. Autorin und Autor entwickeln Erklärungen, die die Störung der frühen Entwicklung der Betroffenen und Traumatisierungen durch nicht bewältigte Verluste berücksichtigen. Die Dekompensation wird mit der Störung der Trauerarbeit erklärt. Der Zustand der Vermüllung wird als Veräußerlichung des inneren Zustandes gesehen. Die in diesem Buch weitergeführten Annahmen über die Ursachen der Störung können als Vertiefung der dargestellten Hypothesen über frühe Störungen und als Befunde der neurotischen Klientel verstanden werden.

Aus den hier vorgelegten Erfahrungen wird deutlich, dass in ihrer Persönlichkeit weniger stark gestörte Betroffene teilweise in der Lage sind, einem Beruf nachzugehen, sich Hilfe zu suchen und ihre Verhältnisse innerhalb bestimmter Grenzen noch ausreichend zu ordnen.

Steins' Studie erhebt eine ganze Palette von Befunden, die sich mit den klinischen Erfahrungen des Autors decken. Sie stellt die sehr häufige Komorbidität von Desorganisation und Depression fest. Der Autor geht von gemeinsamen Ursachen für Teile beider Störungen aus (siehe oben unter Abschnitt (5.3.2 und 5.3.6, S. 109 und S. 112). Tatsächlich sprechen die Erfahrungen nicht dafür, dass die beiden Störungen sich gegenseitig verursachen könnten. Interessant ist, dass für das unsicher-vermeidende Bindungsmuster Enttäuschungen in der Partnerschaft als Erwachsene und nicht eine Bindungsproblematik als Kind angenommen werden. Dass Steins die Verknüpfung von Zwangsstörung und Desorganisation ablehnt, ist nach den hier aufgestellten Annahmen nachvollziehbar. Symptome der Zwangsstörung entstehen als Kompromissbildungen zwischen Einflüssen des dynamischen Unbewussten und des bewussten Selbst. Die notwendige Brücke zwischen Desorganisation und Zwangssymptomen und Zwangscharakter, ja die Desorganisation selbst »als« Zwangssymptom wird erst mithilfe des Konzepts des prozeduralen Unbewussten geschlagen (siehe oben unter Abschnitt 5.3.6, S. 112 ff.) und der Bildung des Unterlassungsmusters während der ersten neun Monate der Entwicklung. Insofern zeigt die differenzierte kognitionspsychologische Studie von Steins, dass ohne die Einbeziehung unbewusster Psychodynamik, ohne die Berücksichtigung der Entwicklung der Persönlichkeit und ohne die heute in der Bindungsforschung zentrale Bedeutung des Erwerbs angemessener Affektregulierung enge Grenzen für eine Ursachenerklärung gezogen sind. Auch fehlt ein Bezug zum Zwangscharakter in Abgrenzung zur Zwangsstörung.

**Koch** beschreibt die Eskalation und Dekompensation von Betroffenen, die sich mit den eigenen Beobachtungen über die subjektiv erlebte Zuspitzung der äußerlich sichtbaren Folgen von Desorganisation deckt, die mit einer sekundären Verschlechterung der Stimmung durch die angenommene Einbuße an Sozialprestige einhergeht. In der Behandlung von Frau H. ist das oft zur Sprache gekommen (Abschnitt 6.5, S. 167). Gleichzeitig stabilisieren sich Betroffene, indem sie sich selbst kritisieren und herabsetzen. Die Wendung von Beschämung und Beschuldigung gegen sich selbst (s. o. zur depressiven Dynamik 5.3.6, S. 113) stärkt durch die aktive Rolle dabei, zugleich mindert sie die Selbstachtung.

Greifen Institutionen ein und drohen mit Entzug des Sorgerechts, mit Anordnung einer Betreuung oder mit Zwangsräumung, dann findet eine Veräußerlichung des inneren Kampfes zwischen Handeln und Zuwiderhandeln, diesem tiefen prozeduralen Widerspruch, statt. Das kann innere Entlastung bringen. Die Erklärung der zentralen Störungen wie Entscheidungsunfähigkeit, Desorganisation der Zeiteinhaltung und zwanghaftes Helfen mit der bevorzugten Lageorientierung statt der Handlungsorientierung zeigt die Schwäche des theoretischen Ansatzes von Koch. Die Erscheinungen der gestörten Funktionen im zentralnervösen Ablauf mit der Dominanz der »Lageorientierung« werden als *Ursachen* gesetzt. Nach der hier dargelegten Psychodynamik sind die festgestellten Phänomene charakteristisch für die *Folgen* der inneren Widersprüche, die Ausdruck verschiedener Ursachen sind und zu unterschiedlichen, widersprüchlichen und unbewussten Selbstrepräsentationen geführt haben (siehe das »leere, das gezwungene und das folgsame Kind«, Abschnitte 5.3.6, S. 112 ff.).

Koch geht auf die »übertriebene Hilfsbereitschaft« vieler Betroffener ein. Hierzu hat schon Bowlby auf ein charakteristisches Bindungsmuster hingewiesen, das er »zwanghaftes Helfen« nannte (Bowlby, 1969). Dieser »Zwang« wird auf der Grundlage einer Rollenumkehr zwischen Mutter und älterem Kind entwickelt. Das Kind übernimmt in vielfältiger Weise mütterliche Funktionen gegenüber der eigenen Mutter (Rehberger, 2000, S. 27 ff.).

**Roths** Buch vermittelt hautnah und humorvoll das Selbsterleben einer Frau, die gegen ihre Desorganisation zeitweilig machtlos erscheint, dann aber einen Weg gefunden hat, ihr Inneres zu ordnen, ihr äußeres Chaos zu räumen und ihre Lebenserfahrungen übersichtlich geordnet der Öffentlichkeit mitzuteilen. Sie vermittelt Betroffenen Hoffnung, sie beschönigt nicht und wirkt glaubhaft.

## 5.7 Zusammenfassung

*Die symptomatische Desorganisation* ist Ausdruck eines frühen unbewussten und aversiven prozeduralen Musters gegen Zwang im Bereich der physiologischen Funktionen und des Neugierverhaltens. Sie kann kompensiert werden durch die Verinnerlichung erzieherischer Forderungen, die das ältere, motorisch reifere Kind erfüllen kann. Forderungen, Aufträge und schließlich eigene Vorhaben rühren dann regelmäßig an die unbewusste spontane Aversion, die durch besondere Folgsamkeit überwunden werden kann. Die innere Selbstüberwindung kann durch Krisen geschwächt werden. Sie kann auch in partnerschaftlicher, unbewusster Anpassung entlastet werden. Je mehr ein Partner stellvertretend Handlungen für die unter Zwängen Leidenden durchführt, desto dramatischer wird sich sein Verlust durch Scheidung oder Tod für die Betroffenen auswirken. Dekompensation liegt dann nahe.

Spontane Desorganisation aus verfrühtem Zwang kann auch gefestigt werden, wenn einer oder beide Eltern unter Desorganisation leiden. Ein weiterer Aspekt ergibt sich aus unangemessener Übernahme der kindlichen Aufgaben durch Eltern. Kinder entwickeln dann unzureichende Kompetenzen in der Durchführung ihrer Vorhaben und laufen Gefahr, nach dem Verlassen des Elternhauses oder bei Tod der Eltern zu desorganisierten Mustern zu greifen. Oberflächlich betrachtet wirken sie verwöhnt, faul oder unbeholfen. Tatsächlich wurden sie in ihrer Handlungskompetenz bevormundet und eingeschränkt.

Die Annäherungen in der zitierten Literatur machen deutlich, dass die schwierige Ursachenklärung vage bleiben muss, solange die frühe Entwicklung, so wie sie vorläufig wie im 5. Kapitel skizziert dargestellt ist, nicht einbezogen ist oder nicht detaillierter berücksichtigt wird. Allein aus dem klinischen Bild Jugendlicher oder Erwachsener oder aus Befragungen sind Ursachen von Zwangscharakter, Zwangssymptomen und Desorganisation als Zwangssymptom ungenügend zugänglich. Auch die Erfassung gestörter neurobiologischer Funktionsabläufe wie bei der »Lageorientierung« allein erschließt die Genese der Störungen und Charaktermerkmale nicht.

## 6. Kapitel

# Psychoanalytisch-psychotherapeutische Behandlung von in ihrer Sozialisierung übermäßig Gezwungenen

## 6.1 Grundlagen der hier angewandten psychoanalytischen Behandlungstechnik

### 6.1.1 Hinweise auf die theoretische Orientierung

Im Mittelpunkt stehen

- Freuds Theorie der Übertragungsanalyse als Grundlage der psychoanalytischen Arbeit und seine Theorie des *dynamischen Unbewussten*,
- Kandels Konzeption des *prozeduralen Unbewussten* als integratives Konzept für verschiedene psychoanalytische Ansätze zum nicht erinnerbaren Unbewussten von Freud, Sandler und Winnicott (s.o. Abschnitt 3, S. 62), in die das *Prozesswissen* aus der Kognitionspsychologie einbezogen wird,
- die Objektbeziehungspsychologie Fairbairns für die Bestimmung der strukturellen Einordnung der Emotionen im prozeduralen Unbewussten,
- Bowlbys Bindungstheorie und seine Konzepte zur Trauer und Depression,
- die Konzeptionen Sterns und der Bostoner Studiengruppe zur Erforschung der Veränderungsprozesse mit ihren Annahmen zur *interaktiven Seite* der Behandlung (Stern, 2000),
- der neurobiologische Ansatz von Schore, den er in *Affektregulation und die Reorganisation des Selbst* ausführt (Schore, deutsch 2007),
- und schließlich das eigene Konzept der *szenischen Behandlung* zur Integration der verschiedenen Ansätze zur impliziten interaktiven Seite der Behandlungstechnik (Rehberger, 2006).

Gemäß der tradierten *psychoanalytischen Technik* werden unbewusste und desintegrierte Aspekte des Erlebens und Verhaltens in den analytischen Begegnungen und im verbalen Dialog gedeutet. Diese Aspekte gelten als Folgen von innerlichen und interpersonalen Konflikten, die ins *»dynamische Unbewusste«* verdrängt sind.

**Kandels** *»prozedurales Unbewusstes«* als funktioneller Ort von nicht verdrängten, zwingend unbewussten Erlebens- und Verhaltensmustern aus der promnestischen Entwicklung vor Einsetzen der autobiografischen Erinnerung (Kandel, 2006, siehe auch oben S. 62) reguliert viele psychologische Phänomene, die von ihrer strukturellen Einordnung bisher nicht genauer bestimmt waren. Genannt seien die Angst vor dem Zusammenbruch (Winnicott, 1974), Paniken als wachgerufene emotionale Erfahrungen (Rehberger, 2000), die inneren Arbeitsmodelle der Bindung (Bowlby, 1969), Vorgänge der Empathie und charakteristische Verhaltensmuster wie im zwanghaften oder hysterischen Charakter, schließlich Charaktermerkmale allgemein und alle erworbenen Fertigkeiten. Wichtig ist die Erkenntnis, dass diese emotionalen und motorischen Vorgänge willentlich nicht einfach beeinflussbar sind. So wie lebenslang neue Fertigkeiten gelernt werden können, über die dann spontan und unbewusst verfügt werden kann, sind Umstrukturierungen störender Persönlichkeitsmuster mithilfe von szenischen Erfahrungen im Gegenwartserleben der psychotherapeutischen Begegnung in unterschiedlichem Umfang möglich (Stern, 2005; Rehberger, 2006).

**Fairbairn** ist wichtig, weil er die differenziertesten Vorstellungen über die Strukturierung der Persönlichkeit durch die frühen Beziehungserfahrungen zu seiner Zeit und weit über sie hinaus entwickelt hat. Die Kenntnis von Fairbairns *»dynamischen Ichstrukturen«* als funktionelle Strukturen ist grundlegend für das Verstehen von affektiven Spaltungsvorgängen. Auch die Dynamik der wachgerufenen Affekte mit aktiven strebenden und hassenden und den passiven hungernden, entbehrenden oder den leidenden Gefühlszuständen aus dem prozeduralen Unbewussten kann als *affektive Partialobjektbeziehung* den aktiven und passiven verdrängten Ichbereichen (libidinöses und antilibidinöses Ich, mit jeweils einem aktiven und passiven Anteil) zugeordnet werden (siehe auch 5.3.5, S. 111).

**Bönigk-Schulz** hat in einem Vortrag (Bönigk-Schulz, 2000) auf der ersten Bundesfachtagung des Fördervereins zur Erforschung des Messie-

Syndroms ein Schema vorgestellt, das die desintegrierte Funktionsweise als »Pendelmodell des Messie-Erlebens« anschaulich aufzeigt. Dieses »Pendeln« ist für die Funktionsweise der Teil-Ichstrukturen nach Fairbairn charakteristisch. Dasselbe Phänomen bezeichnen Neurobiologen und Psychoanalytiker mit dem Terminus »Partialobjektbeziehungen«.

**Bowlbys** *Bindungstheorie* ist für das Verständnis der erheblichen Unterschiede im Bindungsverhalten der Analysandin oder des Analysanden ebenso wichtig wie für ein besseres Verstehen ihrer Entwicklung. Unsichere Bindungsmuster führen je nach Art der zugrunde liegenden Affektregulierung zu sehr unterschiedlichen Grundmustern in der Übertragung. Die Bindungstheorie erlaubt eine sehr klare Bestimmung des Behandlungsrahmens unter Berücksichtigung der Bindungsbedürfnisse (ausführlich Rehberger, 2000, S. 111). Sie erleichtert die Differenzierung des Verhaltens der Analytikerin und des Analytikers in ihrem »zärtlichen« Eingehen auf die Bindungsbedürfnisse der Patienten in klarer Abgrenzung gegenüber der Befriedigung sexueller Bedürfnisse. Sie erlaubt, die Fülle von Trennungs- und Verlassenheitsreaktionen in der Übertragung einzuordnen und zu deuten, schließlich öffnet sie das Verstehen für die wechselnden widersprüchlichen Bedürfnisse von Abhängigkeit und Autonomie.

Mithilfe aktueller *Neurobiologischer Erkenntnisse* erschließt **Schore** einen außerordentlich vertieften Zugang für das Verstehen der interaktiven Prozesse auf dem Boden der Affektregulierung und ihrer Organisation durch das orbito-frontale kortikale System. Dieses System ist messbar weniger stark entwickelt, wenn unsichere Bindungsverhältnisse in der Entwicklung vorliegen. In ihm werden aktuelle emotionale Erfahrungen mit dem Gegenüber, die unbewusst und in Bruchteilen von Sekunden in den Augen, im Gesicht, in der Gestik, in der Haltung, an der Stimme und an der Atmung gesehen und gehört werden, verglichen mit den verinnerlichten Erfahrungswerten aus erlebten Bindungssituationen. Völlig unbewusst (empathisch) werden dann die passenden Schlussfolgerungen für die Einschätzung der aktuellen Gefühlslage gezogen. Sie bestimmen dann intuitiv, ohne Nachdenken und ohne unmittelbare willentliche Beeinflussbarkeit, die Sofortreaktionen gegenüber dem anderen. Wenn die emotionale Verfassung des Gegenübers wegen nur beschränkter oder widersprüchlicher und schlecht regulierter emotionaler Erfahrungen nicht sicher abgelesen werden kann, führt dies zu Störungen der Einfühlung und der sozialen Orientierung, der »sozialen Kognition«. Neben dieser Einbuße an sozialer Kompetenz wirken sich die entsprechenden Mängel an sicheren Bindungserfahrungen endopsychisch auch bei der Selbstregulierung von affektiven Zuständen aus. Dauer und Intensität von Affektzuständen wie Wut, Erregung, Ärger, Schmerz, Ekel, Scham und Angst können nicht sicher kontrolliert werden. Starke Gefühlszustände werden so als bedrohlich und überwältigend erlebt. Sie können zusätzlich mit störenden physischen Gefühlszuständen einhergehen. Stress führt auf diese Weise leicht zu Labilisierungen und Dekompensationen des psycho-physischen Gleichgewichts. Das Selbstgefühl ist dabei vielfach desintegriert (Schore, a. a. O., S. 74–75), sodass sich Betroffene »total schlecht« oder »vollkommen gut« fühlen. Wird die psychotherapeutische Beziehung als *Bindungsbeziehung* zugelassen, dann vermittelt sie auf dem Weg einer wechselseitigen emotionalen Abstimmung eine Weiterentwicklung der Fähigkeit zur Affektsynchronisierung und Affektregulierung. Die hoffnungsvolle Botschaft aus der Neurobiologie in Analogie zu guten Psychotherapieerfahrungen ist, dass sich auch beim Erwachsenen neue neuronale Strukturen bilden und Gehirnareale im Verlauf einer Langzeittherapie vergrößern können.

Nach eigenen Erfahrungen sind charakteristische interaktiv und unbewusst vermittelte Gegenübertragungen auf dieser Funktionsebene impliziter emotionaler Begegnung plötzliche Trance, lähmende Müdigkeit, lebhafte viszerale Aktivität mit Magenplätschern und Darmgeräuschen, Anspannung, Angst, Hoffnungslosigkeit, Schmerz, Gefühle tiefer Verbundenheit, Freude und unvermitteltes sexuelles Begehren. Die gleichschwebende Aufmerksamkeit erlaubt die intuitive Einstellung auf die implizit ablaufenden emotionalen interaktiven Vorgänge (Schore, a. a. O., S. 77).

### 6.1.2 Durchführung der Behandlung – Rahmen und Bindungsbeziehung

Die Rahmenvereinbarung betrifft, sehr verkürzt skizziert, die Zeit und den Raum der Begegnungen und das Honorar für die Psychotherapeutin oder für den Psychotherapeuten. Wie oben dargelegt, wird die therapeutische Beziehung auch als Bindungsbeziehung verstanden, in der die Verbesserung unzureichend entwickelter Muster der Affektregulierung angestrebt wird. Wichtig in der therapeutischen Beziehung sind eine ausreichende mentale Präsenz, zuverlässige Einhaltung der Termine und Berechenbarkeit der Verfügbarkeit statt häufiger unberechenbarer Änderungen, die Zugänglichkeit in Augenblicken des Bindungsverlangens und eine ausreichend freundliche, besorgte, anteilnehmende und die Eigenständigkeit der Patientin respektierende Haltung im Augenblick der Inanspruchnahme. Sich für die emotionale Verfassung der Klientin zu öffnen wird erheblich erleichtert, wenn auf klares, lineares Denken zugunsten der frei schwebenden Aufmerksamkeit verzichtet wird. Zu hören und sich einzustimmen mit der zentralen Orientierung am Ausdruck von Affekten schafft die Basis für die implizite emotionale Wechselbeziehung. Gleichzeitige gedankliche Präsenz für das Erzählte und das Bewahren und aktive Aufgreifen des Erzählten meldet dem Patienten Präsenz und Aufnahmebereitschaft. Emotionale Verbindung schafft auch die Voraussetzung für die Erfahrung, dass bei einer guten emotionalen Abstimmung häufig die Assoziationen ähnlich bei beiden in der therapeutischen Dyade verlaufen*. Dann sprechen beide wechselseitig Gedanken aus, die gerade die andere oder der andere gedacht haben. Die Offenheit, auch die aversiven und ärgerlichen Affekte und hasserfüllte Fantasien gegenüber dem Therapeuten zuzulassen – implizit wird mit der Empfehlung, über alles laut nachzudenken, auch die Mitteilung negativer Gedanken nahegelegt – bietet einen Rahmen zur Neustrukturierung der Affektregulierung. Der verlässliche Ort mit einer verlässlichen Zeit und ausreichend lange vorher angekündigte Absagen schaffen für die Klientel eine sichere Basis (Bowlby, »a secure base«), von der sie ihre neu orientierten Explorationen in ihrer Welt vornehmen können.

Vor dem Hintergrund der Bindungstheorie empfiehlt es sich, eine allgemeinere Zugänglichkeit durch Offenheit für spontane Kontaktaufnahmen außerhalb der festen Termine zu schaffen, die nicht einen »Notfall« voraussetzen. Eine solche allgemeinere Zugänglichkeit kann der Entwicklung eines größeren Gefühls der Sicherheit in der Behandlung bei Menschen mit unsicheren Bindungserfahrungen dienen (ausführlich Rehberger, 2000, S. 113).

---

* Siehe nächster Abschnitt.

Ein Traum fiel der Analysandin ein, die mit Zwang und Gewalt sozialisiert war. Der Cousin und seine Frau hatten ihr Mädchen bekommen, es war ein Treffen bei ihnen zu Hause, sie selbst ging in die Apotheke und kaufte dort im Hinterzimmer ein wunderschönes rosa Mädchenkleid als Geschenk für die jungen Eltern. Sie ließ sich das Kleidchen schön einpacken und eilte nach Hause. Dort war das Päckchen weg. Sie suchte im ganzen Haus, auch bei der Oma oben, nirgends das Paket. Aber viele Päckchen waren überall, noch verpackt, wie an Weihnachten, bei einem auf dem Tisch konnte sie tasten, was drin war. Dann wurde ihr klar, dass ihre Mutter das Päckchen für die Eltern des Mädchens weggeschafft haben musste. Auch ihre Schwester schien verwickelt zu sein. Sie war so wütend, dass sie die Mutter schnappte und ihren Kopf ohne Ende in einer maßlosen Wut auf den Boden gestoßen hat. Sie wusste nicht, wollte sie sie umbringen oder zur Besinnung bringen!

*Ich deutete ihr nun den Traum, erzählte die Elemente, die ich aus ihrer Geschichte verstanden hatte, die Ablehnung der Mutter gegenüber den beiden Mädchen, der Cousin als Sinnbild für die vom Großvater bevorzugte Schwester des Vaters, dann die fehlende Freude der Großmutter über die Geburt des Mädchens aus der Vergewaltigung, aus dem dann ihre Mutter geworden ist. Dann die Mutter, die sich über sie und ihre Schwester nicht freuen konnte. Die Päckchen wären doch alle für ihren jüngeren Bruder gewesen, der interessanterweise wohl nur über die vielen Geschenkpäckchen im Traum vertreten war. Dann fragte ich, ob ich ihr sagen sollte, was sie vielleicht in dem Päckchen getastet hatte. Sie bejahte.*

*Ich erzählte ihr meine Fantasie, beispielsweise eine Märklin-Lok. Sie lächelte, eine Lokomotive mit Wägen hatte sie getastet. Ich sagte nun, dass wir uns ja auf dieser gleichen Wellenlänge getroffen hätten, dass wir gemeinsam den Traum so nachfühlen konnten. Zu Beginn der Stunde hatte sie nüchtern festgestellt, dass meine Anerkennung für sie Ausdruck meiner therapeutischen Haltung wäre. Jetzt zeigte ich ihr, dass in diesem Wir Schranken der Professionalität, das Du oder das Sie, wegfallen. Dass es eine existenzielle Begegnung der gemeinsamen Verständigung wäre. Wir sind berührt. Die Progression der Analysandin wird greifbar, da sie im bewussten Traum ihre aggressiven Impulse gegenüber der unglücklichen Mutter, die sich nicht über die Mädchen freuen konnte, zulassen konnte.*

### 6.1.3 Abgrenzen

Ebenso wichtig wie eine gute Atmosphäre für die Bindungsbeziehung ist die Einhaltung der Grenzen zwischen den Beteiligten in der dualen oder pluralen therapeutischen Begegnung. Gegenläufig zum Bindungsverhalten führen Abgrenzungen und Trennungen zu selbstbewusster Eigenständigkeit. Abgrenzungen werden durch ein »Nein« gegenüber Erwartungen und Aufträgen der Bindungsperson möglich. Sich abzugrenzen beleuchtet die interpersonale Grundlage von Autonomie. Eine zentrale regulatorische Funktion für Abgrenzungen kommt dem Affekt, sich zu ärgern, zu. Keine »gesunde« Abgrenzung ohne Ärger!

Ein weiterer Aspekt betrifft temporäre Trennungen von der Bindungsperson. Sie bestehen in Initiativen, die von der Bindungsperson bejaht oder unabhängig von ihr durchgeführt werden und durchgeführt werden können. Die wesentlichen Affekte für die Regulation der aktiven Trennungen sind Neugier und Tatendrang, die auf das Erleben und Erforschen und Verändern der Welt in ihren zahllosen Manifestationen zielen (Rehberger, 2000, S. 119–120). Im Rahmen der Abgrenzungen innerhalb des Dialogs ist die regelmäßige dialogische Anerkennung der Entscheidungsfreiheit der Patientin oder des Patienten wichtig, seine Themen auch gegen die freie Assoziation vorzutragen oder stumm bleibende eigenständige Expeditionen in gedankliches Neuland zu unternehmen. Fragt der Therapeut, ob der Analysand sich auf ein Thema oder eine Frage einlassen will, vermittelt er handelnd den Respekt vor der aktuellen Entscheidung des Patienten und damit vor seiner Abgrenzung.

### 6.1.4 Trauer im Zentrum des psychoanalytischen Prozesses

Bowlby bezieht sich auf die frühen Annahmen Freuds und vieler anderer Autoren, dass viele psychiatrische Störungen Folge gestörter Trauer seien wie Hysterie und Melancholie. In Bowlbys umfassendem Werk werden zahlreiche Aspekte der Trauerabwehr im Rahmen seelischer Störungen zusammengetragen.

Wie in der Literatur vielfach berichtet und wie in der eigenen Klientel immer wieder bestätigt, sind auch für die Dekompensationen von Menschen, die ihre Fähigkeit zu organisieren verlieren, Verluste eine sehr häufige Ursache (ausführliche Darstellung im Behandlungsbericht Frau H., S. 167). Trauern zu können ist in hohem Maße von tröstlichen

Erfahrungen in der frühen Entwicklung abhängig. Affektabwehr von Angst und Schmerz blockiert notwendige Schritte der Trauer (Rehberger, 2004).

### 6.1.5 Interaktive Konfrontation mit der Affektabwehr – Deutung

Im Zentrum der Entwicklung sozialer Kompetenz in der Frühentwicklung steht, den affektiven Zustand der anderen zu erkennen und die eigenen Gefühlszustände regulieren zu lernen. Orientierung in der Begegnung mit anderen mithilfe der eigenen Gefühlswahrnehmung als innerem Kompass, spontane Selbstbeherrschung gegenüber aufschießenden negativen Affektzuständen und die spontane Verstärkung freudiger und anteilnehmender Gefühle gewährleisten nahe und distanzierte erfolgreiche Beziehungen. Menschen mit unsicheren Bindungsmustern reagieren vielfach mit stark gesteigerten Gefühlen oder unterdrücken Teile ihrer Affekte aus der bewussten Wahrnehmung. Affektunterdrückung bedeutet eine erhebliche Einschränkung des sozialen Austauschs. Gestörte Affektregulierung mit Kontrollverlust über die Gefühlszustände, mit Affektabwehr und unbewusste, prozedurale Reaktionsbildungen bilden den Kern auch der Zwangsstörungen. Therapeutisch grundlegend ist die kontinuierliche Arbeit an der Affektabwehr und -kontrolle.

Mittel der Ermäßigung der Affektabwehr sind:

- Konfrontation mit Affektfragmenten im Bereich von Sensorik, Motorik, vegetativer Motorik und Sekretion,
- die Besprechung innerer und interpersonaler Angst als Ursache für die Abwehr von Affektausdruck und Affektwahrnehmung,
- Erklärung der ontogenetischen Aspekte von Affektzuständen aus dem prozeduralen Unbewussten und
- Beistand, wenn der Affektausdruck von Schmerz, Hilflosigkeit, Angst und Ärger mitgeteilt wird, als Teil einer sicheren Bindungserfahrung,
- Beihilfe zur Rückgewinnung personaler Zusammenhänge im Affekterleben und in der Kognition (ich und du, wir und ihr statt man, es und sie), das heißt die Umkehr der Verschiebung, und
- Integration von Affektzuständen und von erinnerter, vermuteter oder rekonstruierter Kognition der traumatischen Geschehnisse.

### 6.1.6 Die Entwicklung einer zusammenhängenden Narration

Die Integration der Persönlichkeit mit ihren desintegrierten Selbstanteilen (»Partial-Ichs«) wird durch Rekonstruktionen der Familiengeschichte gefördert. Rückschlüsse aus bekannten Geschichten aus dem Familienroman von frühkindlichen Traumatisierungen durch familiäre Not wie Krankheiten, Tod eines Elternteils oder beider Eltern, Suizid in der Familie und durch Einbeziehung der gesellschaftliche Katastrophen (Shoah mit Deportation und KZ, Flucht, Vertreibung) erlauben Betroffenen, die eigenen, aber als ichfremd erlebten bewusst werdenden Affektzustände inhaltlich zu verstehen. Als wichtige therapeutische technische Hilfe hat sich das Erzählen aus thematisch passenden Geschichten aus der klinischen oder persönlichen Lebenserfahrung der Analytikerin oder des Analytikers bewährt. Vielfach bilden solche Erzählungen Stimulus von bisher stummen Erinnerungen und Einstellungen der Analysandin. Außerdem schärfen sie das Gewahrwerden des anderen in seinen Eigenheiten. Das gilt in der Zweiheit der Einzelbehandlung und in der Vielheit in der Gruppenbehandlung.

## 6.2 Exkurs: Vom szenischen Verstehen zum szenischen Behandeln

### 6.2.1 Entwicklungen in der Psychoanalyse – vom inneren Triebkonflikt zur Intersubjektivität

Die Erweiterung der Einpersonen- und Triebpsychologie zur Zwei- und Mehrpersonenpsychologie ergänzte die Konzepte der Ich- und Sexualtriebe um die grundlegenden Triebe, Beziehungen zu haben und Bindungen einzugehen. Gegenwärtig erleben wir die steigende Beachtung des intersubjektiven Gesichtspunkts, der eine bevorzugte Rolle innerhalb der Relationalen Psychoanalyse spielt*. Nach aktuellen neurobiologischen Vorstellungen ist die Basis der personalen Wechselseitigkeit in Beziehungen, der Intersubjektivität, das unbewusst und implizit ablaufende gegenseitige psychologische Verstehen auf der Grundlage der Affekterkennung und Affektabstimmung und der durch sie ausgelös-

* Intersubjektiv meint die große gegenseitige psychologische Verflechtung in einer nahen Beziehung – hier der psychoanalytischen.

ten spontanen Verhaltensweisen, der gegenseitigen interaktiven Regulation.

Angefangen bei Freud folgten und folgen den Hoffnungen angesichts von engagiert vertretenen Fortschritten in der Behandlungstechnik zur Frage, was bewirkt Veränderung, was erlaubt umzulernen, Enttäuschung und Zurücknahmen (Cremerius, 1990, S. 154). Stand am Anfang Deuten im Mittelpunkt der psychoanalytischen Technik, sprach Fairbairn z. B. von der Bedeutung der realen Beziehung (Fairbairn, 2000, S. 262), wuchs in den vergangenen Jahrzehnten das Interesse am Aspekt des Handelns über das Deuten in der psychoanalytischen und psychotherapeutischen Begegnung hinaus. Handlungserfahrungen, die Interaktion als verändernde Faktoren, als Voraussetzung, in personalen Beziehungen umzulernen.

### 6.2.2 Szenisches Verstehen – eine Kategorie im psychoanalytischen Erkenntnisverfahren

Lorenzer begründet in seinen Vorarbeiten für eine Metatheorie der Psychoanalyse das Konzept des szenischen Verstehens (Lorenzer, 1973, S. 138) als dritte Kategorie von Verstehen in der psychoanalytischen Begegnung. Logisches Verstehen bezieht sich auf das Verstehen der Sprache des anderen und damit auf das Verstehen der ihr innewohnenden Logik – es *ist* bezieht sich z. B. auf Gegenwart, es *war* auf Vergangenheit und es *wird sein* auf die Zukunft; *psycho*logisches Verstehen gilt dem Verstehen der Absichten des Sprechers in seiner äußeren Gegenwart; z. B. wenn er einen Regenschirm sucht, dann verstehe ich, er erwartet Regen und will sich gegen ihn schützen; *szenisches Verstehen* ist ein analytisches Verstehen dessen, was sich der Patient unbewusst vorstellt zu tun, und zugleich, wie er sich tatsächlich unbewusst verhält. Sein Verhalten oder die Fantasie, sich so zu verhalten, stammen aus unbewussten, *verdrängten* Vorstellungen oder aus *prozedural unbewussten* verankerten Bedürfnissen und Verhaltensmustern, die während der Entwicklung erlebt und gelernt wurden. Unbewusst sucht der Analysand nach der möglichen Erfüllung von verdrängten Bedürfnissen oder verhält sich spontan gegen seine Bedürfnisse in Gestalt prozeduraler Verhaltensmuster im Sinn der Erziehung. Solche gegen die eigenen Wünsche gerichteten Verhaltensmuster werden psychoanalytisch als Reaktionsbildung bezeichnet.

Lorenzer* geht von der ureigenen psychoanalytischen Erfahrung aus, dass es in den Erinnerungen in einer Analyse und in den in der psychoanalytischen Literatur besprochenen Episoden regelmäßig um Situationen in Beziehungen zu wichtigen anderen** geht, die zutreffend *Szenen* genannt werden können. Deshalb spricht er vom *szenischen Verstehen*, um das Einfließen unbewusster Triebwünsche in Fantasien und in gegenwärtigem Verhalten in Beziehungen, insbesondere in der Übertragung, zu benennen. Für ihn ist das eine begriffliche, keine inhaltliche Neuerung. Damals war längst die Bedeutung der Beziehung für die Entwicklung und für die Analyse der Entwicklungsstörungen und Symptome Bestand der Theorie (Freud z. B. in seiner Struktur- und Über-Ich-Theorie, Ferenczi, Balint, Klein, Fairbairn, Winnicott, Bowlby und Bion).

### 6.2.3 Zur »Szene«

Szene ist der Begriff, der das Geschehen in *Begegnungen* im Hier und Jetzt, in der Einheit von Ort und Zeit, im Handeln und im Dialog als einer besonderen Form des Handelns insgesamt erfasst. Das gilt für den Alltag, aber auch für die Szenen, die Auftritte auf jeder Art von Bühne, sei es nun das Rund des klassischen Amphitheaters, seien es die Bretter unserer herkömmlichen Theater oder heute die Studios oder die Computer in der Filmindustrie, mit deren Hilfe Szenen geschnitten und produziert werden, oder es gilt für die psychoanalytischen Begegnungen. Betrachten wir die Szene als Ganzes, dann wird sie vom Verhalten und vom Erleben der Beteiligten bestimmt

- mit bewussten Anteilen, die den augenblicklich bewussten Absichten gehorchen,
- mit implizit erinnerten, nicht bewussten Anteilen der Persönlich-

* Für Lorenzer war die ursprüngliche Vorstellung Freuds, dass das Denken in Bildern dem dynamischen Unbewussten vorbehalten sei und dem Denken in Bildern Wortvorstellungen und ihre diskursive Folge zwingend vorausgehen, schwer vereinbar mit dem Konzept des szenischen Verstehens, das eine unbewusste, szenische Symbolisierung voraussetzt. Er fand in Susanne Langers (Langer, 1942) Unterscheidung der präsentativen und der diskursiven Symbolik eine Möglichkeit, die unmittelbare, nicht sprachlich vorgeformte symbolische Darstellung von Triebwünschen theoretisch zu begründen.
Aktuell hat Soldt (Soldt, 2006) eine theoretische Brücke zwischen dem seit Jahrzehnten in der Kognitionspsychologie bekannten Konzept des Denkens alternativ in sprachlichen Symbolen oder in Bildern verschiedener Sinneswahrnehmungen, insbesondere in visuellen, der »Dual-(multiple-) code-Theorie« und den psychoanalytischen Vorstellungen geschlagen.

** Ausführlich setzt er sich mit der Krankengeschichte des kleinen Hans auseinander (Lorenzer, 1970).

keit. Diese Anteile sind prozedurale und emotionale Repräsentationen aus dem prozeduralen Unbewussten (siehe Kapitel 3.2, S. 62), die spontan, unabsichtlich, in verhältnismäßig festgefügter Weise, implizit aktiviert werden. Mit ihnen wird ein großer Bereich des alltäglichen Erlebens und Handelns reguliert. Diese Repräsentationen sind vielfach vor dem Einsetzen der autobiografischen Erinnerung gelernt und bilden die bleibenden Charaktermerkmale. Dazu gehören alle motorischen Fertigkeiten, z. B. auch die Verwendung der Sprache, der Umgang mit der physikalischen Welt, die Art der Affektregulierung. Der Stil der Affektregulierung, besonders der der Vitalitätsaffekte, bestimmt stark die Unterschiede in der Persönlichkeit von Einzelnen einer Familie, einer Gruppe und einer Ethnie. Das gilt genauso für die Unterschiede der Persönlichkeiten in verschiedenen Kulturen,
- mit dynamisch unbewussten Anteilen, die auf verdrängte Vorstellungen und unterdrückte Affekte zurückgehen und die unbewusst Verhalten mit beeinflussen. Ihnen gilt das psychoanalytische szenische Verstehen.

Das praktische Verhalten in Szenen (Auftritten) oder in der Fantasie über Begegnungen in Szenen wird regelmäßig mitgesteuert
- von unbewussten, verdrängten Vorstellungen oder von
- autobiografisch nicht repräsentierten, nicht bewussten, emotionalen oder Verhaltensmustern im »prozeduralen Unbewussten« aus der Frühentwicklung.

In der begrifflichen Neuerung, szenisch zu verstehen, stützt sich Lorenzer auf die uns allen geläufige Erfahrung, dass Erinnerungen, Träume und Begegnungen als Szenen in Beziehungen dargestellt und in der Übertragung im Hier und Jetzt analytisch bearbeitet werden*.

Mit Szene und szenisch wird zugleich die grundlegend *durch Handeln* bestimmte Begegnung zwischen Einzelnen oder Gruppen begrifflich erfasst. Wort und Tat bestimmen die Gegenseitigkeit in Auftritten oder Szenen. Die Fähigkeit, verdrängte Bedürfnisse in Szenen einzubringen, nannte Argelander (1970, S. 335) die szenische Funktion des Ichs.

* Ausführlich setzt er sich mit der Krankengeschichte des kleinen Hans auseinander (Lorenzer, 1970).

### 6.2.4 Zum szenischen Verstehen beim Kommen von Frau U. in der Erstbegegnung

Frau U., eine schlanke, gepflegte, attraktive 43-jährige Frau fiel geradezu mit ihren Schwierigkeiten ins Haus. Eine Kette von Aktionen bestimmte unsere erste Begegnung.

Sie rief zehn Minuten nach Beginn der vereinbarten Zeit für das Erstgespräch mit dem Mobiltelefon an, sie wäre gleich da.

Eine ganze Weile später, als ich sie aufgrund der telefonischen Ankündigung von der Basilika Birnau hier erwartete, sah ich sie auf den Parkplatz eines Nachbarhauses einbiegen. Sie suchte dort vergeblich meine Praxis, fuhr zu uns, mit laufendem Motor blieb sie vor dem Gartentürchen stehen, sprang aus dem Auto und las die Klingelschilder.

Statt auf dem Parkplatz am Haus, diese Parkmöglichkeit hatte ich ihr telefonisch genannt, parkte sie ihr Auto in der Nähe auf einem öffentlichen Parkplatz am Friedhof.

Von dort anscheinend eilends hierhergelaufen, klingelte sie und wartete vor der unverschlossenen Haustür, ohne einzutreten. Ich hatte ihr bei der Terminvereinbarung gesagt, dass sie die Haustür unverschlossen vorfände und ins Haus hereinkommen könnte. Ich ging ihr im Flur entgegen und bedeutete ihr durch das durchsichtige Türfenster, dass sie eintreten könnte. Sie trat jetzt ein, wir gaben uns die Hände, musterten uns, sie putzte sofort gründlich ihre sauber wirkenden Winterstiefel ab, fragte dann wie erschreckt und unter Zeitdruck, ob sie die im Auto vergessenen Hausschuhe holen sollte! Innerlich schüttelte ich den Kopf, ich habe ihr doch keine Hausschuhe vorgeschrieben! Ich verneinte ihre Frage freundlich und kommentarlos.

Dann fragte sie, ob sie ihre Winterjacke anbehalten dürfte, sie fröre. Ich fand die Frage abwegig, da ich ihr doch bezüglich ihrer Garderobe keine Vorschriften zu machen gedachte. Ich bejahte und sagte wohlwollend »aber selbstverständlich!« Wir gingen nun gemeinsam ins Sprechzimmer.

*Szenisch zu verstehen bedeutet also, das für die handelnde Person unbewusste Einfließen von Gefühlen und Handlungen (z. B. Reaktionsbildungen)in die Begegnung zu verstehen: Im Telefonat, bei der Vereinbarung des Termins, empfand ich ihre Art zu sprechen sympathisch.*

*Dass sie mich über meine Vorträge über die Messie-Problematik im In-*

*ternet gefunden hatte, freute mich. Frau U. hatte als Grund, mich aufsuchen zu wollen, ihre Schwierigkeit, ihre häusliche Ordnung wunschgemäß zu organisieren, erwähnt. Aus therapeutischer Erfahrung wusste ich, dass diese Schwierigkeit auch das Einhalten von Terminen erfassen kann. Ich war vorbereitet, dass es um Zwang gehen könnte. Mit Lorenzer können wir sagen, dass ich ein Interpretationsmuster bereithielt, um das unbewusst mitgestaltete Verhalten in der Begrüßungsszene szenisch zu verstehen. So überraschte mich ihre Verspätung nicht. In der Begrüßungsszene geriet ich in die Rolle eines Vormunds bezüglich der häuslichen Ordnung, in die eines Erziehers zu Sauberkeit. Offenkundig wurde ich unbewusst in Übertragung von eingeübten und unbewussten Angstmustern als der erwartet und erlebt und behandelt, der mahnt, erzieht und rügt. Gleichzeitig erlebte ich selbst in der Gegenübertragung ein Gefühl der Hilflosigkeit, so angesehen zu werden, und eine Abneigung dagegen. Bewusst wollte Frau U. es mir recht machen. Unbewusst hatte sie gleichzeitig jene vermeintliche Erwartung, Hausschuhe mitbringen zu müssen, nicht erfüllt. Sie vergaß es einfach. Ihr Vergessen erlaubte ihr, dem erwarteten Gebot nicht zu entsprechen. Nicht zu machen, bedeutete ein prozedurales Muster zu unterlassen, eine Aktivität, durch die sie sich gegen Gefühle der Überwältigung durch Zwang schützen konnte. Ein Verhaltensmuster, das oft in den Charakter Eingang findet, wenn übermäßiger Zwang die Sozialisierung trägt (Abraham, 1923, Abschnitt 5, S. 128). Es verhinderte die Aktivierung, das Wachwerden von emotionalen Mustern der Hilflosigkeit, der Auslieferung und der Ohnmacht. Für die zweite, mich befremdende Frage, ob sie den Mantel ausziehen müsste, hatte ich spontan kein Interpretationsmuster bereit; inzwischen verstand ich, es ging wohl um die Fantasie, sich auszuziehen oder ausgezogen zu werden. In verschiedenen Begegnungen mit einem Mann hatte sie offensichtlich das Aufkommen ihrer Selbstunsicherheit und die befürchtete Abweisung durch die Bereitschaft, sich schnell auszuziehen oder ausziehen zu lassen, verhindert. Stern (2005, S. 15) bezeichnet die umfassende Gegenwart von Erlebens- und Verhaltensmustern in einer nur Sekunden dauernden Szene auch als »eine Welt in einem Sandkorn«. Wichtige Begegnungen berühren das gesamte uns verfügbare Repertoire unseres Beziehungswissens, die intersubjektiven Erfahrungen und das intersubjektive Verhalten. Zwang in ihren Primärbeziehungen und ihre nicht bewusste Auflehnung dagegen überschatteten als bleibende Erfahrungen auf Frau U.s Seite unsere Begegnung. Gleichzeitig bemühte sie sich, meinen erwar-*

*teten Erziehungsmaßnahmen zu entsprechen, mit sauberen Schuhen das Haus zu betreten bzw. Hausschuhe anzuziehen, und unterließ das Mitbringen der Hausschuhe. So wie sie gleichzeitig bemüht war, rechtzeitig zu kommen und später kam. Offensichtlich waren ihr ihre widersprüchlichen Absichten, den erwarteten Forderungen nicht zu entsprechen, nicht bewusst. Bewusst trat sie hilflos auf; sinngemäß vermittelte sie mir, wie unangenehm sie es fand, die Hausschuhe im Auto vergessen zu haben. (s. a. S. 162)*

### 6.2.5 Was bewirken Veränderung, Umlernen und Heilung in der Psychoanalyse? Stracheys »mutative Deutung«

Strachey beschrieb (1935, S. 127–158) klassisch gewordene Annahmen über die Merkmale und Voraussetzungen von Deutungen, die Veränderungen beim Patienten bewirken können. Verkürzt skizziert, er setzt eine Es-Regung mit aktueller Besetzung voraus, außerdem die gefühlsmäßige Unmittelbarkeit jeder mutativen Deutung, ein Gegenwartsempfinden beim Analysanden und tiefes Deutungsmaterial. Die Voraussetzungen der aktuellen Es-Besetzung mit der Triebregung und die der Unmittelbarkeit werden in der Übertragung erfüllt.

Es geht bei diesen Annahmen also um eine *aktuelle, affektiv wichtige Begegnung mit dem Analytiker, die unmittelbar gefühlt wird.* Das Gegenteil dazu wäre das Gespräch über ein früheres Gefühlserlebnis mit jemandem anderen. Die Kernpunkte der These Stracheys über die Voraussetzungen für eine verändernde Wirkung einer Deutung beziehen sich auf das emotionale Erleben in der gegenwärtigen Beziehung zum Analytiker und auf eine Einsicht in tiefe Erlebniszusammenhänge. Inwieweit in der Beziehung die deutende Aktivität des Analytikers ausdrücklich als Handeln wichtig wurde, war ebenso wenig ein damaliges Thema wie die Frage nach der Psychologie des Gegenwartserlebens.

### 6.2.6 Einsicht und Veränderung – Ernüchterung

Ungeachtet der eindrucksvollen, in sich abgerundeten Konzeption Stracheys blieben die therapeutischen Erfolge in der Psychoanalyse teilweise unbefriedigend. Cremerius schreibt (1990, S. 154), dass die Einsicht von Anfang an die Psychoanalyse begleitete, »Bewusstmachung des Unbewussten« und »Gewinnen von Einsicht« sind keine sicheren Garanten für Besserung oder Heilung. Auch die Überführung der Einsichten aus

Deutungen in die gewünschten Strukturveränderungen durch »Widerstandsanalyse, Herstellung des Behandlungsbündnisses, Bearbeitung des Ichs, des Über-Ichs und der äußeren Realität« (Cremerius, 1990, S. 158) erweisen sich häufig genug als unzureichend.

### 6.2.7 Vom diagnostischen szenischen Verstehen zum gemeinsamen szenischen Auftreten und gemeinsamen Erleben

Zu den Bemühungen, die Psychoanalyse zu einem wirksameren therapeutischen Instrument passend für leichter und schwerer kranke Patienten zu machen, gehört heute die Erweiterung des Blickfeldes auf die interaktiven und intersubjektiven Vorgänge in den Analysen. Ferenczi kann als der Nestor in jener Entwicklung gelten, in der handelnde Interventionen über das Deuten hinaus erprobt wurden (Ferenczi, 1921, S. 74–91). Sein Schüler M. Balint veröffentlichte seine Studien über den Neubeginn (Balint, 1952, S. 165–177). Aus der deutschen Fachliteratur hebe ich in äußerster Kürze hervor:

- R. Klüwer, der den Handlungsdialog beschrieben hat (Klüwer, 1983, S. 828–840) und den psychoanalytischen Prozess als eine Folge von Enactments und ihren Auflösungen versteht (Klüwer, 2001, S. 347–357),
- J. Cremerius, der all die Maßnahmen im Zuge des Durcharbeitens, die bereits auf Freud zurückgehen wie erzieherisches Verhalten, Suggestion, Manipulation und Provokation u.a., als gerechtfertigt ansieht, wenn sie im dynamischen Feld der Übertragung und Gegenübertragung begründet und eingesetzt werden (Cremerius, 1996, S. 167),
- U. Streeck, der Inszenierungen und szenische Darstellungen wichtig findet, weil sie die unmittelbare Teilhabe am therapeutischen Geschehen beleuchten und subtile Handlungsfolgen mithilfe der szenischen Darstellungen erkennen lassen (Streeck, 2000, S. 48), und der besonders das Wie der Dialogführung ins Blickfeld rückt,
- G. Heisterkamp, er prägte die Begriffe der »*Wirkungseinheit*« für das »dialektische Interaktionsgeschehen« in Begegnung von Analysand und Analytiker, ohne in Übertragung und Gegenübertragung zu trennen, und den des basalen Verstehens. Er weist den Handlungsdialogen eine wichtige Rolle für die heilenden Veränderungen in Behandlungen zu (Heisterkamp, 2002, S. 46–51),

- Heigl-Evers u. Ott mit ihrer interaktiven Methode bei der Suchtbehandlung (Heigl-Evers, Ott, 1998).

In der angloamerikanischen Fachliteratur:

- W. R. D. Fairbairn hat vor mehr als 60 Jahren die zentrale Rolle der *realen Beziehung* für Veränderung und Heilung konzipiert (Fairbairn, 2000, S. 262).
- D. W. Winnicott erfasste vor rund 50 Jahren in seinem therapeutischen Konzept des »management« innerhalb des Behandlungsrahmens die handelnde Hilfe bei schwerer Kranken (Winnicott, 1992, S. 179).
- J. Sandler hat als therapeutisches Konzept die Bereitschaft zur Rollenübernahme beschrieben (Sandler, 1976, S. 297).
- T. J. Jacobs bezeichnete erstmals das wechselseitige Agieren von Analytiker und Analysand als »enactment«*. Die spontane und schnelle Annahme des Begriffs in der Fachliteratur entspringt offensichtlich dem Bedürfnis, das szenische, wechselseitige, teilweise unbewusste Auftreten in der analytischen Begegnung begrifflich zu erfassen (Jacobs, 1986, S. 289).
- S. Mitchell u.a. im Rahmen der »Relational Psychoanalysis« haben in den vergangenen 20 Jahren die wichtige Rolle der Intersubjektivität und Interaktion für den Behandlungserfolg mit erarbeitet (Mitchell, 1999).
- Pionierarbeit auf diesem Gebiet leistet auch die Boston Change Process Study Group um D. N. Stern mit verschiedenen Veröffentlichungen. In meinen Augen stellen ihre Beiträge und der von Stern in seiner 2004 erschienenen Monografie »The Present Moment« (deutsch 2005, Der Gegenwartsmoment) einen weitgehenden theoretischen Rahmen zur Verfügung, das aktuelle therapeutische Geschehen in der gegenwärtigen psychoanalytischen Begegnung zu erfassen.

### 6.2.8 Gegenwartserleben und Intersubjektivität

Stern beschreibt zwei grundlegende Modalitäten der Veränderung in der psychotherapeutischen Begegnung. Durch die kontinuierliche Erfah-

* enact: u.a. spielen, abspielen (Theater).

rung von Gegenwartsmomenten (present moments) kann sich mit jeder Bewegung eine neue Art des *Mit-dem-anderen-Zusammenseins* einstellen. Sie erweitern das implizite Wissen im Bereich der intersubjektiven Erfahrung. Solche Momente erklären wahrscheinlich den Großteil der therapeutischen Veränderung.

Unvorhergesehen auftauchende Jetztmomente (now moments) gefährden den Status quo der Beziehung und erschüttern das bisher von beiden Seiten akzeptierte intersubjektive Feld. Gelingt die Bewältigung dieser Krise, dann geschieht dies im *Augenblick der Begegnung*, einem »moment of meeting«. In ihm wird das intersubjektive Feld implizit neu organisiert, wenn die Verständigung mithilfe einer authentischen und emotional gut abgestimmten Reaktion erzielt wird. Anzumerken ist die Auffassung Sterns, dass es eine eigenständige Motivation zur intersubjektiven Begegnung gibt. Gewissermaßen das »Triebziel« ist die Vertiefung der intersubjektiven Erfahrungen und Verbundenheit*.

### 6.2.9 Agieren

Alle diese Beiträge haben zu einer grundlegend neuen Einschätzung des Agierens in Übertragung und Gegenübertragung geführt! Unbewusst zu agieren wird als wichtiger Teil in der gesamten psychoanalytischen Begegnung gesehen. Dieses Agieren geht auf Verdrängungen *und* auf nicht bewusste Verhaltens- und Gefühlsmuster aus frühen prägenden Beziehungserfahrungen zurück, die in der Psychoanalyse mithilfe des Konzepts der Reaktionsbildungen und des Charakters oder nach G. Roth als Neurobiologen als soziale Grundausstattung erfasst werden (Roth, 1996).

## 6.3 Szenisches Behandeln

Die Vielzahl und die Mehrdeutigkeit der Begriffe, die zum Erfassen der Interaktionen und des unbewussten Agierens in der Analyse im In- und Ausland verwendet werden, legen m. E. eine Vereinfachung nahe. Da Metaphern aus dem Theater sehr häufig in der psychoanalytischen Literatur verwendet werden, liegt eine Benennung auch der psychoanaly-

* Dieser Aspekt von intersubjektivem Streben entspricht m. E. Fairbairns Vorstellungen von der »Libido, die das Objekt sucht«. Das macht auch Fairbairns Kritik am Bindungskonzept von Bowlby verständlich, das er vergleichsweise als eingeengt ansah.

tischen Begegnung als Szene, als Auftritt mit einer Folge von Mikroszenen, Sekundenauftritten mit bewussten und unbewussten Anteilen nahe. Wir können Lorenzers begriffliche Neuerung vom *szenischen Verstehen* für das Verstehen der unbewussten Anteile des Verhaltens in psychoanalytischen Begegnungen um die Begriffe des szenischen Handelns allgemein und des szenischen Be-Handelns insbesondere erweitern. Sterns lokale Ebene (local level) als Bezeichnung der Interaktion von Augenblick zu Augenblick entspricht einer Einordnung als Handeln in Sekundenszenen. Letztere können mit Sterns Gegenwartsmomenten gleichgesetzt werden und erfassen die kleinsten Einheiten des subjektiven Gegenwartserlebens (Stern, 2005, S. 26).

Nach dem intersubjektiven Gesichtspunkt beeinflussen oder behandeln sich die Beteiligten in der szenischen Begegnung unablässig und wechselseitig. Reden, Zuhören, Antworten, Schweigen, Weghören, Wegdenken usw., Erleben und Gestaltung der Szene, also das Handeln von Sekunde zu Sekunde, während der Mikroszenen, wird durch die bewussten, die dynamisch unbewussten und die nicht bewussten (prozeduralen) und implizit aktivierten Persönlichkeitsanteile geprägt. Diese gemeinsame, wechselseitige, bewusste, nicht bewusste, weil implizit vorgenommene, und gleichzeitig dynamisch unbewusste wechselseitige Gestaltung der Szenen kann bewusst und nach dem Gewahrwerden bewusst erlebt oder auch vergessen werden. Dieses Gewahrwerden der wechselseitigen Behandlung und Verflechtung in der Begegnung erlaubt bereits, die gegenseitige intersubjektive Erfahrung weiterzuentwickeln, also *neue emotional bestimmte* Beziehungsmuster zu lernen. Die Aufeinanderfolge solcher Neuorganisationen intersubjektiver Erfahrung verändern die beteiligten Einzelnen (Stern, 2005, S. 224). Diese Veränderungen sind offensichtlich möglich mithilfe von konkordanten Identifizierungen, deren neuropsychologische Grundlage nach heutiger Erkenntnis auch die Wirkung der Tätigkeit der sogenannten Spiegelneurone ist. Hinzu kommen komplementäre Reaktionen und Reaktionsbildungen in der Interaktion auf wiederholte Interaktionserfahrungen in der szenischen Begegnung. Nach G. Roths Auffassung erfordert die Bildung dieser neuen Repräsentationen von Mustern des Erlebens und Verhaltens Wiederholungen und längere Zeit (Roth, 2001, Vortrag »Wie macht das Gehirn die Seele«).

Alles Be-Handeln, das in seiner interaktiven Struktur über die individuell gewohnten, gelernten Erfahrungen und Sitten des Einzelnen aus seiner primären mütterlichen Dyade, der ödipalen Triade und der Primärfamilie und seiner Schicht hinausgeht oder von ihnen abweicht oder ihnen entgegengesetzt ist, kann Eingang in die verändernde Behandlung in den Mikroszenen finden.

### 6.3.1 Zur Systematik des szenischen Handelns in der therapeutischen Begegnung

Das szenische Auftreten wird in der psychotherapeutischen Begegnung ergänzt durch das dialogische Auftreten. Berücksichtigen wir die Wechselseitigkeit der szenischen und dialogischen Auftritte, stellen wir uns das gegenseitige Gewahrsein vor, beachten wir die gegenseitigen Anregungen, dann erschließt sich uns intersubjektiver Kontakt. So werden uns gegenseitige Verflechtung und somit gegenseitige Verbundenheit greifbar, begreiflich, können wir sie fühlen und verstehen.

*Dynamisch unbewusstes szenisches Handeln im Dienst der Abwehr*

Sehr knapp zusammengefasst geht es beim *dynamisch unbewussten* szenischen Handeln in der Übertragung und in der Gegenübertragung im Dialog um dialogische oder szenische Aktivitäten im Dienst der gegenseitigen Abwehr. Sie entsprechen dem herkömmlichen Agieren. Diese unbewusst bestimmten dialogischen Interaktionen sind Teil des szenischen, intersubjektiven Handelns mit folgenden Aktionen im Dialog: Deutungen, Mitteilungen und Erklärungen

- offen und kritiklos abzulehnen,
- zu überhören,
- zu verhören (verzerren),
- zu übergehen,
- scheinbar aufzunehmen und tatsächlich zu übergehen.

Diese Interaktionen stören und blockieren die Verständigung im intersubjektiven Feld der Begegnung, entweder gegen die deutende Analytikerin und den deutenden Analytiker oder gegen die sich öffnenden Analysanden. Sie dienen der Abwehr von Angst und Hilflosigkeit und allgemein Schutz gegenüber dem bewussten Erleben von implizit aktivierten Gefühlszuständen (wie z.B. verrückt zu werden, zusammenzubrechen und zu sterben, beschämt zu sein, Angst zu erleiden usw.).

Eine Analysandin berichtete z. B. aus der vorangegangenen Analyse, die sie nach 80 Sitzungen abgebrochen hatte. Es war in einer der letzten Sitzungen um das Thema gegangen, warum die Analytikerin ihr nicht die Couch angeboten hatte. Sie erklärte das damit, dass die Analysandin viel zu narzisstisch sei, als dass die Couch für sie gut gewesen wäre. Ein anderer Punkt war der gewesen, dass die Analysandin der Analytikerin gesagt hatte, dass sie sie als streng und dominant empfinde. Die Antwort wäre etwa die gewesen, dass ihr schon andere Patienten gesagt hätten, sie wirkte streng. Aber dominant, das wäre doch die Höhe, das hätte ihr ein einziges Mal eine Frau gesagt, die schon morgens auf ihrem Platz dagesessen hätte mit einer Alkoholfahne! Als sie einwendete, dass es ja nicht heißen müsste, dass die Analytikerin so wäre, wie sie, die Analysandin, sie erlebte, dass es aber doch etwas bedeuten könnte, da hatte ihr die Analytikerin vorgehalten, dass sie auch noch die bessere Therapeutin sein wollte.

*Modi szenischen Be-Handelns*

Ein Modus bewusst, gewollt oder auch vorbewusst oder implizit unbewusst szenisch zu behandeln, ist das Auftreten innerhalb des Behandlungsrahmens

- die Art und Weise innerhalb der Begegnung, das *Wie* zu empfangen, unterzubringen, zu versorgen, z. B. mitfühlend, gleichgültig, geistesabwesend oder abweisend,
- das *Wie*, Termine festzusetzen und Termine zu verändern,
- Störungen zu vermeiden, aufzufangen und zu vertreten.

Ein anderer Modus ist die Art des dialogischen Handelns, das *Wie* zu sprechen, z. B. mitfühlend, gleichgültig, zerstreut oder wie abweisend, und die Art und Weise das *Wie*, im Dialog zu handeln über Deutungen und Klärungen hinaus, nämlich

- sich aktiv dialogisch zu engagieren,
- Fragen zu stellen und das Recht der Analysanden zu betonen, zu antworten oder auch zu schweigen,
- einzugreifen und Stellung zu nehmen bei ungerechtfertigten Selbstattacken, Selbstbeschuldigungen, Selbstbeschämungen,
- stellvertretend übereinstimmend (konkordant mit der Rolle des Pa-

tienten) zu sprechen, zu erzählen, wenn sie oder er gehemmt schweigen,
- Äußerungen, Überlegungen und Reaktionen mit klarem »Ja« zu bejahen, statt eher unbestimmt nur zu brummen,
- durch Erzählungen über Erfahrungen eigenes Denken, Werten, Anerkennen usw. zu vermitteln, eigene Lebenserfahrungen und Erfahrungen mit anderen Patienten einzubringen,
- bei Heimlichkeit, Verschlossenheit oder Notlügen auf Vorwürfe zu verzichten, die guten Gründe für diese Abwehren anzuerkennen und herauszuarbeiten,
- und schließlich anstelle von Regeln *Empfehlungen* zu geben, bei offensichtlichem Missverstehen offen zu betonen, helfen und nicht bevormunden zu wollen.

Ein Modus ist die *Interaktive Konfrontation* mit Affektfragmenten. Das bedeutet, sich auf die defensiven Bewegungen und den Gefühlsausdruck und auf Gefühlsfragmente zu beziehen wie bei unterdrücktem Gefühlsausdruck oder bei unausgesprochener Geistesabwesenheit der Analysanden während des Deutens, oder auf Räuspern, Husten, Augenreiben, mit den Füßen zu zappeln, zu schlucken, auf schmerzerfüllte Verkrampfungen, sich abzuwenden, aufzusetzen, einzuhüllen, explizit einzugehen.

Ein weiterer Modus ist das spontane affektive Verhalten der Analytikerin oder des Analytikers. Die Art und Weise, mit den Analysanden zu sprechen und mit ihnen umzugehen, wird entscheidend durch die Art der eigenen Affektregulierung allgemein und im Bereich der Vitalitätsaffekte insbesondere geprägt. Die Regulierung der Affekte Ärger, Angst, Schmerz, Begehren, Ekel und Freude in der therapeutischen Begegnung ist so ein wichtiger impliziter, also meist nicht ausgesprochener, oft unbewusster Teil der intersubjektiven Erfahrung in der Behandlung. Analog den Lernprozessen des Kindes in der Entwicklung, seine Affekte nach dem Vorbild der Angehörigen in der mütterlichen Umwelt zu regulieren (Fonagy u. a., 2004, S. 153), ist der Umgang mit den eigenen Affekten der Analytiker ein Vorbild für das gegebenenfalls notwendige Umlernen in Behandlungen. Affekte zuzulassen bei gewohnheitsmäßiger Affektabwehr und zu regulieren bei drohender Überwältigung und Kontrollverlusten sind mögliche und wichtige Ziele in der psychoanalytischen Behandlung. Vitalitätsaffekte bezeichnen die Spannbreite von geringer bis zu großer Lebhaftigkeit und Aufmerksamkeit. In ihnen ist die Korrespondenz mit den Analysanden oft unmittelbar zugänglich. Müdigkeit, Lahmheit, Gelähmtsein »stecken an« genauso wie Lebendigkeit, Freude oder Lachen und Spannung.

*Akute Angst im Sprechzimmer – Frau R. und die Wespe*

Mir war während meiner Erklärung aufgefallen, dass Frau R. (siehe auch unter Kapitel 2, S. 21-57) plötzlich nicht mehr mitgegangen ist. Intuitiv hatte ich bemerkt, dass sie sich mit meinen Worten nicht mehr mitbewegte. Ich unterbrach meine Ausführung und schlug vor, über die Ablenkung zu sprechen. Sie meinte, dass die Wespe, die durch das offene Fenster hereingeflogen war, sie beunruhigte. Mir war das Insekt noch nicht aufgefallen. Wir sprachen weiter, und ich behielt die Wespe im Auge. Nach einigen Minuten unterbrach ich und schlug vor, auch das zweite Fenster, an dem das Insekt gerade herumflog, aufzumachen. Sie bejahte. Ich ging zum Fenster, öffnete den einen Flügel, und die Wespe flog gleich hinaus. Frau R. überlegte einen Augenblick und fragte dann, ob mir eine Wespe nicht die Konzentration nähme. Ich antwortete, dass das nicht der Fall wäre. Allerdings, schränkte ich ein, sei es etwas anderes in der Situation wie eben. Da ich wusste, dass sie Angst hatte, achtete ich auf den Flug des Tieres. Jetzt hustete sie kurz. Ich fragte, ob sie bemerkt hätte, dass sie kurz hustete. Sie bejahte. Sie führte nun aus, dass sie an die verschiedenen Geschichten erinnert wurde, die ihre Mutter und ihre Großmutter als kleines Kind über Wespen erzählt hatten. Also sie sollte immer im Trinkglas schauen, ob da keine Wespe drin schwimmen würde. Ein Stich, und ein Kind würde daran ersticken, nur ein Luftröhrenschnitt könnte da noch helfen! Ich habe den Eindruck, dass ihr die Einsicht in meine Besorgnis und Fürsorglichkeit die Luft zu nehmen drohte, weil sie meine Haltung mit den Ängstigungen durch ihre Mütter verglich. Dieser mögliche Zusammenhang blieb dann unausgesprochen. Die kurze Atemnot könnte auch als Hinweis auf unterdrückte Trauer sein, die im Augenblick guter Erfahrung bei Leidgeprüften wach zu werden droht.

### 6.3.2 Haltung und gezielte szenische Behandlung

Bei den Studien der Bostoner Change Process Study Group ging es bei der ersten Veröffentlichung um die Begegnungsmomente (moments of meeting), die aus einer krisenhaften Zuspitzung entstehen und deren Bewältigung die intersubjektive Beziehung auf der Ebene des impliziten Beziehungswissens verändert. Für sie wird festgestellt, dass sie nicht planbar seien. Der Therapeut sei bei solchen unvorhergesehenen Krisen in der Behandlung aufgerufen, intuitiv, spontan zu einer gut abgestimmten, verträglichen und authentischen Reaktion zu finden (Stern u.a., 1998, 2002). Inzwischen werden von Stern auch die weniger spektakulären Gegenwartsmomente als die Augenblicke eines großen Teils der therapeutischen Veränderungen diskutiert (Stern, 2005, S. 228).

Heisterkamp verneint die Konzeption erziehender Einflussnahme zur Förderung der von ihm so genannten *Wandlungserfahrungen* (Heisterkamp, 2002, S. 48). Er ist sich des Widerspruchs zu seiner gegenläufigen Auffassung nicht bewusst, dass die teilweise zu analytischer Tradition gewordene, um äußerste Zurückhaltung und *angebliche Neutralität bemühte Haltung* zum Hindernis für eine innere Entwicklung innerhalb der intersubjektiven Beziehung werden kann. Anders gesagt, auch diese Haltung übt einen erzieherischen Einfluss auf die Patienten aus. In diese Richtung weisen auch die Untersuchungen der therapeutischen Veränderungen durch verschiedene Autorinnen und Autoren, die den erheblichen Einfluss der Haltung der Analytiker, die sie aus ihren theoretischen Überlegungen ableiten, auf die Gestaltung der Übertragungsbeziehung in den Psychoanalysen aufzeigen (z.B. Cremerius, 1990, S. 187; Benjamin, 1990, S. 181; Köhler, 1995, S. 67; Mitchell, 2003, S. 183). Der über weite Strecken stumme, nicht antwortende, allenfalls bejahend brummende Analytiker oder der Analytiker, der bei einer alltäglichen Begegnung in der Stadt die Straßenseite wechselt, um der Patientin nicht zu begegnen, verhält sich gemäß einem unsicher- vermeidenden Bindungsmuster. Er wird komplementäre und konkordante Reaktionen und Muster im intersubjektiven Feld verstärken oder hervorrufen. Die Integration widersprüchlicher Seiten der Persönlichkeit und die Förderung von Offenheit in der Beziehung werden so blockiert.

Solche Haltungen wirken sich auch auf die wechselseitige Be-Handlung in den Mikroszenen aus. Dies gilt für die Be-Handlung im Rahmen der szenischen Begegnung und für die dialogische Interaktion.

Mit einer anderen *Haltung* werden Analytiker sich in überraschenden Alltagsbegegnungen oder Behandlungssituationen spontan, implizit und intuitiv anders verhalten als die eben klischeehaft beschriebenen Analytiker. Wichtig ist der enge Zusammenhang zwischen den in der Professionalisierung als richtig gelernten Verhaltensweisen und dem intuitiven Be-Handeln auch in unvorhergesehenen Situationen.

Cremerius erwähnte einmal, dass es vorgekommen ist, dass Analytiker vor den Sitzungen den Ehering abgelegt haben, um die Übertragung nicht zu stören! (mündliche Mitteilung). Aus diesen Beispielen folgt, dass für das spontane, intuitive Handeln auch in den nicht vorhersehbaren Szenen während einer Begegnung in der psychoanalytischen Behandlung die *Haltung* gegenüber der Analysandin und gegenüber dem Analysanden zentral ist.

Ich verdanke G. Hardtmann folgende Behandlungsepisode, die beispielhaft für eine unvermittelte und spontane szenische Behandlung ist: Durch ein Versehen, das nicht sicher der Patientin oder der Analytikerin zuzuordnen war, hatte die Patientin* zur Bestätigung des Termins nicht angerufen, und war die Analytikerin überzeugt gewesen, dass sie nicht zu dem Termin kommen würde. Beide begegneten sich auf einem S-Bahnhof, die Analytikerin auf dem Weg in die Stadt, die Analysandin auf dem Weg in die Analysestunde. Die Patientin meinte, selbstverständlich würde sie, wenn auch ohne Analysestunde, umkehren. Doch die Analytikerin entschied, nach Hause zurückzukehren und die Stunde abzuhalten. Sie wandte sich gegen den wie pflichtschuldig wirkenden Verzicht der Analysandin in ihrer ihr bekannten großen Überangepasstheit. Bei der Besprechung der Begebenheit und der Deutung der Unterdrückung ihres tiefen Wunsches nach Anerkennung ihrer Bedürfnisse in der Stunde brach die Patientin zum ersten Mal in der längeren Behandlung in bitterliche Tränen aus (Hardtmann, 2006, mündliche Mitteilung).

Die Entscheidung der Analytikerin für die Abhaltung der Stunde gründet auf einer entsprechenden *Haltung*, bei Unsicherheit über die Verantwortung für ein Missverständnis die Schuld nicht auf die Patientin zu laden. Die Analytikerin zeigte sich bereit, auch einen eigenen Feh-

* die ein Problem mit der Organisation ihrer Vorhaben hat, so auch zu der hier vorgestellten Klientel gehört.

ler für möglich zu halten. Sie vermittelte ihre Haltung durch ihr Umkehren, durch praktisches Handeln.

*Meine bewusste allgemeine Haltung meinen Klienten gegenüber*

Meine Patienten sind für mich in der mitmenschlichen Begegnung nach einiger Zeit vergleichbar mit guten Bekannten. So kann ich ihnen nach unseren Bräuchen und Riten und auf meine persönliche Weise, sei es in der Sprechstunde, sei es zufällig im Alltag, freundlich, verbindlich, authentisch, Anteil nehmend, erfreut oder zurückhaltend, frisch oder ermüdet, ausgeglichen oder besorgt in meiner mir eigenen Mitmenschlichkeit gegenübertreten. Mein Stil und Temperament bestimmen Begrüßung, Wiedersehen, Abschied, Pausen, Anteilnahme bei interkurrenten Erkrankungen usw. mit.

*Professionelle Haltung*

Hinzu kommt meine professionelle Haltung aus den besonderen Gegebenheiten in der Psychotherapie, dabei vor allem aus der

- Nähe, die sich durch die wechselseitige, wenn auch von den Rollen her gesehen *verschiedenen,* Offenheit früher oder später in der therapeutischen Beziehung einstellt, und
- aus der Beschränkung des gemeinsamen Handelns auf das Behandeln in der therapeutischen Situation, auch dann, wenn der Wunsch nach mehr gemeinsamem Handeln und damit nach mehr Zusammensein aufkommt.

Diese beiden Umstände sind mit der Alltagserfahrung gegenüber guten Bekannten nicht vergleichbar, sie bestimmen die Besonderheit des gemeinsamen intersubjektiven Feldes und schaffen die Besonderheit der Szenen, die die Veränderungen ermöglichen. Die besondere Offenheit und der Verzicht auf weitergehende gemeinsame Handlungen bedürfen immer aufs Neue der gemeinsamen Bemühung um *Abbau der Grenzen* im dialogischen Austausch und der *Festigung der Grenzen* innerhalb des gegebenen Handlungsrahmens.

Darüber hinaus wird meine Haltung von meinen theoretischen psychoanalytischen Annahmen bestimmt. Diese Annahmen statten mich mit den Interpretationsmustern aus, die mein Verstehen leiten und mein Handeln in der Sprechstunde mitbestimmen (Rehberger, 2000, S. 107, 2004, S. 113).

### 6.3.3 Die psychodynamische Einordnung der szenischen Aktionen

Entscheidend ist mit Cremerius (1990, S. 167), dass wir alles, was wir über den üblichen Rahmen der Standardtechnik hinaus miteinander machen, mithilfe des dynamischen Feldes der Analysandin und des Analysanden und des eigenen dynamischen Feldes, kurz des intersubjektiven Feldes, bestimmen.

*Szenische Behandlung* geschieht zusammengefasst in Mikroszenen, die in ihrer Summe die Begegnungen in den Behandlungen bilden. Sie vergrößert das intersubjektive Feld des Einzelnen in der therapeutischen Dyade. Das vorhandene Repertoire an bewussten, dynamisch unbewussten oder nicht bewussten, implizit gelebten Gefühls- und Verhaltensmustern kann durch Schaffung neuer, wünschenswerter Muster und durch Stilllegung gewohnter, aber unzuträglicher Muster verändert und erweitert werden. Das Verhalten der Analytiker in den alltäglichen oder krisenhaften Begegnungen ist in Einzelheiten und im Einzelnen nicht planbar. Es wird aber immer von der allgemeinen *mitmenschlichen* Haltung und von der erworbenen *professionellen* Haltung getragen.

### 6.3.4 Emotionale Muster und Verhaltensmuster – Charakter

Das Repertoire der emotionalen Muster und der Verhaltensmuster für das intersubjektive Feld stammt neben angeborenen Anteilen aus der Gesamtheit der dualen, triangulären, familiären und sozialen Erfahrungen. Sie bilden den Charakter. Diese Muster werden nicht willentlich und bewusst aktiviert und gehören systematisiert zu den verschiedenen Motivationen und zu den Erfahrungen von Erfüllung und Nichterfüllung der Notdürfte und Bedürfnisse aus diesen Motivationen (Trieben) und entstehen während der Entwicklung, unter Extrembedingungen oder in einer Psychotherapie auch bei Erwachsenen. Die Art der sozialen Grenzziehungen gegenüber dem Einzelnen in seiner Entwicklung wirken in alle Bereiche der Persönlichkeit hinein. Sie bestimmen das Bild der sozialen Integration des Erwachsenen.

Die so begründete soziale Selbstintegration kann durch die Übernahme der sozialen Forderungen gegen eigene Bedürfnisse und Notdürfte geprägt sein (Reaktionsbildungen), sie kann eine bewusste oder unbewusste oder nicht bewusste Auflehnung bei übermäßigem Zwang im Verlauf der sozialen Anpassung zur Folge haben, kann mit sozialem Rückzug oder mit sozialer Unterwerfung und Überanpassung beantwortet werden, sie kann mit einer Übernahme der zwingenden, ablehnenden, versagenden, fürsorglichen, behütenden, hegenden und pflegenden Vorbilder einhergehen. Sie kann zugleich mit einer unbewussten Verweigerung als prozeduralem Muster verbunden sein, die Anlass zu großer Widersprüchlichkeit ist.

### 6.3.5 Das Erschließen des intersubjektiven Feldes in der Behandlung

Bei der Beurteilung des Geschehens in der therapeutischen Begegnung empfiehlt sich,

- den Befund gegebener intersubjektiver Handlungen im herkömmlichen analytischen und psychotherapeutischen Behandeln zu erheben, dann
- die Möglichkeiten zur Erweiterung des intersubjektiven Feldes durch bewusste therapeutische Handlungen zu überprüfen. Dabei ist die Abschätzung der Wirkungen des Handelns auf beide (in Gruppen alle) Beteiligten zielführend.
- Diese Abschätzung der Wirkung von Interaktionen wiederum wird mithilfe des szenischen Verstehens in der Begegnung eingeleitet. Das szenische Verstehen erlaubt Rückschlüsse auf die gegenwärtigen, zugänglichen emotionalen Muster und die Muster des Verhaltens des oder der anderen und daraus gegebenenfalls auf grundlegende Erlebens- und Verhaltensmuster. Solche grundlegende Muster gehören auch zu den Bereichen der zentralen Beziehungskonflikte. Aus den vorgefundenen Mustern, wie zum Beispiel aus einem Muster, sich zwanghaft zu unterwerfen, oder einem Muster, andere zwanghaft zu vereinnahmen oder sich allgemein und neutral statt persönlich mitzuteilen, lassen sich Vorstellungen über die Bildung der Muster in der Entwicklung ableiten.

### 6.3.6 Zum szenischen Behandeln beim Kommen – aus der Erstbegegnung mit Frau U.

Dialogisch handelnd und spontan verneinte ich ihre Frage beim Hereinkommen, ob sie mir in einer erwarteten Vorschrift, die an häusliche Erziehung erinnert, also im Haus als Schutz gegen von außen hereingetragenen Dreck, Hausschuhe anziehen sollte.

Theoretisch dachte ich gleich an entsprechende Erziehungsmaßnahmen, die sie anscheinend erfahren hat. Sie kam einem möglichen Diktat zuvor. Zugleich wurde deutlich, dass sie ja bereits zu Hause mit einer solchen Regelung gerechnet hatte, sich durch das Mitbringen der Hausschuhe vorbereitet hatte, sie aber dann doch im Auto »vergessen« hatte. Sie hat das ihr unbewusste Unterwerfungsangebot, das sie durch das Mitbringen der Hausschuhe vermittelte, zugleich unterlaufen und sie im Auto gelassen. Später hielt ich es für möglich, dass sie in ihrem Selbstbild sich als schmutzig und störend erleben könnte. Gewahr war ich dieses Zusammenhangs, doch bewusst wurde mir, die Schuhe sind doch ganz sauber!

Die mögliche Veränderung von Frau U. in der intersubjektiven Erfahrung besteht darin, meine gewährende Haltung zu erleben. Ich nahm sie so an, wie sie war, voller Hektik später gekommen und ohne Hausschuhe. Sie erfuhr keinen Vorbehalt, sie könnte Dreck ins Haus schleifen, keinen Vorwurf, später gekommen zu sein.

In früheren Jahren mit meinem damaligen professionellen Stand hätte ich gesagt,

*»vielleicht sprechen wir über mögliche und wahrscheinlich gute Gründe, aus denen heraus Sie angenommen haben, dass ich Ihnen Hausschuhe vorschreiben könnte«*. Damit hätte ich zu einer Betrachtung im Nachhinein eingeladen. Eine gegenwärtige interaktive Erfahrung in der Sekundenszene wäre so versäumt worden.

Eine denkbare Deutung auf dem Boden der Triebpsychologie könnte sein:

*»Sie ärgerten sich, mich in Anspruch nehmen zu müssen. Als unbewusste Rachefantasie entwickelten Sie die Idee, mir als Gastgeschenk Dreck ins Haus zu tragen. Aus Schuldgefühlen über eine solche Rachefantasie wollten Sie sich gehorsam verhalten. Doch die Auflehnung gegen eine solche Unterwerfung war stärker als die Bereitschaft zu gehorchen, deshalb haben Sie die Hausschuhe im Auto vergessen!«*

Eine vorstellbare Deutung auf dem Boden der Objektbeziehungspsychologie ist:

*»Sie fürchteten, bei mir unbewusst jene Strenge vorzufinden, die Sie wahrscheinlich in Ihrem Leben in wichtigen Beziehungen erfahren haben. Um mich von vorneherein zu beschwichtigen, haben Sie die Hausschuhe mitgebracht. Völlig unbewusst verzichteten Sie dann doch auf den vorauseilenden Gehorsam und ließen die Schuhe im Auto, dem Sinn nach haben Sie sich nicht vorauseilend unterworfen, Sie widersprachen innerlich handelnd Ihrer Unterwerfungsbereitschaft. Sie überließen mir, die Sauberkeitsprozedur zu verlangen oder auf sie zu verzichten.«*

*Zum Gesprächsverlauf bei der Erstbegegnung und Augenblicke szenischer Behandlung*

Nach unserem Platznehmen war sie sehr angespannt und saß auf der Vorderkante des Sessels. Ich riet ihr, erst einmal zur Ruhe zu kommen. Nun lehnte sie sich gelöster im Sessel zurück.

*Diese dialogische Stellungnahme, dieses dialogische Handeln zu raten vermittelten ihr, dass ich sie in ihrer Anspannung wahrnahm, dass ich keinen Anlass sah, sich beispielsweise hier auf die befürchtete Kritik für das spätere Kommen mithilfe defensiver Anspannung vorzubereiten. Der gezielte Rat verhalf ihr, ihre offensichtlich angstbedingte Anspannung zu ermäßigen und damit mehr in diese für sie fremde Situation zu vertrauen.*

Auf einem Zettel suchte sie ihre Aufzeichnungen von unserem Telefonat zu lesen, ich hätte die falsche Hausnummer, nämlich 3 statt 2, gesagt.

*Ich konnte mir das gar nicht vorstellen, ich fühlte mich hilflos, blieb aber stumm und dachte, ohne Tonbandaufzeichnung gab es darüber keine sichere Klärung, für sie nicht, für mich nicht. Ich sah keinen Anlass, ihr zu widersprechen.*

Sie fand wenig später ihre Notiz und rief voller Überraschung aus, oh, sie habe doch die Hausnummer 2 aufgeschrieben.

*Frau U. machte in dieser Situation die Erfahrung, dass sie mir erst einmal einen eigenen Fehler unterstellen konnte, und ich das ertragen habe. Angesichts der von mir vermuteten überstrengen Sozialisierung gemäß der Grundauffassung, Fehler seien schlimm, war das eine wichtige Erfahrung.*

Unablässig begleitete sie im kurzen weiteren Gespräch ihr Missgeschick, so viel später gekommen zu sein, mit lautem, gleichzeitig einnehmendem und verlegenem Lachen, das sie viel jünger aussehen ließ. Ich sagte, dass ich sie nicht auslachte, dann, dass ich es gut fände, dass sie hierhergefunden hätte, und dass sie hier wäre. Sie meinte, es sei schlimm, wieder zu einem Termin wie so oft *zu spät* gekommen zu sein! Ich widersprach, nicht *zu* spät! Sondern *später*! Wir hätten uns kennengelernt und könnten noch eine Viertelstunde miteinander sprechen! Sie äußerte Selbstzweifel, ob sie nicht sehr gestört wäre.

*In ihren Überlegungen über sich selbst hat sie die Tendenz zu Strenge und Selbstherabsetzung. Ich vermittelte ihr, dass ich ihren Selbstspott und ihre Selbstkritik nicht teilte. Ich nahm Stellung mit den Worten »ich lache Sie nicht aus«. Im Gegenteil, ich wies auf das Gelingen dieser ersten persönlichen Kontaktaufnahme hin. Sie nahm in diesem Augenblick Abstand von der gegenwärtigen Situation zugunsten einer allgemeinen und wichtigen Überlegung zu ihrer Störung, nämlich oft später zu sein. In der Gegenübertragung war ich gleichzeitig ihr zugetan und zurückhaltend. Mit meinen expliziten Stellungnahmen zeigte ich ihr eine ganz andere Haltung als die, die sie in der komplementären Übertragung mir zugeschrieben hatte oder die sie selbst in der Wendung der Beschämung gegen sich selbst einnahm. Meine offenen Aussagen gehörten zum dialogischen Handeln, mit ihnen gab ich keine Deutung, mein szenisches Behandeln erschwerte ihr, an der negativen Übertragung festzuhalten. Angesichts ihrer chronifizierten schwerwiegenden Desorganisation bei der Einhaltung von Terminen war ihre nur noch geringe Verspätung bei den folgenden Terminen nach Aufnahme der Behandlung und ihre verschiedentliche Rechtzeitigkeit ein wahrscheinlicher Hinweis auf eine Veränderung der inneren Dynamik von Projektion, von Zwang und unbewusstem Zuwiderhandeln auf dem Hintergrund einer Veränderung in ihrer intersubjektiven Erfahrung. Die Mitteilung meiner Bewertung »später« anstelle von »zu spät« konfrontierte sie mit ihrer irrtümlichen Alles-oder-nichts-Einstellung und verringerte das moralische Gewicht von Scham und irrtümlicher Schuld, das sie mit ihrem späteren Kommen verband. Solche Stellungnahmen sind wichtige Augenblicke des interaktiven szenischen Be-Handelns. Gemäß der Auffassung von Stern liegt es nahe, die Begegnung mit meiner Reaktion auf ihre Verspätung als »Augenblick der Begegnung« einzuordnen. Stern hält es für gegeben, dass solche auch einmaligen Erfahrungen ohne Deutungen Verhaltensmuster ändern können.*

### 6.3.7 Diskussion der Veränderung durch Deutung und durch szenische Be-Handlung – Strachey und Stern

In Stracheys Konzept sind grundlegende Aspekte des Gegenwartserlebens und seiner Unmittelbarkeit genannt, mit dem die Wirkung einer verändernden Deutung verbunden wird. Das entspricht dem intersubjektiven Ansatz von Stern im Konzept der verschiedenen Gegenwartsmomente (present moments, now moments und moments of meeting). Zentral bei diesen ist ein unmittelbares Gegenwartserleben auf den Grundlagen von spontanem Handeln, von Stellungnahme, von gehandelter, gelebter, gegebener Antwort auf eine Handlung.

Stracheys Annahme der *mutativen* Deutung lässt mit den Annahmen z. B. von Stern über die handelnd vermittelte Veränderung des Patienten durch die Erweiterung des intersubjektiven Feldes durch die neue, gemeinsam gelebte intersubjektive Erfahrung vereinbaren, wenn wir den Aspekt des »dialogischen Handelns« und die gefühlsmäßige Aktualität durch die Übertragung in der intersubjektiven Verschränkung beim Deuten sehen.

Deuten als ein dialogisches Handeln, gefühlsmäßige Aktualität in der Beziehung zum Analytiker, gefühlsmäßiges Gegenwartserleben kommen zusammen. Eine Differenz zwischen beiden Ansätzen bleibt bezüglich der Wirkung der inhaltlichen Deutung. Meiner Auffassung nach stärkt die kognitive Kontrolle der inhaltlichen Aussagen, die wir als Analytiker mit unseren Deutungen treffen, wenn die Analysanden sie bestätigen können, das Vertrauen in uns. Außerdem bilden sie Bausteine für eine stimmige und geschlossene Narration. Eine kohärente und bewusst zugängliche Narration fördert zugleich die Integration von widersprüchlichen Selbstanteilen, wie sie für die Gesundung bei desintegrierten Selbstanteilen mit affektiven Partialobjektbeziehungen notwendig sind.

## 6.4 Zusammenfassung Szenisches Behandeln

Mithilfe des intersubjektiven Aspekts erkennen wir, dass das unmittelbare affektive Gegenwartserleben, das Strachey 1935 für den Analysanden beschreibt, gleichzeitig für die deutende Analytikerin gilt. Lernen neuer implizit verfügbarer Muster im Bereich des Charakters wie in Verbindung mit Symptomen geschieht durch Einüben, das ist Handeln. Deshalb ist das unmittelbare Handeln in der Beziehung, das hier szenisches Be-Handeln genannt wird, für die Therapie, für das Umlernen so wichtig. Es geschieht in Mikroszenen, die in ihrer Summe die Szenen, die Begegnungen in den Behandlungen bilden. Szenisches Be-Handeln vergrößert das intersubjektive Feld jedes Einzelnen in der therapeutischen Dyade. Das vorhandene Repertoire an bewussten, dynamisch unbewussten oder nicht bewussten, implizit gelebten Gefühls- und Verhaltensmustern kann durch Lernen neuer, wünschenswerter Muster und durch Stilllegung gewohnter, aber unzuträglicher Muster verändert und erweitert werden. Konkordante Identifizierungen, komplementäre Reaktionen und Reaktionsbildungen in den Interaktionen kennzeichnen den Lernprozess im szenischen Erleben.

Die zentralen Verhaltensmuster im Zwangscharakter sind prozedural unbewusst repräsentiert. Sie können deshalb nur mithilfe von *oft wiederholten* neuen Handlungserfahrungen überwunden werden. Bereits Reich in der Charakteranalyse betonte, dass die »Deutungen« des Charakterpanzers häufig wiederholt werden müssten (Reich, 1933).

Inhaltlich überzeugende Deutungen können Vertrauen fördern, Neugier wecken, der angestrebten Unabhängigkeit dienen und das bewusste und vorbewusste Selbstbild entwickeln, die persönliche Narration und damit die strukturelle Integration fördern und erweitern. Das unausgesprochene Verhalten beim Deuten der Inhalte, also *wie* gedeutet wird – einfühlsam, hart, vorschnell, selbst überzeugt, fordernd usw. –, die Begleitung durch die Vitalitätsaffekte, die Art der Metaphorik usw. prägen das bewusste und unbewusste Bild und Vorbild des Analytikers und damit die Art der Identifizierungen oder Reaktionsbildungen. Das Verhalten der Analytiker in den alltäglichen oder krisenhaften Begegnungen ist in Einzelheiten und im Einzelnen nicht planbar. Es wird aber immer von der allgemeinen mitmenschlichen Haltung und von der erworbenen professionellen Haltung getragen. Im Bereich der professionellen Haltungen gehören Entwicklungen und auch Änderungen lebenslang zur Berufswirklichkeit.

## 6.5 Behandlungsskizze Frau H.

Frau H. war bei der Erstkonsultation Anfang 40 und verwitwet, sie hatte einen neunjährigen Jungen und war lose mit einem gleichaltrigen Mann liiert. Sie bewältigte die Trauer um den Ehemann nicht. Allein zu erziehen fiel ihr schwer. Sie kam oft nicht rechtzeitig. Sie litt unter dem Widerstreit, zu Hause aufzuräumen oder vieles liegen zu lassen. Im therapeutischen Gespräch erlebte sie sich ebenfalls widersprüchlich, sie wollte am Ball bleiben und ließ ihn oft ins Aus rollen. Beim Erstgespräch erkannte ich erstmals eine Messie-Problematik aus Andeutungen.

### 6.5.1 Scham und Verschlossenheit über ihr häusliches Durcheinander

Frau H. versuchte nach Möglichkeit, Besuche von Verwandten und Bekannten in ihrer Wohnung zu verhindern. Oder sie empfing nur im Flur der Wohnung, da sie niemanden in das Chaos des Wohnzimmers schauen lassen wollte. War ein Besuch unvermeidlich, dann kämpfte sie mit der Unordnung und bemühte sich, das Wichtigste vorher aufzuräumen. Wenigstens die Bügelwäsche sollte dann nicht mehr auf der Couch herumliegen und die verschiedenen Kleidungsstücke des Sohnes und die Schuhe des Freundes sollten aus dem Blickfeld verschwinden.

### 6.5.2 Regelmäßig unpünktlich

Frau H. kam während der vierjährigen Behandlung immer wieder später zu den Stunden, manchmal nur einige Minuten, manchmal erheblich. Sie fuhr mit Elan auf den Parkplatz und eilte herein. Sie wirkte dabei geschäftig. Sie verzichtete nach einiger Zeit, sich bei Verspätung zu entschuldigen. Sie verstand, dass ihr der Zeitpunkt zu kommen freigestellt war. Dennoch verband sie manches Mal die Begrüßung mit einem schuldbewussten Blick wie zur Abbitte für ihr spätes Kommen. Manchmal näherte sie sich in forschem Schritttempo mit Stöcken und unterstrich mit dem Nordic Walking ihre Entschlossenheit, ihrem Übergewicht entgegenzuwirken.

### 6.5.3 Das Bild bei der Erstkonsultation

Frau H. ging es schon seit Monaten schlecht, sie reagierte gereizt, auch gegenüber ihrem Sohn, sie war auch am Arbeitsplatz ekelhaft zu den anderen, fühlte sich einfach am Ende, völlig überfordert, zu sehr allein durch den Tod ihres Mannes vor acht Jahren. Im Haushalt kam sie nicht mehr nach, es war da chaotisch. Sie war nicht mehr fröhlich, sang nicht mehr, in der Firma war ihr gewohntes Lachen nicht mehr zu hören. Sie hatte anhaltend Konflikte mit ihrem Sohn, den sie für hyperaktiv hielt. Sie neigte zu Selbstvorwürfen. Hätte sie den verstorbenen Mann lieber nicht drängen sollen, die Weiterbildung zu machen? Hatte sie ihn überfordert? Ihre Stimmung konnte plötzlich umschlagen, sie fiel dann aus dem Lachen in ein langes, nicht zu stillendes Weinen. Das schlechte Ergebnis ihres Arbeitsgesprächs mit ihrem Chef stürzte sie in eine Krise, die sie nicht mehr allein bewältigen konnte. Sie hatte Angst vor ihrer Einsamkeit, wenn ihr Sohn herangewachsen sein würde. Ihr machten erheblich Schwächegefühle, Herzklopfen, übermäßiges Schlafbedürfnis, starke Kreuz- und Rückenschmerzen, Nacken- und Schulterschmerzen, Engegefühl im Hals, rasche Erschöpfbarkeit, Taubheitsgefühl der Arme, aufsteigende Hitzewallungen, Mattigkeit, Stiche in der Brust, Heißhunger und Druckgefühl im Kopf zu schaffen. Sie hatte zu viel an Gewicht zugenommen. Auf Alkohol konnte sie nicht verzichten.

### 6.5.4 Flucht von zu Hause und Scham

Frau H. war sehr rührig als Mitglied in verschiedenen Vereinen. Sie übernahm Elternvertretungen in der Schule, kochte dort gelegentlich für die Klasse und organisierte das Klassenfest. Den Sohn hatte sie in vier Jugendvereine geschickt. War sie außer Haus, dachte sie nur mit Beklemmung an ihre Wohnung. Der Gedanke an ihr Durcheinander lastete dann wie ein Fels auf ihr. Nach ihrem Umzug war sie mit einer Nachbarin befreundet, die sie auch gut in ihre chaotische Wohnung kommen lassen konnte, ohne in eine Schamkrise zu stürzen. Die Freundin hatte bei ihrem ersten Besuch recht natürlich reagiert und ihr damit Sicherheit gegeben. Frau H. lief mit der Fülle ihrer Aktivitäten und ihres Engagements von zu Hause weg. So fehlte ihr auch die Zeit, zu Hause Ordnung zu schaffen.

### 6.5.5 Wie sich Frau H. selbst erlebte, fühlte, beurteilte und verhielt

Frau H. fühlte sich häufig richtig krank. Sie konsultierte viele Ärzte. Akupunktur, Gastroskopie, Allergietestung, Massagen und Krankengymnastik hielten sie in Atem. Sie hetzte von einem Termin zum anderen und war ruhelos. Allein überfielen sie Verlassenheitsgefühle. Ordnung zu halten überforderte sie. Ihrem Sohn gegenüber geriet sie rasch in Wut und wendete sich dann ab und ging.

Sie machte mehrere vergebliche Anläufe zu einer bleibenden Partnerschaft. Sie setzte auf viel versprechende Wundermittel und Programme, um sie dann nach kurzer Zeit enttäuscht fallen zu lassen.

Zeit und Energie steckte sie in eine Eigentumswohnung. Endlose Querelen mit Miteigentümern und Verwaltung verleideten ihr bald das neue Zuhause. Nach ihrem Umzug gab es Ärger mit den Mietern. Sie fühlte sich am Arbeitsplatz, in der Erziehung und in ihren sozialen Kontakten mit Freunden und Verwandten immer wieder als Opfer von Missgunst und Ablehnung. Die Klagen des Sohnes und ihres Partners, sie bestimme alles, verstand sie nicht. Erkannte sie, andere verletzt und Fehler gegenüber dem Sohn gemacht zu haben, erging sie sich in Selbstbeschuldigungen und versuchte Wiedergutmachung.

### 6.5.6 Soziale Entwicklung und familiäre Umstände

Der Vater ist Soldat gewesen und 1945 unter dramatischen Umständen über die Ostsee in den Westen geflüchtet. Bei einem Umsteigen auf ein anderes Schiff waren viele Flüchtlinge zwischen die Schiffswände gestürzt und umgekommen. Der Vater war Arbeiter. Er erzog streng und schlug auch. In jungen Jahren hätte er, so erzählte er, wöchentlich neue Kochlöffel kaufen müssen, um wieder schlagen zu können! Bei Ungehorsam wurde er jähzornig. Einmal warf er einem Bruder einen Holzschuh nach, der eine gläserne Türfüllung zertrümmerte. Der Vater war pedantisch. Er verlangte, noch während des Kochens die Küche aufzuräumen. Er trank und hatte oft Magenschmerzen.

Die Mutter betreute die Kinder. Sie hielt in ihrem großen Haushalt keine Ordnung. Sie machte das aber in ihrem Stundenjob. Auch vor einer Erholungskur hat sie im Nu aufgeräumt. Über Mutters Chaos haben die Eltern oft gestritten. Die große Zahl von zehn Kindern erklärte sich Frau H. mit der Triebhaftigkeit des Vaters. Die Pille wäre zu teuer gewesen und Kondome kamen offensichtlich nicht in Frage.

Bei einem Abtreibungsversuch mit einer Stricknadel ist die Mutter beinahe verblutet. Danach hätte sie sich in ihr Schicksal gefügt. Über Kummer in der Ehe hat die Mutter mit niemandem gesprochen. Wenn der Vater auf der Couch lag, griff er der Mutter öfter auch vor den Kindern unter den Rock. Die Mutter und zwei der Schwestern litten so wie sie noch heute unter starken Rückenschmerzen.

Sie fürchtete sich als Kind im Dunkeln und vor Tieren, Albträume plagten sie. In einem kindlichen Wiederholungstraum voller Angst hat ihr ein sexuell provozierender Nachbar mit seiner Frau einen Speer in den Rücken geworfen. Sie flüchtete im Traum in Panik vom Garten die Treppe zur Waschküche hinab und sah auf der Fensterbank die abgeschnittenen Köpfe der Brüder liegen. In der Waschküche wurde manchmal geschlachtet. Sie fürchtete Verlassenheit und Alleinsein. Sie war schon damals leicht übergewichtig. Als achtes Kind von zehn überlebenden Kindern wuchs Frau H. zwischen älteren und jüngeren Brüdern auf. Ein Brüderchen war bei einer Leistenbruchoperation gestorben. Die Ärzte in der Klinik hatten Unterernährung festgestellt, die Mutter widersprach dem, das Kind hätte dicke Backen gehabt. Die älteren Schwestern verließen bald das Haus. So wuchs Frau H. mit Brüdern auf. Sie fühlte sich wie ein halber Junge. Die Mutter sei ihre »beste Freundin« gewesen, außerhalb hatte Frau H. nie eine engere Freundin und schlief nie außer Haus. Durch die große Kinderzahl war Geld knapp, und es gab oft nur einfaches Essen. Einmal lebte die Familie an Weihnachten nur von den Lebensmitteln aus einem Geschenkkorb der Firma des Vaters.

Nach dem Hauptschulabschluss absolvierte Frau H. eine Lehre und arbeitete in verschiedenen Firmen. Mit 19 Jahren zog sie aus und ging ins Ausland. Sie lebte zwei Jahre mit einem Freund zusammen, der zu viel trank. Sie verließ ihn und lernte bald ihren späteren Mann kennen. Er schloss sein Studium nicht ab. Sie zogen an den See, wo Frau H. wegen ihrer ausgezeichneten Zeugnisse unter verschiedenen Stellenangeboten ihre jetzige Anstellung auswählen und über 20 Jahre halten konnte. Sie erlebten als Paar viel Schönes, nach sechs Jahren kam das Kind, und ihnen ging es sehr gut.

Die Mutterschaft mit ihrem Kleinen war schwierig. Als Baby hat M. immer geschrien. Es kam vor, dass sie ihn entnervt schüttelte und anschrie, dass er doch Ruhe geben sollte. Als Kleinkind sperrte sie ihn auch zur Strafe ein. Voller Scham erzählte sie nach zwei Jahren Behandlung, dass der Kleine nur bei ihr so schrie und sich bei anderen schnell beruhigte. Durch den Unfall, das schwere Krankenlager und den Tod ihres Mannes war sie in der frühen Mutterschaft zusätzlich schwer belastet.

Frau H. stufte sich selbst bis zum Tod des Mannes als besonders ordentlich ein. Allerdings wären zwei der Schwestern außerordentlich genau und putzten wie wild. Dort könnte man sogar vom pieksauberen Fußboden essen, so gepflegt und sauber wäre der. Die dritte Schwester ließ nach dem frühen Tod ihres Mannes ähnlich wie sie über Jahre sehr viel herumliegen. Ein Bruder ertrüge nicht den geringsten Dreckspritzer auf seinem Auto. Ein anderer, der allein stünde, käme in seinem Chaos schier um.

### 6.5.7 Lebenskrisen als Auslöser

Ihr Mann war in seiner Stellung unentbehrlich. Sie drängte ihn, wegen eines besseren Verdienstes eine Weiterbildung anzuhängen. Er verunglückte während der Prüfung durch Übermüdung und erlitt ein schweres Schädelhirntrauma, an dem er ein Jahr später verstorben ist. Ihr Kind war gerade drei Jahre alt. Sie nahm ihren Sohn nicht mit zur Trauerfeier. Die Asche ließ sie in einen Fluss streuen. Sie hielt den Jungen für zu klein und erzählte ihm, der Vater sei über den Wolken. Als das heranwachsende Kind einige Zeit später zu fragen begann, wann der Vater wieder herunterkommen würde, geriet sie in Bedrängnis. Ein Begräbnis am Ort war für sie unvorstellbar. Am Grab ihres Mannes zu stehen und seinen Namen auf dem Stein zu lesen, verband sie mit der Angst zusammenzubrechen. In den Wochen vor seinem Tod hatte sie sich schon Gedanken gemacht, einen anderen Mann zu suchen. Allein zu bleiben war für sie ein schrecklicher Gedanke. Vier Monate nach seinem Tod stürzte sie sich in Faßnachtsvergnügungen. Sie lernte in den folgenden Jahren eine Reihe Männer kennen, mit denen sie eine Partnerschaft versuchte. Keiner bestand den Vergleich mit ihrem verstorbenen Mann. Einer von ihnen, Tom, selbst ein großer Junge, ist ein Freund und richtiger Kumpel ihres Sohnes geworden. Er war häufig bei ihnen, nach kurzer Partnerschaft schlief er im Zimmer des Sohnes, sie unternahmen vieles zu dritt, aber als Frau war sie lange allein. In neuerer Zeit während der Behandlung hat sie sich mit Tom wieder auf eine Partnerschaft eingelassen. Eine Schwester starb vor zwölf Jahren an Gebärmutterkrebs, die Mutter erlitt vor knapp drei Jahren einen tödlichen Schlaganfall, der jüngste Bruder, der frühere Lieblingssohn Mutters, geriet mit seinem Handwerksbetrieb in einen Konkurs und verübte wenige Wochen nach der Beerdigung der Mutter Suizid. In der Familie seien häufiger Depressionen aufgetreten.

Zu den Todesfällen in ihrer Familie rechnet Frau H. noch den plötzlichen Herztod des Schwiegervaters einige Wochen nach dem Tod ihres Mannes. Auch seine freundliche Großmutter starb wenige Tage nach ihrem Bruder. Frau H. trug bis in die letzten Monate der Behandlung ihre beiden Witwenringe. In ihrer Wohnung hatte sie mehrere Fotos ihres verstorbenen Mannes aufgestellt, die sie nach dem Entschluss zur Partnerschaft mit Tom und nach seinem Einzug nicht weggeräumt hat. Tom gegenüber schimpfte sie manchmal, dass ihr früherer Mann sich seine Dummheiten nie erlaubt hätte

### 6.5.8 Strenge der Eltern

Frau H. hat unter der Selbstverständlichkeit gelitten, mit der sie als Mädchen helfen musste. Die Brüder waren davon völlig befreit. Die Erziehung durch beide Eltern war streng. Gehorchten die Kinder nicht, wurde der Vater jähzornig. Als ein älterer Mann sie auf der Straße wiederholt abgepasst hatte und ihr Geschlecht mit den Händen gerieben hatte, fühlte sie sich schuldig und war voller Angst gewesen, ohne sich in der Familie mitteilen zu können. Sie machte den Versuch, sich unkenntlich zu machen, indem sie sich anders anzog und frisierte.

### 6.5.9 Widersprüchlichkeiten zwischen Strenge und unangemessener Milde als Erziehende

Frau H. behandelte ihren Jungen widersprüchlich und untergrub oft die familiäre Ordnung. Sie griff in viele seiner Entscheidungen, die er altersgemäß treffen konnte, bevormundend ein. Als sie einmal für sich und Tom vier Wochen Alkoholkarenz festgesetzt hatte, verlangte sie von ihm, in dieser Zeit auf einen Teil seiner üblichen Süßigkeiten zu verzichten. Er beklagte oft bitterlich das Gefühl, bei ihr *immer zu müssen.* Oft schrie sie ihn beim Aufgabenhelfen an, obwohl sie es vermeiden wollte. Er schrie zurück. Bewusst wollte sie ihm alle Wünsche erfüllen und hatte Schwierigkeiten, beispielsweise sein ausuferndes Fernsehen oder Videoschauen zu begrenzen. Sie handelte oft inkonsequent. Sie setzte ihm Grenzen, legte Aufgaben und Strafen bei Nichterfüllung fest und schaute tatenlos zu, wenn er nicht gehorchte. Sie beklagte, wie wenig er große Geschenke zu schätzen wusste. Wenn er von der Großmutter mit Kleidern und Schuhen ausgestattet wurde, griff Frau H. in seine Entscheidungen für dieses oder jenes Stück ein.

Als Heranwachsender entwickelte er Humor. So schlug er der Mutter einmal vor, ihm doch ihr Stammbuch zu zeigen als Nachweis, dass sie tatsächlich seine Mutter wäre. Sie reagierte verärgert und zeigte ihm die Sterbeurkunde seines Vaters. Sie wendete sich ärgerlich ab, wenn er auf ihre Ratschläge nicht hören wollte, sie ging aus dem Zimmer und knallte die Tür zu. So war es wieder einmal gewesen, als er nach Beendigung seiner Hausaufgaben im Wohnzimmer begann, mit seinen Legosteinen zu spielen. Sie hat das gestört. Sie befahl ihm, in sein Zimmer zu gehen, sie könnte den Worten in der Sendung nicht mehr folgen. Da rief er, sie könnte ihn ja gleich umbringen und auffressen wie der Mann, von dem in den Nachrichten berichtet worden war. Sie erschrak und fühlte sich schuldig.

Oder sie beschämte ihn im Nachhinein oder beschuldigte ihn, wenn etwas misslungen war. Ursprünglich hatte er Angst, außer Haus im Verein mit zu übernachten wie die anderen Kameraden. Als sie ihn abholte, hielt sie ihm vor, na, es ist doch gut gegangen, du hättest uns das Theater vorher ersparen können. Ein andermal beschämte sie ihn vor seinen Freunden. Sie würde sie alle nun doch nicht zur Skaterbahn fahren, weil er so dickköpfig darauf bestand, seine neue Hose anzuziehen.

Wenn er ähnlich wie sie Druck mit Wutausbrüchen beantwortete, geriet sie erzieherisch in die Krise. Manchmal schlug sie ihn dann. Anschließend war sie von Schuldgefühlen und Scham erfüllt. Als sie ihn nach der Mutter-Kind-Kur gebeten hatte, die Koffer die paar Meter zur Haltestelle zu bringen, brüllte er sie an, immer müsste es nach ihrer Schnauze gehen. Sie hatte Mühe, nicht zu explodieren. Früher hat sie ihn bei solchen Anlässen samt Kleidern in die Badewanne gestellt und kalt abgeduscht. Anders gelang es ihr nicht, ihn zu veranlassen, mit seinem Brüllen aufzuhören. Als Schulkameraden sie einmal fragten, ob diese Geschichte wahr wäre, fühlte sie sich sehr verlegen. Sie reute, ihn geschlagen zu haben.

Ihre Autoritätsprobleme fielen in ihrem sozialen Umfeld auf, und sie schämte sich zutiefst dafür. Deshalb betrieb sie mit Macht eine Vorstellung bei einer Kinderpsychiaterin. Nach einem Vortrag über das »Aufmerksamkeitsdefizitsyndrom« war sie überzeugt, dass ihre Konflikte darin wurzelten. Sie brauchte die Diagnose, um gegenüber der Kritik ihres Schwagers und anderer an ihrer Erziehung bestehen zu können. Sie war sehr verletzt, als das Ergebnis der Tests zu einer erzieherisch vorgetragenen Mahnung der Ärztin führte, den psychiatrisch gesunden Jungen nicht wie einen kleinen Erwachsenen heranwachsen zu lassen. Als eines Tages Tom nicht gekommen war und ihr Sohn Sorge hatte, er könnte mit dem Motorrad tödlich verunglückt sein, erzählte er ihr in seiner Sorge folgende Fantasie: Er würde jeden Tag an das Grab des Freundes gehen, um zu trauern! In der Behandlung verstanden wir in der Fantasie seine Antwort auf das fehlende Grab seines Vaters.

Weil sie die Wohnung vernachlässigte und unregelmäßig kochte, war ihr Sohn unzufrieden. Rügte ihn die Mutter für seine Schlampereien, hielt er ihr entgegen, wie sie die Wohnung verkommen ließ. Er versuchte manchmal, selbst Ordnung zu schaffen, und richtete beispielsweise seine Seite im Bad ordentlich. Oder er machte einen Wochenplan für ein systematisches Aufräumen, nach dem sie beide tätig werden sollten. Sonntag sollte dann Spieltag sein. In diesem Zusammenhang erinnerte sich Frau H. an einen Fernsehfilm, in dem die Rolle von Kindern als Helfern ihrer Eltern gezeigt worden war. Diese Rolle wollte Frau H. auf keinen Fall für ihren Sohn. Sie fühlte sich schuldig wie eine bereits völlig verwahrloste Frau.

Bei der Erinnerung an ihr Verhalten gegenüber dem Sohn als Baby und Kleinkind erzählte sie, dass sie niemals vorhatte, mit Schlägen und Schreien zu erziehen. Sie dachte immer, ihre Erziehung sollte ganz anders sein als die, die sie zu Hause erlebt hatte. Markus wuchs in die Pubertät hinein, und die Konflikte zwischen ihnen nahmen an Schärfe zu. Beschimpfte er sie und ihren Partner mit »Ihr seid Arschlöcher«, wurde sie hilflos. Wenn sie ihm mittwochs das Ausleihen neuer Videos verbieten wollte, weil er eine schlechte Note geschrieben hatte, gab sie dennoch nach, wenn er auf den Sonderpreis an diesem Tag verwies. Als er nicht mitessen wollte, weil gerade seine Kumpels kamen, hat sie ihn gezwungen, eine Kleinigkeit zu essen. Als er mit unbeschreiblicher Miene aß, jagte sie ihn angewidert davon, er sollte sich bis abends nicht mehr sehen lassen. Er war überrascht und verdutzt und zog ab.

*Die Erfahrungen erlittener Strenge als Mädchen werden bei Frau H. so wie bei vielen anderen mehr durch das eigene Erziehungsverhalten zugänglich als durch Erinnerungen oder durch Dokumentationen und Augenzeugenberichte. Die regelmäßige Identifizierung der Kinder mit dem Erziehungsstil der Eltern wirkt sich in all den Bereichen, die prozedural als Hand-*

*lungsmuster verinnerlicht sind, als Eltern in spontanen und nicht unterdrückbaren Handlungsimpulsen und Verhalten aus. Selbstkritische Distanzierung gelingt unter zwei Voraussetzungen: kritische Selbstbeobachtung und kritischer bewusster Vergleich mit dem erinnerten Erziehungsverhalten der eigenen Eltern. Nicht erinnerbare Eingriffe der Eltern verhindern die mögliche Selbstkorrektur. Psychoanalytisch gesehen verwenden Eltern eine projektive Identifizierung, sie teilen den Kindern ihr eigenes, verdrängtes oder bewusst nicht erinnerbares Leid zu.*

### 6.5.10 Soziale Unordnung und unsichere Bindungsmuster

Die Familienverhältnisse in ihrer Elternfamilie waren zumindest zeitweise außerordentlich schwierig. Sie entwickelte als Mädchen ein unsicher-ambivalentes Bindungsmuster, als Erwachsene ist sie unsicher-verstrickt gebunden.

In der Gegenwart als alleinerziehende Mutter ist es ihr nicht gelungen, eine verbindliche Partnerschaft aufzubauen und eine für Markus verlässliche Familienstruktur zu entwickeln.

Oft war sie unausgeglichen und verhielt sich ärgerlich und abweisend und bevormundete übermäßig. Im Wechsel wurde sie überraschend gewährend und anhänglich und zärtlich. Sie verwischte gesellschaftlich verbindliche Grenzziehungen. In verschiedener Hinsicht nahm sie Markus wie einen gleichgestellten Partner. Sie holte ihn in ihr Bett zum Kuscheln, auch wenn er spontan in seinem Zimmer schlafen wollte, ließ sie ihn noch mit zwölf Jahren zu sich in die Badewanne steigen, ohne an die sexuell erregende Nähe zu denken, sie tastete morgens, wenn er bei ihr geschlafen hatte, ob seine Unterhose nass war, weil er noch öfter einnässte. Sie fragte manchmal um Erlaubnis, ob sie noch ein zweites Glas Wein trinken dürfte, oder sie klagte ihm, dass das Girokonto schon wieder leer wäre. Seinen manchmal stürmischen sexuellen Annäherungen wehrte sie zögerlich. Zum Beispiel fummelte er vor ihr nackt am Penis herum, guck mal, wie groß der ist, oder er überfiel sie mit stürmischen Küssen auf den Mund und suchte mit der Zunge in sie einzudringen. Sie unternahm vieles mit ihm gemeinsam. Sie übertrug ihm Aufgaben, die sie selbst nicht für sich klären konnte. Verkauften sie getragene Kleider von ihm, konnte er den Preis festsetzen und das Geld an sich nehmen. Sie behandelte ihn also wie gleichberechtigt und gleichverpflichtet. Sie unternahm gemeinsam mit ihm mehr als Mütter, die einen Partner haben, mit ihren Söhnen. Sie übertrug ihm Aufgaben, die sie selbst nicht bewältigen konnte. Sie wendete sich ärgerlich ab, wenn er nicht gehorchen wollte.

*Frau H. war es als junger Erwachsener gelungen, sich beruflich zu qualifizieren, familiär unabhängig zu werden und eine für sie gute Partnerschaft zu finden und Mutter zu werden.*
*Als junge Mutter war sie labilisiert, als Witwe verlor sie ihr Gleichgewicht. Ihre unsicher-widersprüchliche Bindung mit großer Angst und überwältigendem Schmerz in der Verlassenheit und aufflammender Wut bei Widerspruch und teilweiser Verschlossenheit und Heimlichkeit erschwerten ihr die soziale Selbstbehauptung als alleinerziehende Mutter. Ihre Erfahrungen mit unsicheren sozialen Verhältnissen und anscheinend erheblichen Grenzverletzungen in ihrer Stammfamilie durch den Vater prägten ihr eigenes Erziehungsverhalten. Entgegen bewussten Idealen handelte sie teilweise unkontrolliert ärgerlich und verletzend und überschritt, ohne das wahrzunehmen, die intimen Grenzen des Kindes verführerisch. Ihre eigene Sehnsucht nach Erfüllung ihrer unerfüllten verdrängten kindlichen Wünsche nach Anerkennung und zärtlicher Nähe stand Pate für ihre Absicht, dem Sohn alle Wünsche zu erfüllen. Auf der anderen Seite schlug sie im Ärger und warf die Tür zu, ohne sich der Folgen bewusst zu sein. Das Kind musste sich teilweise wie der überlegene Mann, teilweise entmündigt wie ein Kleinkind, teilweise als zu hart bestraft erleben.*

### 6.5.11 Der Befund zu Beginn

Frau H. verhielt sich zuerst unsicher und vorsichtig, dann öffnete sie sich und schilderte, wiederholt von Tränen unterbrochen, ihre Geschichte der letzten Jahre seit dem Tod des Mannes. Sie ging differenziert auf ihre Stimmungen und Zustände ein und zeigte eine bemerkenswert vielfältige Selbsteinschätzung. Offenbar war ihr nicht bewusst, dass die von ihr erlittenen Verluste durch Krankheit und Tod fast jeden überfordert hätten zu trauern, stattdessen bezichtigte sie sich zu großen Selbstmitleids. Sie war zu einer Psychotherapie entschlossen. Sie äußerte sich sehr sprachgewandt, beherrschte eine sehr gute, zielstrebige Darstellung ihrer persönlichen und beruflichen Entwicklung während der vergangenen Jahrzehnte. Die medikamentöse antidepressive Behandlung erschien ihr inzwischen unzureichend für eine dauernde Bewältigung ihrer Lage.

Neben Verdrängung und Affektunterdrückung von als bedrohlich erlebten Affekten aus der Früherfahrung stachen die Wendung der Beschämung und der Beschuldigung gegen sich selbst als Abwehrverhalten ins Auge. Sichtlich war die Abwehr der depressiven Affekte durch ihre bisher weltoffene Art und ihre Lebensfreude unter dem Druck der gesteigerten Traueranforderung entscheidend geschwächt. Sie zeigte keine gröberen psychopathologischen Symptome, sie hat keine suizidalen Tendenzen angesprochen. Sie litt unter einer Reihe depressiver Konversionssymptome und unter Zwangssymptomen. Deutlich war die Diskontinuität im Denken immer dann, wenn sie sich schmerzlichen Beziehungsfragen näherte Diese Desorientierung ist bei Aktivierung der Bindung bei Wiederannäherung bei Traumatisierten beschrieben.

*Bewusste Persönlichkeit*

Frau H. zeigte eine sehr gute Intelligenz mit guten kognitiven Leistungen. Sie erledigte ihre beruflichen Arbeiten mit guten Ergebnissen und organisierte sich mit hohem Perfektionsanspruch. Sie war fest zur Behandlung entschlossen.

*Affektive Persönlichkeit*

In ihrem Bindungsverhalten zeigte sie sich unsicher, in Verbindung mit ihrer Affektsteigerung als Affektregulierungsmuster ausgesprochen ambivalent. So war sie in ihren Gefühlsäußerungen von Schmerz, Ärger oder Angst offen und vermittelte einen nachvollziehbaren Einblick in ihr Erleben. Als Kind hatte sie zum Teil gelernt, Ärger zu unterdrücken und sich heimlich Bedürfnisse zu erfüllen.

*Abwehrmuster (Überlebens- oder Schutztechniken gegenüber der Wahrnehmung von innerlichen Bedrohungen wie wach werdenden Ängsten, Paniken, depressiven Affekten)*

Ihre Selbstbeschämungen, Selbstbeschuldigungen und Selbstattacken waren charakteristische depressive Reaktionsbildungen gegen als bedrohlich erlebte Gefühlszustände von Hilflosigkeit. Sie verwiesen auf die Wendung von Aversion und Aggression gegen sich selbst als Abwehr. Bemerkenswert ist die teilweise Unterdrückung großer Wut und von Schmerz neben ihrer Fähigkeit zu lebhaftem Affektausdruck, die Anlass zu Konversionssymptomen war mit starken als körperlich erlebten

Schmerzzuständen und Spannungszuständen. Daneben verfügte sie über erhebliche Verdrängung und auch über projektive Zuschreibungen und Zuteilungen von Selbstanteilen an andere.

*Zwangsverhalten*

Die Neigung zu Unordnung zu Hause verwies auf das implizite, obligat unbewusste zwanghafte Unterlassen und Zuwiderhandeln, das häufig nach Zwangserfahrungen bei der erzieherischen Regulierung von Mobilität, Exploration und von physiologischen Funktionen wie Essen, Ausscheidungen, Schlafen in der Kleinkindentwicklung beobachtet wird (in der klassischen psychoanalytischen Sprache: Hinweis auf »analen Protest«).

Zwanghaft flüchtete sie in Tätigkeiten und soziale Kontakte außerhalb ihrer Wohnung. Sie vermied so Gefühle der Verlassenheit und die bewusste Wahrnehmung ihres Chaos, das sie innerlich mit Scham- und Schuldgefühlen zu kommentieren pflegte. Bei vielen Gelegenheiten widersprach sie zwanghaft und suchte andere zu bevormunden.

*Suchtverhalten*

Ohne Sättigung zu essen und Betäubung mit Alkohol stehen für süchtige Reaktionsbildungen gegenüber Gefühlszuständen von Schmerz, Scham, Angst und Leere. Wenn für sie sich für Schwächen zu schämen, sich schuldig zu fühlen, sich verlassen und allein zu fühlen und ihrem Schmerz zu begegnen unerträglich zu werden drohten, griff sie zum Wein oder stopfte sich mit Essen voll.

*Einschätzung der Psychodynamik*

*Primäre Geborgenheit und Aspekte des Mangels*

Die Belastung der Mutter durch die achte Mutterschaft, auf die bald zwei weitere Schwangerschaften folgten, lässt an eine unzureichende emotionale Verfügbarkeit für die kleine Tochter denken. Eine *mangelhafte frühe Geborgenheit* bei der Entwicklung ihres Kernselbst, in den Stadien der auftauchenden Selbst, des intersubjektiven Selbst (Stern, 1985) (*nach der klassischen Theorie* Entwicklungsstörung in der *oralen Phase der Libidoentwicklung* in der Dualität mit der Mutter und der prägenitalen Triangularität mit Mutter und Vater) ist die Ursache der *depressiven Affekte.* Zu ihnen gehören neben Hilflosigkeit, Hoffnungslosigkeit, Verlassenheit und Todesängsten die Gefühlszustände der Leere und der Sinnlosigkeit. Letztere können Anlass zu Selbstbehandlungsversuchen mit übermäßigem Essen, Betäubungsmitteln, Sammeln und Einkaufen als Erwachsene geben. Eine konfliktabhängige Desintegration der dynamischen Ichstrukturen (»Spaltung«) mit ihren unerfüllt sehnsüchtigen und unterdrückt rachsüchtigen Seiten mit depressiven Wendungen der Beschämung, der Verachtung und des Spotts gegen sich selbst war offensichtlich die Folge (s. a. S. 112, Rehberger, 2004). Die mangelnde Verfügbarkeit der Mutter könnte der unsicheren Bindungsorganisation bei Frau H. als Kind Vorschub geleistet haben. Zugleich lernte sie vermutlich nach elterlichem Vorbild eine Steigerung des Affektausdrucks von Angst, Ärger und Schmerz. Sie verlor gegenüber dem Sohn manchmal ihre Kontrolle über ihren oft unterdrückten Ärger. Zugleich war die teilweise Unterdrückung von Wut in Verbindung mit einem unbewussten Strafzwang aus Schuldgefühlen mit einer Reihe typisch depressiver Konversionssymptome verbunden.

*Sozialisierung im Bereich der Eigenständigkeit und Aspekte des Zwangs*

Ihre *Autonomieentwicklung* stand wahrscheinlich im Schatten strenger Leistungsforderungen. Frau H. gelang eine gute Anpassung, sie lebte über Jahre leistungsbezogen mit einer Neigung zum Perfektionismus. Der Klotraum während der Behandlung spricht für beschämende Erfahrungen zu versagen im Zuge der Reinlichkeitserziehung. Diese Erfahrungen fallen in die Zeit der kindlichen Amnesie und sind nicht für Frau H. erinnerbar.

*Sozialisierung im Bereich der Sexualität*

Der ödipale Konflikt wurde in offensichtlicher Identifizierung mit der Mutter heterosexuell gelöst. Eifersucht wurde durch die ungleiche Behandlung der Geschwister gefördert. Im Kindergartenalter prägten sexuelle Spiele mit den Brüdern und der sexuelle Missbrauch durch einen fremden Mann Frau H. Der kindliche Wiederholungstraum konnte als Ausdruck einer gegenüber den Brüdern rachsüchtigen kindlichen sexuellen Fantasie gedeutet werden. Der in Augenblicken der Wut Frau H.

durchzuckende Rückenschmerz (»der Speer im Rücken«) war mutmaßlich Ausdruck einer Selbstbestrafung für die verdrängte mörderische Köpfungsfantasie gegenüber den Brüdern. Die Entwicklung in der Adoleszenz war, soweit angedeutet, unauffällig mit einer altersgemäßen, eher frühreifen Selbstständigkeit und Sexualentwicklung.

### *Die aktuelle Lebenskrise als Anlass zur Behandlung*

Frau H. hatte ihren Mann und danach einige Angehörige ihrer Primärfamilie verloren. Der übermäßigen Traueranforderung durch die Häufung von Unfall, schweren Krankheiten mit tödlichem Ausgang und Suizid war Frau H. nicht mehr gewachsen. Ihre Versuche, rasch über den Verlust ihres Mannes hinwegzukommen, scheiterten. Die Rüge des Vorgesetzten, dass sie zu viel bei der Arbeit über ihre Verluste geklagt hätte, löste ihren Zusammenbruch aus. Sie wurde manifest depressiv. Eine monatelange antidepressive Pharmakotherapie hatte Linderung, aber keine entscheidende Besserung gebracht.

### *Zur Psychodynamik und Lebenswirklichkeit*

*Frau H. entwickelte trotz der schwierigen familiären Sozialisation, auch dank guter Begabungen und erfolgreicher Selbstbestätigungen, eine verhältnismäßig selbstsichere Autonomie und konnte das Elternhaus mit der Mündigkeit verlassen. Ihr gelang, die bedrohlichen passiven depressiven Gefühlszustände erfolgreich durch Aktivitäten und anscheinend auch durch unbewusste partnerschaftliche Koadaptationen zu unterdrücken. Zwanghafte Charakterzüge integrierte sie in ihre Lebenspraxis als besonders genaue Frau. Sie lebte unabhängig und beruflich erfolgreich, war dem Leben zugewandt und fand in der Partnerschaft mit ihrem Mann Erfüllung und eine befriedigende Sexualität. Die erste Elternschaft entsprach ihren Wünschen nach einer Familie, in der sie später mehrere Kinder haben wollte. Sie verlor als Mutter schnell die Selbstbeherrschung. Für ihren Mann und sich strebte sie einen weiteren sozialen Aufstieg an. Der Unfall, das lange Krankenlager und der Tod ihres Mannes belasteten Frau H. schwer. Frau H. versuchte zu vergessen. Sie flüchtete in Aktivitäten, die ihr keine Möglichkeit ließen, zur Besinnung zu kommen. Ihren Schmerz in der Trauer trug sie zu vielen Ärzten, die bereit waren, ihn gemeinsam mit ihr inne-*

*ren Organen und Systemen zuzuschreiben. Allein zu Haus fiel sie erschöpft und todmüde ins Bett. War sie wach, betäubte sie sich mit Fernsehen und Alkohol. Gegen das Gefühl, unausgefüllt und leer zu sein, aß sie mehr, als ihr guttat, sie überließ ihre Wohnung dem Chaos. Sie bezahlte mit Scham. Verwandte und Bekannte schloss sie häufig aus.*

*Vor anderen schüttete sie ihr Herz als Witwe und Mutter aus und klagte. Deshalb rügte sie ihr Vorgesetzter. In diesem Augenblick brach Frau H. weinend zusammen. Sie fühlte nur noch Verzweiflung und Verlassenheit. Sie dachte mit Schrecken daran, wie allein sie in zehn Jahren sein würde, wenn ihr Sohn das Haus verlassen würde. Ihr wurde ihre Lage, immer noch Witwe zu sein, schmerzlich bewusst. In der Besinnung auf sich und ihre Lebensumstände erlebte sie die Aktivierung ihrer über längere Zeit erfolgreich verdrängten familiären Konflikte. Ihre Unterwerfung unter die Brüder hatte sie in ihren beiden Beziehungen ein Stück weit durch die Verbindung mit Männern ausgeglichen, die sichtliche Schwächen hatten und denen sie überlegen war. Der erste Partner behandelte vielleicht seine drohende Depression mit Alkohol. Ähnlich wie sie selbst seit dem Tod des Mannes könnte ihr damals beruflich weniger erfolgreiche Ehemann unter unbewusster Verweigerung gelitten und z. B. deshalb die Graduierung nach dem Studium unterlassen haben. Sie schützte sich gegen drohende Verlassenheit durch die unbewusste Koadaptation, die Rolle der Stärkeren in sozialer Überlegenheit zu übernehmen und so für den Partner auch zur Selbstbehauptung wichtig zu bleiben. So konnte sie Schmerz und Hilflosigkeit in der Erinnerung an ihre soziale Unterlegenheit als Mädchen in ihrer »Brüderfamilie« ausgleichen und sich gegen die Gefahr, überwältigende Verlassenheitsgefühle wieder zu erleben, schützen. Wie labil ihr psychosoziales Gleichgewicht war, erfuhr sie bei einer Fortbildung ihres Mannes. In der Woche, in der sie allein war, war sie so gelähmt gewesen, dass sie zum ersten Mal ihre Wohnung im Chaos versinken ließ. Der Tod ihres Mannes rührte zusätzlich zur Belastung durch den Verlust in der Gegenwart an ihre tiefe Verlassenheitsangst, die anscheinend in kindlicher Verlassenheit und Einsamkeit in der frühen Primärsozialisation wurzelte. Mit dem Tod einer oder eines engen Angehörigen werden allgemein Fragen nach eigener Schuld aufgeworfen. Schuld kann nicht mehr persönlich gutgemacht werden. Die Neigung, mit Schuldgefühlen und unbewusst verursachtem Strafzwang zu antworten, ist umso größer, je heftiger die verdrängte Aversion, der Ärger und der Hass gegenüber dem oder der Angehörigen waren. Dies war die Konstellation ge-*

*genüber dem jüngsten Bruder. So verstärkte der Suizid des »Lieblingssohnes« der Mutter ihre unbewusst begründete Schuldüberzeugung. Ihrem Mann gegenüber tauchte diese aus verdrängten kindlichen Konflikten mit Wut und mit Schuldneigung stammende Reaktion (die abgeschnittenen Köpfe der Brüder im kindlichen Wiederholungstraum) in dem bewusst zugänglichen Zweifel auf, ihn überfordert zu haben.*

*Ihre Kompensationsversuche durch unbewusste Koadaptationen* mit ihrem heranwachsenden Sohn, ihn in unbewusst motiviertem Handeln zum Partner, zum rivalisierenden Bruder, zum Vormund oder zum kleinen abgestraften Sohn und unbewusst zum gehassten Bruder zu machen, führten zu erheblichen Erziehungsschwierigkeiten. Eine Vertiefung sozialer Scham und die Steigerung von Schuldgefühlen war der Preis. Zu einem Fallstrick in der Erziehung wurde für Frau H. ihre eigene Affektregulierung. Ihre Wut – in Entsprechung zum Verhalten ihres Vaters früher – gegenüber dem unterlegenen Kind schwer kontrollieren zu können, führte zu Reaktionsmustern des Sohnes nach ihrem Vorbild. Verschärft wurden seine Konflikte mit ihr durch die Widersprüchlichkeit seiner ihm übertragenen Rollen.*

*Das Drängen auf die »Diagnose« für den Sohn diente deutlich dem Bemühen von Frau H., den Schmerz und die Trauer über die von ihr zu verantwortenden Erziehungsschwierigkeiten zu unterdrücken.*

*In der Behandlung gab es aus ihren Träumen Hinweise auf die Ursachen der in ihrer Entstehung wohl obligat unbewussten und implizit erinnerten Verweigerung. In einem Traum, in dem sie sich während der Mutter-Kind-Kur (Tagesrest aus der tatsächlich gerade laufenden Kur) mit anderen Müttern in ein Nebenhaus zu einem Gespräch begeben sollte, war sie die Letzte, zugleich war sie unbekleidet, musste dringend aufs Klo, doch die Klos befanden sich auf dem Marktplatz und die Kloschüsseln standen da offen und für alle sichtbar. Scham und Versagensgefühle bestimmten diese Traumszene. Sie können in Verbindung mit Erfahrungen in der Reinlichkeitserziehung gesehen werden. Vermutlich standen Anfang der Sechzigerjahre der Familie aus wirtschaftlichen Gründen keine Pampers zur Verfügung. Erfahrungsgemäß (siehe Kapitel 5.4) ist die Überforderung durch eine irrtümlich zu frühe verlangte Fähigkeit zur Kontrolle der Blasen- und*

* Gemeinsame unbewusste Anpassungen z. B. zur Bewältigung von Ängsten, analog dem Begriff der Kollusion nach Dick.

*Darmausscheidungen ein möglicher und früher häufiger Grund für die Prägung ihres Zuwiderhandelns. Zusammenfassend gesehen war es nur noch eine Frage der verstreichenden Lebenszeit, dass mit der beginnenden »Midlife-Crisis« aus der mithilfe der Flucht ins Vergessen und mit vielfältigen Aktivitäten unterdrückten Depression, dem Fehlen der Trauer (Bowlby, 1980), eine offene chronische Depression bei Frau H. wurde.*

### 6.5.12 Behandlung

*Der Umgang mit ihren Gefühlen – Schmerz*

Wenn Frau H. an Krankheit und Tod ihres Mannes oder an die vielen anderen familiären Verluste erinnert wurde, brach sie in Tränen aus. Dabei war es gleichgültig, ob die Jahrestage wie Geburtstage, Hochzeitstag, Unfalltag, Sterbetag oder die Frage nach Sterbejahr beim Ausfüllen des Fragebogens sie an den Mann, die Mutter, die Schwester oder den Schwiegervater oder Bruder denken ließen. Kamen wir im Gespräch durch die Erwähnung des Krankenhauses, in dem eine Notbehandlung versucht worden war, oder durch Erlebnisse, die sie mit ihm erlebt hatte, auf ihren Mann, dann brach der Schmerz aus ihr heraus. Die Jahre hatten ihr keine Linderung ihres tiefen inneren Schmerzes über ihre Verlassenheit gebracht. Ich sprach mit ihr über ihr offensichtliches Bemühen, den Schmerz zu unterdrücken, und zeigte ihr zugleich, wie überwältigend ihre Erfahrungen waren. Ich beschrieb die schicksalhafte Überforderung, dass gerade sie kurz nach dem Tod ihres Mannes zum sterbenden Schwiegervater gerufen worden war und sie die Entscheidung über den Abbruch der Reanimation zu treffen hatte. Im Gespräch über ihre plötzliche depressive Stimmung an einem schönen Frühlingstag erinnerte ich sie an ihre frühere Erzählung, dass sie ihren Mann im wunderschönen Mai zu einer Notbehandlung begleitet hatte. In diesem Augenblick wurde ihr der unterdrückte Schmerz bewusst, und sie weinte in Gedanken an ihre damaligen Wege voller Hoffnung und Angst zwischen Station und Schwesternwohnheim. Damals hatte sie auch versucht, mit konserviertem Sperma ihres Mannes noch einmal schwanger zu werden. Als Frau H. die sich zum zehnten Mal jährende »Witwenschaft« ansprach, erzählte ihr meine Fantasie beim Hören dieses Wortes, es könnte auch »Gefangenschaft« heißen. Frau H. brach in Tränen aus. Wir sprachen dann über die Gründe, dass sie diese »Gefangenschaft« bisher nicht verlassen konnte, und stießen auf ihre Schuldängste. Offensichtlich kamen bei ihr verschiedene Selbstbeschuldigungen zusammen, weil sie Hass auf die Brüder und ihren Hass auf ihren Sohn verdrängt in sich getragen hatte. Für Hass auf die Eltern hatten wir bis dahin keine Erinnerungen gefunden. Ihre vielfältigen Beschwerden und ihre häufigen Rückenschmerzen und den Speerwurf im Traum verstanden wir als mögliche Selbstbestrafung. Bei Trennungsszenen in Filmen kamen ihr regelmäßig Tränen. Ihre Schwester O., die einige Jahre zuvor ihren Mann durch Suizid verlor, meinte, dass doch Frau H. allein ohne psychotherapeutische Behandlung und ohne Medikamente klar kommen müsste! Die Schwiegermutter fürchtete, sie könnte in der Therapie abhängig werden. Sie gratulierte dem Vater zum Hochzeitstag und wurde daran erinnert, weder am Sterbebett ihrer Mutter noch bei der Großmutter von Ralf gewesen zu sein. Der Selbstmord des Bruders wurde ihr wieder bewusst. Sie fügte hinzu, immer so schrecklich müde zu sein, sich hinlegen zu müssen, statt endlich grundlegend die Wohnung aufzuräumen. Wir besprachen ihren Wunsch, ihrem Sohn alle Wünsche zu erfüllen. Ich erklärte ihr, dass er anders als sie, die sie um viele Entbehrungen auf der Welt wusste, so in der irrigen Überzeugung aufwüchse, dass Wünsche allgemein erfüllt werden müssten. Das soziale Miteinander würde für ihn dadurch erschwert. Frau H. antwortete mit einem starken Hustenanfall. Ich hielt fest, dass es für sie sichtlich »so schmerzlich wäre«, diese Auswirkung zu erkennen. Frau H. erlebte in Augenblicken, in denen sie beispielsweise mit ihrer Schwester über ihr Aufräumen sprach, mit dem Chef über eine neue Aufgabe oder beim Entspannungskurs bei der mit ihr befreundeten Nachbarin, bei dem sie sich verspannte statt zu lösen, dass ihr Tränen aufstiegen. Wir verstanden den Zusammenhang zwischen aktuellen, gegenwärtigen Aufgaben und den dadurch berührten schmerzlichen Erfahrungen, *zu müssen, ohne dazu in der Lage zu sein*. Offensichtlich war sie zu früh gefordert worden, zu machen, ohne es zu können. Frau H. hatte ihre lange Anlaufzeit beschrieben, ehe sie sich zur Erledigung ihrer Aufgaben aufraffen konnte. Sie verstand sich nicht. Auf meinen Vorschlag hin, doch der Frage ihrer offenkundigen Niedergeschlagenheit nachzugehen, wechselte sie schnell das Thema. Ich setzte mich deshalb mit ihr über die Frage des raschen Wechsels der Themen auseinander. Wir vermuteten, dass dieser Wechsel die Funktion hatte, sie vor dem Wachwerden ihres Schmerzes zu schützen. Eine Ursache ihrer Niedergeschlagenheit schien in Kränkungen zu liegen, die sie erlitten hatte, wenn sie die an sie gestellten Aufgaben nicht bewältigen konnte. Jedes Vorhaben musste sie daran erinnern!

*Scham und Schuldgefühle*

An Fastnacht vor neun Jahren ist sie mit dem Umzug gelaufen. Bekannte standen unter den Zuschauern an der Straße und liefen nicht wie sonst mit. Sie wusste, dass deren Vater gestorben war. Sie fühlte sich schuldig und wehrte sich dagegen, es könnte ihr egal sein, was die Leute dächten. Plötzlich fiel ihr diese traurige Stimmung, diese Depression ein, die sie blitzartig wie aus heiterem Himmel überfallen konnte.

Jedes eigene Vorhaben musste sie an Kränkungen erinnern, wenn sie die an sie gestellten Aufgaben nicht bewältigen konnte. Sie steckte durch ihr unbewusstes zwanghaftes Unterlassen in einer sozialen Falle ohne Ausweg. Verweigerte sie, wenn auch unbewusst, die Ausführung ihrer Vorhaben, geriet sie sozial in die Schusslinie der anderen. Sie fühlte sich überfordert. Kränkungen aus ihrer früheren Familienerfahrung drohten so ihr bewusst zu werden. Sie fürchtete zu trauern, weil sie durch die Häufung der natürlichen und der tragischen Todesfälle überfordert war und sich zugleich selbst beschuldigte, zu wenig beigestanden zu haben. Beim Sterben des Schwiegervaters hat sie die wohl vernünftige Entscheidung getroffen, nicht mehr zu reanimieren. Dies verschlimmerte ihre gegenwärtige Schuldüberzeugung, zumal der Suizid des Bruders ihre verdrängten Todeswünsche aus der Kindheit aktiviert hatte. Aus den unbewussten Quellen ihres verdrängten Hasses auf die Brüder und die Eltern speiste sich zusätzlich ihr Schuldgefühl, deshalb durfte es ihr einfach nicht besser gehen.

*Veränderungen*

November war der Monat, in dem sich die Todestage und Unglückstage in Verbindung mit dem Unfall und dem Tod ihrer Mutter und des Bruders häuften. Sie wurde in diesen Wochen regelmäßig stärker depressiv. Im dritten Jahr der Behandlung bemerkte Frau H. im Dezember überrascht, dass in diesem Jahr ihr die Verschlechterung erspart geblieben war.

*Grundlegende Elemente der hier angewendeten szenischen Behandlung in der depressiven Unterdrückung von Trauer waren einfühlsamer Beistand im Augenblick des aktualisierten Schmerzes, die Anerkennung der großen Belastungen, Verluste zu bewältigen, die Frau H. zu leisten gehabt hatte, dann die Deutung der verdrängten Wut mit irrtümlichen Schuldüberzeugungen aus ihren aktuellen und aus ihren verinnerlichten Beziehungen aus ihrer Kindheit.*

### *Ängste*

Über den Wiederholungstraum mit den abgeschnittenen Köpfen der Brüder bekam Frau H. Zugang zu ihren Ängsten als Kind an den Schlachttagen mit ihrem Grauen, wenn sie den Kessel mit Blut, die Schweinehälften oder die Hasen, denen das Fell über die Ohren gezogen worden war, gesehen hatte. Vor dem Fremden, der sie angefasst hat, hatte sie sich sehr gefürchtet.

In der Behandlung erschlossen wir ihre aktuelle *Angst vor* Abweisung z. B. durch mich, als sie in Behandlung kommen wollte, ihre Verlustangst, auch ihrem Sohn könnte etwas zustoßen, ihre Krebsangst, die sie schnell zu Ärzten zu treiben pflegte, ihre Verlassenheitsangst, wenn Tom im Ärger das Haus verlassen hatte oder wenn sie nur daran dachte, dass ihr Sohn erwachsen ausziehen würde, ihre Versagensangst bei ihren Vorhaben und ihre Angst vor Kontrollverlust über ihre Wut. Kam der Sohn später aus der Schule, dann telefonierte sie mit den Klassenkameraden, die am Weg wohnten, oder sie stieg in ihr Auto und fuhr den Schulweg ab, um ihn zu suchen. Sie dachte voller Angst an die Möglichkeit, dass er Opfer einer Entführung oder eines sexuellen Missbrauchs geworden sein könnte. Mutmaßlich aus Angst vor Abhängigkeit brachte sie die Trennungsangst vor Ferienpausen in der Übertragung erst im letzten Behandlungsjahr zur Sprache. Vorher berichtete sie allgemein von Verunsicherung, die sie mit den bevorstehenden Ferien in Verbindung gebracht hat. Auf meine vorsichtigen Deutungen hin wechselte sie schnell das bewusste Thema und das soziale Feld. Einmal erzählte sie auf meinen Hinweis, auch während der Ferien die Verbindung zu mir aufnehmen zu können, dass es ihr gelungen war, ihren Ärger gegenüber ihrem Kind zu kontrollieren, der überraschend Freunde mit nach Hause gebracht hatte, ohne vorher zu fragen. Früher wäre sie explodiert. In Gedanken verband ich die Assoziation mit dem verdrängten Ärger über die Trennung in der Behandlung.

*Angst zu versagen*

In einem Traum erlebte sie große Angst, das Herkommen zu einer Behandlungsstunde nicht mehr zu schaffen. Sie hatte in einem Hotel geschlafen und geriet in eine riesige Aufregung, weil sie weder den Weg zu mir noch den genauen Termin wusste. Diese Angst, ihr Vorhaben zu kommen nicht umsetzen zu können, begleitete sie auch bei vielen Unternehmungen im Alltag. So war Angst, es nicht zu schaffen, ihr Begleiter. Wir verstanden die Angst als Folge ihrer völlig unbewussten Impulse, Aufgaben nicht zu machen. Offenkundig aus Angst, die Zeit in der Stunde könnte nicht reichen, ihre Anliegen vorzutragen, begann sie oft bereits zu sprechen, wenn sie noch nicht auf der Couch gelegen hat und ich manchmal meinen Platz noch nicht eingenommen hatte.

*In einigen Behandlungen der im vierten Kapitel skizzierten klinischen Bilder von »stark Gezwungenen« erlebte ich regelmäßig einen ständigen Kampf mit der Uhr. Sie fürchteten, ihre Anliegen nicht schnell genug vorzutragen.*

*Angst vor Leere*

Frau H. hatte mit Tom gestritten, weil er endlich die versprochene Beteiligung an seinem Schuldendienst für die gemeinsam bewohnte Eigentumswohnung haben wollte. Sie nannte *seine* Schwierigkeit herzugeben, und sie sprach sein Sichvollstopfen durch Arbeit, durch Kaufen, durch Sammeln, durch Essen an, erzählte von seiner Sammelsucht billiger Uhren, bezeichnete ihn als Vielfraß und beklagte seine Neigung zum Chaos. Ihr wurde bewusst, wie sie beide versuchten, das Gefühl der Leere nicht aufkommen zu lassen. Als es um die Entbehrung als Kleinkind ging, dachte sie kurzgeschlossen an ihren Sohn. Ich deutete dies als möglichen Ausdruck ihrer Angst, die eigene Entbehrung ins Auge zu fassen. Sie dachte daraufhin an die Bevorzugung der Brüder, unter der sie so gelitten hat.

Frau H. erlebte Angst in der blutigen Traumszene und bei den Erinnerungen ans blutige Schlachten. Verdrängte »mörderische Wut« auf ihre Brüder trug zu unbewusst gespeister Schuld und Selbstbestrafung bei. Krank zu werden, verlassen zu werden, Markus zu verlieren konnten so zur unbewussten Selbstbestrafung beitragen. Zustände bedrohlicher Verlassenheit entsprangen frühkindlichen Entbehrungen und den Verlusterfahrungen durch den Tod ihres Mannes und der verschiedenen Geschwister und Angehörigen. In ihren Ängsten wurde die innerliche Verstrickung von Frau H. mit ihren früheren familiären Erfahrungen von Entbehrung, Neid und eifersüchtiger Wut bei der Bewältigung ihrer Gegenwart unmittelbar zugänglich. Frau H. fürchtete mehr Nähe und Abhängigkeit in der Behandlung offensichtlich aus der Erfahrung, von ihren Eltern beherrscht worden zu sein. Kritik an der Behandlung brachte sie unbewusst über die kritischen Voten anderer gegenüber der Behandlung ein.

Die suchtartigen Verhaltensweisen des Partners, seine Angst vor der Leere, schilderte sie und wurde sich in diesem Augenblick bewusst, dass sie wohl aus gleichem Grund ihn mit ihrer Zahlung hingehalten hatte. Als ich ihre Angst vor Leere angesprochen habe, dachte sie sofort an ihren Sohn. Werden Eltern behandelt, vermeiden sie oft das Bewusstwerden ihres eigenen Schmerzes und eigener Trauer wegen ihrer Entbehrungen, indem sie an ihre Schuld denken, den eigenen Kindern Entbehrung zugefügt zu haben. Sie stehen dann selbst als Schuldige anstelle der eigenen Eltern, klagen sich an und verhindern so Gefühle der Hilflosigkeit. Das ist charakteristisch für die moralische oder Über-Ich-Abwehr (Fairbairn, deutsch 2000).

### *Ärger*

Frau H. ärgerte sich schnell und oft heftig: über die Jugendpsychiaterin bei der Terminanfrage, über die Hausnachbarin, die den Lärm der Jungen beim Spielen im Garten beanstandet hatte, über eine Bekannte, die ihren Sohn mit guten Kleidern mitgenommen hatte, als sie einen großen Hund spazieren führte, der die Kleider im Spiel verdreckte.

Ich erklärte den oft aufbrausenden Widerstand des Kindes, indem ich sie als Vorbild für ihn bezeichnete. Jede Aufgabe, die sie ihm gab, war geeignet, seinen aufgestauten Ärger, der auch aus früheren ungerechten Attacken durch sie stammen konnte, wachzurufen und dann gemäß ihrem Vorbild zu äußern. Nicht anders als bei ihr selbst, wenn sie aufbrauste, wie sie das bei ihrem Vater gesehen hatte. Ich erinnerte sie auch daran, wie sie in ihrer Hilflosigkeit mit dem kleinen schreienden Jungen so außer sich geraten war, dass sie ihn geschüttelt und angeschrien hat, doch endlich aufzuhören.

Frau H. erregte sich schnell, wenn sie mir das provozierende Verhalten ihres Sohnes erzählte. Ich wies sie auf ihre eigene Wut beim Erzählen hin. Mehrmals erlebten wir, dass ihr beim ärgerlichen Beschreiben der anstößigen Auftritte der heftige Hexenschuss in den Rücken fuhr. Sie erlebte leibhaftig den Zusammenhang zwischen unterdrückten ärgerlichen Reaktionen und Schmerz. Bei der Besprechung solcher Szenen spielten wir mögliche Abgrenzungen bei gleichbleibender Gelassenheit oder Freundlichkeit gegen ihren Sohn durch. Sie lernte so Alternativen für wütenden Schlagabtausch, in dem sie plötzlich ihren Rücken schmerzvoll anspannte.

*Veränderungen*

Im Verlauf von zwei Jahren gelang es Frau H. häufiger, sich im Ärger zu zügeln und statt auf einen wiederholten Schlagabtausch auf Abgrenzungen in aller Bestimmtheit und Freundlichkeit zugleich zu setzen. Sie äußerte sich darüber sehr erleichtert.

*Zwang – Müssen und Desorganisation – zwanghafter und fluchtartiger Themenwechsel – Übertragung von Zwang*

Oft kam sie später, lange war sie dabei schuldbewusst, als aber ein Arzt sie für ihre Verspätung gestichelt hatte, erzählte sie mir danach, dass am Vortag sie vor dem verspäteten Arzt und der Sprechstundenhilfe in aller Frühe in der Praxis gewesen war. Als es um ihre Unordnung ging, erinnerte sie sich lachend, ihrer Freundin neulich gesagt zu haben, sie hätte eine solche Unordnung zu Hause, weil sie bereits als Mädchen so viel hätte aufräumen müssen, dass sie fürs Leben genug getan hätte. Sie schämte sich hinterher dafür. Das könnte sie doch nirgends sagen! Ich erwiderte engagiert, doch ich fände die Überlegung sehr schlüssig. Ich überlegte mit ihr, ob nicht der Anteil jener Leute, die bereit wären, sie zu verstehen, größer sein würde, wenn sie noch erzählte, *wie streng* sie zur Arbeit angehalten wurde. *Wie* groß der familiäre Druck gewesen wäre.

Sie sprach darüber, schon vor dem Umzug mehr Ordnung in der Küche geschaffen zu haben. Sie hatte am Vortag das gebrauchte Geschirr in die Spülmaschine geräumt, das gespülte dann in den Schrank. Doch dann wurde sie pingelig. Sie fing an, die Dunstabzugshaube gründlich zu säubern und fein säuberlich den Fettfilm, der noch von den Vorgängern stammte, zu entfernen. Sie ging anschließend ins Wohnzimmer. Sie betrachtete die große Unordnung und hätte gerade losheulen können. Sie war traurig und fühlte sich völlig überfordert. Sie weinte bei der Schilderung. Ein sehr unangenehmes Gefühl wäre in ihr aufgestiegen. Und obwohl sie sich vorgenommen hatte, keinen Alkohol zu trinken, hat sie sich ein Glas Wein eingeschenkt, um dieses Gefühl loszuwerden. Sie ging dann erst einmal an kleinere Aufräumarbeiten. Sie sortierte alle Filzstifte von Markus, der Farbe und Größe nach, er sollte dann schauen, welche noch funktionierten. Dann sortierte sie alle Kugelschreiber. Sie entwickelte dann ausführlich ihre Vorstellungen, wie sie den Flur mit einer ausreichend großen Garderobe gestalten werde, besprach mit mir, wie sie Markus erziehen wollte, beim Kommen gleich die Jacke in die Garderobe zu hängen, die Schuhe im Flur auszuziehen, beides nicht irgendwo im Wohnzimmer herumliegen zu lassen, ins Bad zu gehen und dort erst einmal die Hände zu waschen. Sie stellte fest, im Grunde ginge es da um die soziale Ordnung, ein Stichwort aus unserem Therapiefundus. Sie kam von ihm auf ihren Partner zu sprechen, der mit aufgestelltem Ellenbogen essen würde; als sie ihn kritisierte, reagierte er offensichtlich beschämt, wie sie überlegt, und nannte sie Frau Etepetete. Sie schilderte dann seine Art, manchmal mit verzerrter Miene selbst den Versuch zu machen, das Chaos im Wohnzimmer aufzuräumen, er machte das voller Hektik und fluchte. Sie schilderte ihren Kampf mit der Wäsche, sieben Wäschehaufen hat sie gemacht, die Buntwäsche brauchte sogar zwei Mühlen. Wenn sie ans Bügeln denkt, fällt ihr gleich ein, sie muss den Boden vorher fegen, da herunterfallende Wäschestücke sonst gleich wieder in die Waschtrommel müssten.

Ausführlicher dachte sie über das gestörte Verhalten des Partners nach, seine Ungeschicklichkeit, seine Scham und Auflehnung gegen die besseren Leute. Sie verglich ihn mit ihrem verstorbenen, geschickten Mann, wo ihr Partner davon redete, zwei Hände mit zehn Daumen zu haben. Sie schluchzte. Ihr fiel der Jahrestag des Todes des Schwiegervaters ein, dann der Unfall ihres Mannes vor zehn Jahren, dann der Tod der Mutter und der Suizid des Bruders vor vier Jahren. Sie weinte. Sie hätte damals gleich die Gespräche gebraucht!

Frau H. zeichnete anschaulich ihre beiden Seiten nach – sehr ordentlich und unordentlich. Unübersehbares Chaos in ihrer Wohnung, beim Räumen und Putzen verlöre sie sich schnell in pingeligem Säubern. Bei der Betrachtung ihres Chaos im Wohnzimmer packte sie der Schmerz, dass sie in ein solches Chaos geraten wäre. Sie griff zum Wein, um sich zu beruhigen, eine Mikroszene, die den Suchtzusammenhang verdeutlicht. In ihren Gedanken über den Sohn erinnerte sie sich, wie sie seine Stifte richtig zwanghaft sortierte. Sie bestätigte damit die häufige Erfahrung unter übermäßig Gezwungenen, freiwillig leichter für andere als für sich selbst tätig werden zu können. Dann wechselte sie ihr Thema von ihrer schuld-, scham- und schmerzerfüllten Verfassung zu den Schwächen ihres Partners. Ihn scheint sie immer wieder zu bevormunden, ihre ganz aktive und überlegene Rolle. Erneut entzog sie sich der tieferen Begegnung mit sich und ihren Verhaltensmustern und stieß dann auf die Jahrestage und erlebte wieder bewusst ihre Fühlung mit ihrem Unglück. Für ihre so hohe Wertschätzung des verlorenen Mannes scheint auch ihr Schuldgefühl, ihn mit ihrer Unzufriedenheit überfordert zu haben, eine Rolle zu spielen.

### *Zu müssen und gelähmt zu sein*

Einmal erwähnte sie, ständig aufs Klo rennen zu müssen, wenn sie bei der beruflichen Arbeit unter Druck stünde. Oft wiederholte sich für sie die morgendliche Konfrontation mit ihrem Chaos, aus der sie sich dann müde und gelähmt in ihr Bett zurückgezogen hat. Als sie dieser Versuchung, sich dem Aufräumen auf diese Weise zu entziehen, widerstand, fühlte sie sich richtig gut und war stolz auf sich. Ausführlich hatten wir darüber gesprochen, dass sie sich sagen konnte »aufzuräumen so weit sie käme« und ihren Anspruch ermäßigte, sich innerlich beim Aufräumen der Küche gleich eine Liste auszudenken, was sie alles andere noch ändern wollte!

*Diese beiden Anmerkungen legen den Zusammenhang nahe, der zwischen ihren Schwierigkeiten, ihre Vorhaben auszuführen und wach wer-*

*denden Gefühlen aus der Reinlichkeitsdressur zu müssen, und aus Überforderungen besteht. (Siehe auch den Klotraum oben)*

### *»Bewusste« Unterlassung und sozialer Konflikt*

Nach zwei Jahren Behandlung, sie war diesmal rechtzeitig da, eröffnete sie das Gespräch mit dem Thema zu müssen und ihrer bewusst gewordenen Abneigung, dem Folge zu leisten. Sie hatte wohl wissend, wie sehr sich die pingelige Nachbarin daran stören würde, auf ihrer eigenen Terrasse, die an die der Nachbarin angrenzte, den Putzlappen einfach liegen lassen. Sie spürte ihre tiefe Abneigung, sich der Erwartung der Frau gemäß zu verhalten. Sie wurde dann bei der Rückblende auf ihre Situation mit ihrem Wohnzimmer ganz hilflos. Da *wollte* sie aufräumen und machte es nicht.

*Frau H. beginnt bewusster die Zusammenhänge zwischen Zwang und zwanghafter Unterlassung zu erleben. Ärger als Motiv wurde für sie in diesem Zusammenhang fühlbar.*

### *Anerkennung löst »zwanghaft zu unterlassen« ab*

Nach zweieinhalb Jahren kam sie in eine Stunde im Herbst mit lebensfrohem Rot ihrer Übergangsjacke und passendem Blau ihrer Hose. Stolz erzählte sie vom Gedicht für die Schwiegermutter. Sie hatte es zwar nicht vor dem Geburtstag fertiggestellt, aber zu ihrem 70. telefonisch übermittelt. Die Jubilarin weinte sogar vor Rührung. Sie lobte auch ihren Sohn, der ihr einen fünfseitigen Brief aus dem Schullandheim geschrieben hatte. Dann erzählte sie vom vergangenen Mittwoch, an dem sie frei hatte. Sie hat den Kleiderständer in die Diele gestellt, hat die verschiedenen Jacken, die »ihre Männer« überall in der Wohnung hinwerfen, daran aufgehängt. Sie war so überrascht, wie viel besser allein dadurch schon das Wohnzimmer ausgesehen hat. Sie hat dann eine Stunde intensiv gearbeitet und geräumt und hatte Spaß damit. Sie bedauerte richtig, als sie dann zu einem verabredeten Termin abgeholt wurde.

Einige Wochen später kam sie auf die grundlegende Erfahrung, die sie nach dem Besuch ihrer Nachbarin Waltraud gemacht hat. Zu ihrer Überraschung hatte sie sich nicht durch ihr Chaos abhalten lassen, bei ihr zu einer Tasse Kaffee zu bleiben. Danach begann sie spontan aufzuräumen, und es ging ihr leicht von der Hand. Ganz anders beim Besuch ihres Schwagers Horst oder ihrer Schwester Ingrid. Die schauten mit einem bösen kritischen Blick in ihre Wohnung, gingen ganz schnell wieder, und sie fühlte sich danach wie gelähmt und unfähig, etwas in die Hand zu nehmen. Ich besprach mit ihr den offensichtlichen Zusammenhang von Anerkennung oder Verachtung und zwanghaftem Unterlassen.

*Mit dem Zuwachs an Wissen und mit dem Rückhalt in der Behandlung änderte Frau H. schrittweise ihr Verhaltensmuster nicht zu machen, also zwanghaft zu unterlassen.*

### *Aufräumen und Schmerz*

Sie erzählte im dritten Behandlungsjahr über eine ihr wichtige Erfahrung. Sie saß im Bad auf der Toilette und machte sich Gedanken, wie sie das Bad renovieren könnte. Sie dachte über wärmere Farben für die Badkacheln, z.B. beige, Badarmaturen und über Badmöbel aus Holz nach, dann über die dunklen Ecken im Wohnzimmer. Sie überlegte, Lampen an den Pflanzen anzubringen und die Ecken zu beleuchten, und stellte sich das schön vor. Dabei kam ihr aber der Gedanke, dass sie vor der Verschönerung aufräumen müsste. In dieser Sekunde fuhr ihr wieder der starke Schmerz in den Rücken, der bis in die Hüfte ausstrahlte, dieser Schmerz, der sie seit dem Tod des Vaters vor eineinhalb Jahren oft plagte. Das war für sie ein wichtiger Augenblick, sie verstand plötzlich mögliche Zusammenhänge.

*Frau H. hat die Selbsterfahrung ein Stück weit in eigener Regie vorangetrieben. Sie entdeckte den möglichen Zusammenhang zwischen ihren häufigen Rückenschmerzen und dem früher durch den vom Vater ausgeübten Zwang aufzuräumen und seiner Neigung, ihn durch Schläge zu untermauern. Allein die Vorstellung, aufräumen zu müssen, genügte, ihren Schmerz aus den vermutlich auf den Rücken verabreichten Schlägen wachzurufen.*

### *Zwang im Hier und Jetzt der Behandlung*

Bei der Vereinbarung der Behandlung zu Beginn betonte Frau H., wie wichtig ihr die Gespräche mit ihrer Nachbarin und Freundin geworden wären, weil ihr Herta Bestätigung und Anerkennung gäbe. Während Hertas Abwesenheit ging es ihr prompt schlechter. Für die Behandlung dachte sie eigentlich an eine und nicht an zwei Wochenstunden. Bei anderer Gelegenheit schilderte sie den Ratschlag einer Freundin, sich doch an einen Fernheiler in Spanien zu wenden, der per Foto Diagnosen stellte und Ratschläge erteilte.

*Als Kinder übermäßig Gezwungene schaffen häufig im Augenblick einer Behandlungsvereinbarung ein Gegengewicht für ihre meist unbewussten Ängste, in eine Abhängigkeit zu geraten, in der sie beherrscht und gezwungen werden. Diese Ängste sind ein Teil der Angst vor zu großer Nähe. Werden sie mit einer Auffassung über einen Zusammenhang konfrontiert, beziehen sie sich schnell auf andere Meinungen, sei es von Privatleuten oder Fachfrauen, und sorgen so für einen Ausgleich gegen das Gefühl zu großer Abhängigkeit. Bisweilen suchen sie im Verlauf der Behandlung oder von vorneherein auch gleichzeitig andere Hilfen. Sie konsultieren Ärzte, Heilerinnen oder greifen zu Wundermitteln. Ich pflege dann zu fragen, ob ein Kommentar erwünscht ist, wenn ja, betone ich, dass es das Recht der Analysandin ist, sich auch andere Hilfe zu suchen. Diese »paradoxe« Affirmation unterläuft das prozedurale Muster zuwiderzuhandeln.*

### *Verschobener Ärger*

Frau H. sprach ihren Ärger über die Kinderpsychiaterin aus, die ihr, statt ihren Verdacht, ihr Sohn könnte ADS haben, ins Gewissen geredet hat, ihn nicht wie einen kleinen Erwachsenen zu behandeln. Dann bezog sie sich auf meine erklärende Anmerkung zu seiner Fantasie, jeden Tag das Grab des Freundes Tom zu besuchen, wenn der verunglückt wäre. Frau H. hielt mir vor, das Grab wäre eben nicht da, daran wäre doch nichts zu ändern! Ich vermutete einen Zusammenhang zu dem unmittelbar vorausgegangenen Gespräch, in dem wir über Hilfen gesprochen hatten, wie sie dem Kind gegenüber, wenn es um Schlafen und Aufgabenmachen ging, klarere Grenzen ziehen und selbst auch einhalten könnte. Ich hatte ihr ihre nicht bewussten Beschämungen des Jungen aufgezeigt und Möglichkeiten, ihn zu respektieren, dargelegt. Zugleich hatte ich als denkbare Abgrenzung beleuchtet, dass sie ihm ihren Ärger sagen und bei ihm bleiben könnte, statt sein Zimmer oder das Haus zu verlassen. Sie fühlte sich offenbar gerügt und gezwungen und brachte so ihren Ärger auf die Fachfrau, der zugleich unbewusst auf mich gemünzt war, ein.

Zur Stunde war sie früher da, wir kamen auf ihre Zweifel in Verbindung mit meinen Äußerungen zur *sozialen Ordnung* für ihren Sohn. Also ihm klar zu zeigen, wo und wann er zu schlafen, wann er zu Hause zu sein hätte oder wann er in die Badewanne käme. In ihrem Kopf ginge alles durcheinander. Sie meinte, sie wäre unsicher, da es »ihm doch guttäte«, bei ihr zu schlafen. Ich sagte auch in diesem Zusammenhang erneut, dass ich sie nicht kritisierte, dass ich sie nicht mahnte, dass *sie* ihr Handeln entschiede, dass ich ihr helfen wollte, die Ordnung in ihrem Kopf zu finden.

*Gezwungene erleben sich in der Behandlung schnell gemahnt, gerügt, verurteilt und erzogen, ohne es zu sein. Sie empfinden Ratschläge wie Aufträge. Gegen diese unbewussten Übertragungen der strengen Seite der Eltern nehme ich ausdrücklich Stellung und wiederhole das oft. Die Wiederholung ist notwendiger Teil szenischen Be-Handelns, wenn ich spüre, dass meine Hilfen als Auftrag, Erziehung oder Zwang verstanden werden. So auch in der vorliegenden Szene. Daneben deute ich die unbewusste Dynamik mithilfe der Übertragungsdeutung und erkläre prozedurale Festlegung von Verhalten in der Beziehung. Beides ist ein zentraler Bestandteil des psychoanalytischen Vorgehens bei Zwang. Wenn wir bei der Überprüfung solcher Szenen entdecken, dass ich mich rügend geäußert habe, dann bedauere ich dies mit dem Hinweis, das nicht beabsichtigt zu haben. Zusätzlich betone ich bei solchen Gelegenheiten auch, dass es schmerzlich ist, bei bester Absicht auch Fehler zu machen. Ich bestimme meine Aufgabe in diesem Kontext ausdrücklich so, dass ich mich auf Hilfe beschränke und nicht durch Vorschriften arbeitet.*

In anderem Zusammenhang äußerte sie, in die Stunden *müsste* sie kommen. Auf meinen Hinweis, dass ihr das doch freigestellt wäre, dass sie die Behandlung aus freien Stücken wollte, meinte sie, aber sie müsste dann das Reservierungshonorar bezahlen. Ich konfrontierte sie mit der Frage, ob sie es besser fände, wenn ich dafür aufkäme, wenn sie nicht kommen wollte, und das verneinte sie entschieden. Wir erörterten, dass ihr Gefühl, kommen zu *müssen,* sekundär war zu ihrem eigenen Wollen, also die Behandlung zu bekommen.

Sie erzählte eine Episode wegen des Durcheinanders, als die Schwiegermutter ihrem Sohn Hilfe angeboten hatte, mit ihm in seinem Zimmer aufzuräumen. Er lehnte ab, überhaupt aufzuräumen. Sie fuhr fort, dass auch sie »es nicht schaffte«, ihr Wohnzimmer in Ordnung zu bringen. Ich riet ihr zu einer Überprüfung, aus welchen guten Gründen sie bei ihm offen von Ablehnung aufzuräumen sprach, bei sich aber vom »nicht schaffen«.

Sie ging nun ausführlicher auf die für sie einfach notwendige Ruhe ein, die sie als Voraussetzung für ein Aufräumen brauchte, und überging meinen Vorschlag kommentarlos.

Ich konfrontierte sie mit dem »handelnden« Ablehnen meines Ratschlags. Sie betonte leicht verzweifelt, sie wollte doch aber Ordnung schaffen! Das griff ich bejahend auf, das wäre der entscheidende Punkt. Bewusst wollte sie aufräumen. Aber unbewusst lehnte sie das Aufräumen ab, so wie sie unbewusst und handelnd das Eingehen auf meinen Ratschlag abgelehnt habe, indem sie ihn übergangen hat. Sie geriete dadurch in diesen für sie so folgenschweren Widerspruch, aufräumen zu wollen und zugleich es nicht zu tun. Der Grund für diese Verweigerung, so erklärte ich ihr, wären die überwältigenden Erfahrungen von Zwang in ihrer Entwicklung, die sie, wenn sie sich gezwungen erlebte, zu spüren fürchtete. Dies bliebe ihr erspart, wenn sie aufzuräumen ablehnte und unterließ.

*An vielen sozialen Berührungsstellen im bürgerlichen Alltag ist das Gefühl, sich unterordnen zu müssen, letztlich das Ergebnis eines ursprünglicheren eigenen Wollens. Nur wenn ich am Autoverkehr teilnehmen will, muss ich einen Führerschein machen, nur wenn ich Geld verdienen will, muss ich Steuern bezahlen. Für Gezwungene ist es beim Umlernen wichtig, sich immer wieder, wenn sie sich unbewusst blockieren, weil sie sich gezwungen fühlen, ihr ursprüngliches Wollen bewusst zu machen.*

*Wie in der beschriebenen Episode, in der Frau H. unbewusst meinen Rat einfach stehen ließ, vermutlich weil sie sich beim Eingehen auf ihn gezwungen gefühlt hätte, retten sich Gezwungene oft unmerklich und unbewusst aus Situationen der unmittelbaren wechselseitigen Ansprache (siehe oben die Kasuistik von Frau R., Kapitel 2, oder in der Gruppe im Dialog mit Christina unter 7.2.6, S. 219). Zwanghafter und fluchtartiger Themenwechsel in der dialogischen Aktion erinnert an die Verzettelung beim Ordnen oder Arbeiten. Blitzschnell kommen wir vom einen zum anderen und verlieren das ursprüngliche Ziel aus den Augen. Wenn wie vermutet, Tätig-*

*keiten und eigene Vorhaben Gefühlserfahrungen zu müssen wachrufen, ist zu wechseln die unbewusste Verneinung und Verweigerung und schützt gegen das Wachwerden dieser Gefühle. Bleibt hinzuzufügen, dass ich regelmäßig in solchen Augenblicken darauf verweise, dass jeder im therapeutischen Dialog das Recht hat, z. B. den Rat kommentarlos zu übergehen. Dass ich darin eine unbewusste Selbsthilfe verstünde, die gegen unerträgliche Gefühle schützte (Affirmative Konfrontation bei Abwehr).*

*Zeitorganisation*

Frau H. kam während der ganzen Behandlung zu sehr unterschiedlichen Zeiten – vor, zu Beginn oder nach Anfang des gesetzten Zeitraums. Über lange Zeit brachte sie verlegen Gründe vor, aus denen heraus sie später war. Sie kam oft sehr schwer aus dem Bett, wenn die Stunden morgens früh lagen, hatte den Wecker überhört oder sich noch einmal hingelegt, wenn sie ihren Sohn zur Schule entlassen hatte, und dann verschlafen. Nachdem sie sich nicht mehr entschuldigte, nachdem sie sich in der Begegnung mit mir überzeugt hatte, dass sie frei über den Zeitraum verfügte, zog sie bisweilen ein Gesicht, als ob sie schuldig geworden wäre. Ihre Schwierigkeiten beim Kommen in der Behandlung entsprachen denen in ihren privaten Beziehungen. Im beruflichen Alltag gelang es ihr offensichtlich dank der Gleitzeit, ihr Kommen den Regeln gemäß zu organisieren. Bewusst war sie oft um Rechtzeitigkeit bemüht und hetzte sich bisweilen unübersehbar.

*Zusammenfassung*

Frau H. kam wegen ihrer anhaltenden Depression und der nicht gelingenden Trauer um ihre vielen Verluste durch Tod von nahen Angehörigen. Ihre Erziehungsschwierigkeiten mit Markus bildeten den zweiten genannten Anlass für die Behandlung. Sie kam mit zehnjähriger Verzögerung zu mir. Von einer Freundin, die bei mir wegen einer schweren Depression zehn Jahre vorher in Analyse gewesen war, hatte ich vom Schicksal von Herrn und Frau H. und ihrem Sohn gehört. Sie konnte sich aber trotz des Rates der Freundin damals nicht entschließen, eine Psychotherapie aufzusuchen. Nach drei Jahren Therapie litt sie nicht mehr unter den Jahrestagsreaktionen mit depressiven Verstimmungen.

Sie stellte das selbst überrascht fest. Wiederholt erkannte sie die große Hilfe aus den Gesprächen an, soweit sie die Erziehung des Sohnes betrafen. Sich abzugrenzen statt zu streiten hatte das Familienklima verbessert. Sie fasste durch den Rückhalt in der Behandlung offensichtlich Mut, sich auf eine erneute Beziehung mit Tom einzulassen. Ich hatte ihr da und dort geholfen, ihn zu verstehen, wenn sie ihn hinter Ralf ansiedelte. Wortlos (und unkommentiert von mir) zog sie in der Zeit mit diesem Thema ihre Witwenringe aus. Vielleicht hat sie die Bilder ihres Mannes abgehängt. Ihre Desorganisation hatte sie nicht ausdrücklich als Behandlungsgrund genannt. Sie beschäftigte uns oft. Sie stellte Besserungen fest. Sie hat öfter ihre Angst vor Abhängigkeit eingebracht. Die vierjährige analytische Behandlung mit zwei Wochenstunden reichte nicht in diesen Bereich ihrer Störung hinein. Ihre Selbstbehandlung mithilfe von Essen, Alkohol, Fernsehen und Flucht in soziale Aktivitäten hat sie nicht aufgegeben. Das Angebot, ein honorarfreies Nachgespräch vielleicht nach einem halben Jahr mit mir zu führen, nahm sie während der neun Monate nach Analyseende nicht wahr. Als ich sie vor einigen Wochen meinerseits angerufen habe und nach ihr fragte, meinte sie, in einigen Wochen kommen zu wollen, aktuell hinderten sie so viele Verpflichtungen zu kommen. Als die größte Angst in der Behandlung stellte sich die heraus, abhängig und bevormundet zu werden. Unbewusst hinderte sie ihr Zuwiderhandeln daran, die Erfahrungen mehr für sich zu nutzen. Sie spürte das, als sie einmal sagte, sie hätte Jahre hier »verbraten«. Ich lehnte dieses Urteil in seiner Ausschließlichkeit ab.

7. Kapitel

# Gruppenbehandlung bei Messie-Syndrom

## 7.1 Gründung, äußerer und innerer Rahmen der Gruppe

Die Mitglieder der Gruppe kamen fast alle auf der Kaufbeurer Messie-Tagung 2004 auf mich zu und fragten, ob sie in Behandlung kommen könnten. Sie waren vom Vortrag berührt und schöpften Hoffnung für sich. Zehn Einzelbehandlungen konnte ich nicht übernehmen, deshalb schlug ich vor, eine Gruppe zu versuchen. Frau Bönigk-Schulz vom Förderverein, die die Tagung organisiert hatte, half, unser erstes Treffen vorzubereiten.

Wir verständigten uns auf zwei Ziele: Hilfe bei der Bewältigung der Desorganisation und eine anonyme Publikation.

Bei der psychoanalytischen Konzeption dieser Gruppenselbsterfahrung ging ich von der These aus, dass übermäßige Strenge in der Sozialisierung das unbewusste *Mach-ich-nicht*, das spontane Zuwiderhandeln, im prozeduralen Unbewussten begründete. Deshalb hielt ich die möglichst freie Gestaltung der Gruppe bei gleichzeitig verbindlichem örtlichen und zeitlichen Rahmen für zentral. Der Zeitpunkt zu kommen und zu gehen während der Sitzung, sich vor und nach der Gruppensitzung zu treffen, andere parallele Behandlungsmaßnahmen waren freigestellt. Ich stellte mir vor, dass innerhalb dieses an Vorschriften armen Rahmens die Übertragung, sich gezwungen zu fühlen und zu müssen, leichter als »gegenwärtig unbegründet« erkannt werden konnte.

Wir trafen uns wegen der weiten Anreisen vierwöchig zu zwei 90-Minuten-Sitzungen um 11 und um 14 Uhr in der Halle des Hauses, der zum Veranstaltungs-, Gruppen- und Ausstellungsraum ausgebauten Tenne. Ich räumte die Möglichkeit ein, mich zur Stärkung der äußeren wie der inneren Verbindung zusätzlich telefonisch in Anspruch zu nehmen.

Wir führten den Gruppendialog unter spontan wechselnder Moderation der Mitglieder und mit den von ihnen vorgeschlagenen »Blitzlichtern« durch, das sind kurze Stellungnahmen zum aktuellen Befinden der Einzelnen der Reihe nach. Wir hielten uns alle an die jeweilige Rednerliste der Moderatorin, direkte Voten waren möglich. Meist ordnete ich mich dieser Regel unter, bisweilen äußerte ich mich ungefragt und direkt.

Auf Wunsch der Mitglieder duzten wir uns alle. Für mich war das eine neue Erfahrung. Zu duzen führte anscheinend zu einem stärkeren Gefühl von Verbundenheit ohne Unterordnung. Meine Rollenabgrenzung, den Hilfesuchenden zu helfen, wurde durch die persönliche Anrede nicht infrage gestellt.

Die Redezeit und die Diskussion bei den Blitzlichtern wurden wiederholt diskutiert, hinterfragt und variiert. Uns wurde bewusst, das dialogische Miteinander bedurfte gewisser Mindestregeln, und alle beteiligten sich bei der Absprache der Regeln. Wir machten unterschiedlich von der Möglichkeit Gebrauch, den Verlauf einzelner Diskussionsfolgen in Stichworten festzuhalten.

## 7.2 Porträts der Teilnehmerinnen und Teilnehmer mit einzelnen Gruppensequenzen

**7.2.1 Maria,** Mitte 50, mit kurzen grauen Haaren, kam gerne in Jeans und Pulli. Sie sprach Dialekt und brach morgens um vier Uhr zu ihrer sehr weiten Anreise auf. Für sie war wegen ihres Chaos eine Betreuung verfügt worden. Es war, als ob sie die Ungerechtigkeit »herauspressen« würde zwischen Schreien und Geknebelt-Sein. Sie gab knappe und zutreffende Kommentare und stellte Fragen, die zentral für angesprochene Themen waren. Übernächtig, wie sie war, ist sie oft kurz eingenickt.

Maria stammte als zweites Kind aus einer Handwerkerfamilie, der Vater war in jungen Jahren Laienbruder bei den Jesuiten gewesen und noch als 40-Jähriger zum Militär eingezogen worden. Beide Eltern stammten aus kinderreichen Familien. Später hat der Vater getrunken. Er wurde im Rausch still und blieb in sich gekehrt. Die Mutter war als junge Frau im Kloster und wurde dort wegen Ungehorsams in Schimpf und Schande entlassen. Marias Erziehung war streng. Sie und ihr Bruder wurden bei Unartigkeiten von der Mutter mit einem Stock geschlagen, oder sie mussten Stunden auf einem Holzscheit knien. Der Vater war ein friedlicher Mann. Der Bruder verübte mit 17 wahrscheinlich Selbstmord. Maria war 13 Jahre alt, als die Leiche des vermissten Bruders nach vier Wochen im Stauwehr gefunden wurde. Sein Sterben wurde später totgeschwiegen. Sie war 17, als der Vater eines Morgens in der Nähe der Firma unter ungeklärten Umständen starb. Sie hat an ihm gehangen und war durch seinen Tod schwer getroffen. Maria lebte bei der Mutter, nach ihrem Tod – Maria war 44 – blieb sie mit ihrem Partner und späteren Mann im früheren elterlichen Haus. Seit einem Brand im Haus, der durch eine von der Mutter vergessene Wunderkerze entstanden war, litt sie unter starken Kontrollzwängen.

In der gutachterlichen Stellungnahme, die dem Betreuungsbeschluss des Amtgerichts zugrunde gelegt wurde, hieß es:

»Frau R. ist aufgrund der oben aufgeführten Erkrankungen ›Alkoholmissbrauch, differenzialdiagnostisch Alkoholabhängigkeit, verbunden mit einem Vermüllungssyndrom‹* psychisch krank. Ärztlicherseits sind die Voraussetzungen einer Betreuung nach §1896 BGB zu bejahen. Bei der Probandin besteht Alkoholmissbrauch, wobei differenzialdiagnostisch eine Alkoholabhängigkeit nicht auszuschließen ist … Die Leberwerte waren, bei stationärer Aufnahme erhöht und normalisierten sich während des weiteren stationären Aufenthaltes …

Von Frau R. wurde durchgehend überhöhter Alkoholkonsum verneint. Sie betonte lediglich, bei Unruhe mehrere Teelöffel Melissengeist zu sich zu nehmen. Zudem liegt ein Vermüllungssyndrom mit weitgehender Unbewohnbarkeit des Hauses (Unbegehbarkeit der meisten Zimmer sowie massive Hinweise auf Parasiten- bzw. Insektenbefall) und damit verbundenem erheblichen gesundheitlichen Risiko vor. Die angehäuften Gegenstände, Wäsche sowie Zeitungen oder Zeitschriften, stellen eine massive Brandgefahr bei Kurzschlüssen oder Hantieren mit dem Feuerzeug sowie Einsturzgefahr dar. Frau R. ist infolge der oben genannten Erkrankungen nicht in der Lage, die Aktivitäten des täglichen Lebens selbstständig zu erledigen oder ihre Hilfsbedürftigkeit zu erkennen und sich adäquat Hilfe zuzuführen. Es besteht aufgrund des oben be-

* Im ICD-10 von 2007 ist das Vermüllungssyndrom ebenso wenig wie das Messie-Syndrom aufgeführt.

schriebenen Ausmaßes des Vermüllungssyndroms bei parallel bestehendem Alkoholmissbrauch – differenzialdiagnostisch Alkoholabhängigkeit – mit der beständigen Gefahr der Bewusstseinsbeeinträchtigung nach Alkoholkonsum eine massiv erhöhte Einsturz-, Brand- und Kurzschlussgefahr und daraus resultierend eine erhebliche Selbst- als auch Fremdgefährdung. Aus diesem Grund ist zum Schutz der Probandin sowie zur Abwendung einer potenziellen Gemeingefährdung eine Entmüllung der Wohnung bzw. des Hauses erforderlich. Frau R. ist hierzu aufgrund der Schwere der psychiatrischen Erkrankung selbstständig nicht in der Lage. Frau R. zeigt sich zwar verbal krankheitseinsichtig, war aber weder selbstständig zur Behebung der Vermüllung in der Lage noch bereit, Hilfe von außen in Anspruch zu nehmen. Wie der klinische Verlauf zeigte, besteht zum gegenwärtigen Zeitpunkt eher geringe Veränderungsmotivation. Daher ist zum Wohle der Betroffenen aus ärztlicher Sicht die Betreuung für zumindest zwölf Monate notwendig, welche nachfolgende Bereiche umfassen soll: Wohnungsangelegenheiten, insbesondere Instandsetzung der Wohnung mit Entmüllung; Gesundheitsfürsorge (für den psychiatrisch-nervenärztlichen Fachbereich); Aufenthaltsbestimmung sowie Regelung finanzieller Angelegenheiten mit Einwilligungsvorbehalt über 200 €.

In Anbetracht der psychischen Belastung mit Gefahr psychischer Dekompensation ist es sinnvoll, während der Instandsetzung des Hauses eine begleitende ambulante oder stationäre psychiatrische Behandlung durchzuführen. Die Probandin ist mit der Errichtung einer gesetzlichen Betreuung nicht einverstanden, gutachterlicherseits ist dies aufgrund der Schwere der psychiatrischen Erkrankung der Probandin zu ihrem Schutz auch gegen ihren Willen dringend erforderlich. Es ist jederzeit möglich, sich mit der Betroffenen zu verständigen.«

*Zur Sucht: Maria nahm während des stationären Aufenthaltes auch dann keinen Alkohol zu sich, wenn sie freien Ausgang hatte. Sie hatte keine Alkoholsucht, die mit einer allmählichen Steigerung der täglich eingenommenen Alkoholmenge einherging und Entzugserscheinungen verursachte. Alkoholsucht wurde deshalb in dem vorliegenden psychiatrischen Gutachten nur differenzialdiagnostisch in Erwägung gezogen. Die gefundenen Organschädigungen bei Maria sprachen für eine längerfristige Alkoholschädigung. Maria neigte sehr zu Scham über ihre Situation und hat vielleicht die*

*Menge des eingenommenen Alkohols, beispielsweise als Melissengeist, verkleinert angegeben.*

*Die Auffassung der Gutachter, die Sammlung und Anhäufung von Zeitungen, Zeitschriften, Wäsche und Nippes bei Maria bedeutete eine Vermüllung, erscheint fragwürdig.*

*Wird zu sammeln als Ausdruck einer Sucht verstanden, gewinnt die Sammlung einen anderen Charakter. Unser Augenmerk richtet sich dann auf das dringende Bedürfnis, unerträgliche Gefühle der Leere, der Sinnlosigkeit und des Gefühls, mitten im Leben tot zu sein, zu vermeiden, die aus Erfahrungen schwerer Entbehrung und nicht aus der angenommenen Unfähigkeit zu entsorgen stammen. Die Aussage, dass Maria »sich zwar verbal krankheitseinsichtig zeigte, aber weder selbstständig zur Behebung der Vermüllung in der Lage noch bereit war, Hilfe von außen in Anspruch zu nehmen«, wird aus dieser Perspektive ganz anders als mit einer fehlenden Krankheitseinsicht erklärbar. Da Sammelsüchtige mit dem Verlust bereits von einzelnen Teilen ihrer Sammlung in starke Angstkrisen stürzen, sie könnten zusammenbrechen, ist ihr Verzicht zu räumen verständlich.*

*Kein Wunder, dass Maria Einsicht in den Zustand der schier unbewohnbaren Wohnung zeigen konnte, anders als z. B. Patienten in einer Psychose, und dennoch nicht »bereit war, Hilfe von außen in Anspruch zu nehmen«. In der Sammelsucht sind die Denkfähigkeit und das kritische Urteil nicht aufgehoben. Dennoch hat sie keine Schritte unternommen, sich von ihrem Gut zu trennen. Jeder gesammelte Gegenstand stiftet Sammelsüchtigen einen möglichen Sinn. Sie sind voller Ideen über eine mögliche spätere Verwendung. Die Selbstbehandlung durch Sammeln wird von Betroffenen deshalb als lebensrettend erlebt. Niemand würde von einem Diabetiker erwarten, dass er sein Insulin entsorgt.*

*Zur Desorganisation: Durchschnittlich sozialisierte Menschen mit durchschnittlicher Ordentlichkeit sind schockiert, wenn sie erstmals des Durcheinanders der Sammlungen bei Messies ansichtig werden. Der tragische und von Maria für Stunden unbemerkte Tod ihres schon lange schwer kranken Mannes, der seinen Schmerz mit Alkohol betäubt hatte, am chaotischen Sammelort der gemeinsamen, beinahe unbewohnbaren Wohnung macht die Reaktion der Rettungssanitäter und des Arztes bei der Leichenschau ein Stück weit verständlich. Sie vermuteten eine kriminelle Unterlassung der Hilfeleistung bei Frau R.*

*Betreuung bedeutet eine teilweise Entmündigung. Die Vormundschaft gegenüber Erwachsenen, die aus einer unbewussten Verweigerung heraus auch eigene Vorhaben nicht ausführen, bedeutet, dass die ursprüngliche Schädigung mit dem gleichen Mittel einer Bevormundung mit Strenge und Zwang fortgeführt wird, da »die Probandin mit der Errichtung einer gesetzlichen Betreuung nicht einverstanden ist«. Deshalb ist die gutachterliche Bewertung falsch, dies wäre »aufgrund der Schwere der psychiatrischen Erkrankung der Probandin zu ihrem Schutz auch gegen ihren Willen dringend erforderlich«.*

*Dagegen ist richtig, dass eine begleitende ambulante psychotherapeutische Behandlung angezeigt ist.*

*Maria nahm an der Gruppe teil, weil sie hoffte, mit ihrer Hilfe die sie außerordentlich belastende Betreuung aufheben lassen zu können. Sie blieb während der zwei Jahre über ihre persönlichen Verhältnisse und über ihre Geschichte sehr verschlossen.*

*Nach der Aufhebung der Betreuung erlebte sie, dass die äußere Entlastung nicht mit einer inneren Befreiung einhergegangen ist. Der Kampf gegen die Institutionen hatte sie völlig eingenommen. Sie blendete so ihr Unglück, die anscheinend unglückliche Kindheit und die im Verlauf der Erkrankung ihres Mannes eingetretene schwere Belastung durch seinen Alkoholismus und die unterdrückte Trauer nach seinem dramatischen Tod bei unseren Begegnungen aus. Dieser Schutz vor dem Blick nach innen entfiel mit ihrer »Befreiung«.*

*Sie ging seither mit erhobenem Kopf am Amtsgericht ihrer Heimatstadt vorbei, doch spürte sie in unseren Gruppenbegegnungen sehr stark ihre innerliche Last. Sie fehlte seither öfter.*

**7.2.2 Emma** war freundlich, sie neigte dazu, zerstreut zu sein, war nicht gerade schlank und Mitte fünfzig. Sie sprach Dialekt und praktisch bemutterte sie die Gruppe unausgesprochen. Sie war die Mittelsfrau zum Förderverein, organisierte mit dem FEM die Teilnehmerliste. Sie fuhr von zu Hause zwei Autostunden nach Uhldingen und holte die mit der Bahn Kommenden ab. Emma war in Messie-Selbsthilfegruppen erfahren und hielt teils während der vierwöchigen Pausen telefonischen Kontakt zu den anderen. Sie gehörte regelmäßig zur Nachgruppe. In der Blitzlichtrunde ließ sie anderen den Vortritt. Sie zog es vor, die Letzte zu sein.

Emmas Vater war Arbeiter, sie wuchs mit zwei Brüdern auf, die Mutter war viel jünger als der Vater und litt 30 Jahre an Diabetes. Die Wohnverhältnisse waren beengt und die finanziellen Mittel knapp. Der Vater war Quartalssäufer und wurde in betrunkenem Zustand oft gewalttätig. Emma wohnte die meisten Jahre ihres Lebens bei den Eltern und der Mutter. Sie pflegte die Mutter bis zu ihrem Tod und bewohnte seitdem das frühere elterliche Haus allein. Emma erinnert sich nicht, streng erzogen worden zu sein, sie wurde selten mit der Hand geschlagen. Emma arbeitete bis 2001 in einem sozialen Beruf und ging wegen Krankheit in Rente. Seitdem sammelte sie mehr und mehr Utensilien an, zugleich ordnete sie ihre Sammlung weniger und weniger. Sie suchte die Verbindung zum Förderverein und zu Frau Bönigk-Schulz, als sie einen Bußgeldbescheid über 1000 € erhalten hatte, weil Nachbarn ihre Sammlung im Hof nicht mehr ertrugen. Die verschiedenen Todesfälle in der Familie gingen ihr nach: ein Bruder, der Vater, die Mutter, ein Onkel.

Über Monate berichtete sie in der Gruppe, mit der Räumung des Hofes voranzukommen. Sie erregte sich über die Kontrollen des Ordnungsbeamten, der unerlaubt Fotos der Außenanlage gemacht hatte! Sie strahlte Genugtuung aus, als sie eines Tages die Beendigung der Aufräumarbeiten mitteilte.

*Zur Desorganisation:* Emma hatte vor dem Räumungsbescheid und dem Bußgeldbescheid verschiedene anonyme und hässliche Schreiben aus der Nachbarschaft bekommen. An Frau Bönigk-Schulz vom Förderverein schrieb Emma: »Hallo liebe Marianne! … Die in den anonymen Schreiben angesprochenen Gegenstände bekomme ich von Bekannten geschenkt. Die sind noch gut erhalten. Sortiert gebe ich sie wieder weiter. Die habe ich im Hof zwischengelagert. In letzter Zeit hatte ich zu viel angenommen und es nicht geschafft, es in absehbarer Zeit wegzubringen. Das war ein Fehler, wie ich jetzt einsehe … Das Wetter machte es mir unmöglich, etwas im Hof zu tun. Schnee, Regen und Hitze. Wäre auch nicht begeistert, solche Nachbarn zu haben wie ich bin mit solch einer Unordnung und Kram. Habe die Folgen nicht bedacht und erkannt. Bin die letzten Jahre in mancher Hinsicht wie mit Scheuklappen herumgelaufen und habe nicht gesehen, wie es um mich herum ausgesehen hat.«

Emma betonte, strukturiert vorgehen zu können, wenn sie anderen half, und dabei eines nach dem anderen zu tun. Bei sich sähe sie sich außerstande dazu.

*Aus einem Gruppengespräch: Emma hatte mehrmals über das Schicksal einer Freundin berichtet, die ebenfalls unter chaotischen Umständen gelebt hatte. Sie zeichnete den Weg der Frau mit einer Einweisung in ein Pflegeheim und mit einer gesetzlichen Betreuung nach. Ricarda wollte ihr ins Wort fallen, ich riet, erst einmal Emma weiter sprechen zu lassen, Karl Otto benannte schließlich, dass Emma von sich redete! Wir verstanden, dass Emma genau das war, eine Frau, deren Existenzberechtigung sich offensichtlich auf die Fürsorge für andere gründete! Jetzt konnten wir sie als Frau, die im Schatten anderer und für andere lebte, anerkennen. Also auch deshalb erledigte sie ein Stück weit die praktischen Belange der Gruppe. Ich unterstrich, dass wir eine ganz zentrale Erfahrung von Emma vermuten könnten, es war nicht um sie in ihren Bedürfnissen gegangen als um die anderer, vielleicht um die der Mutter.*

*Entbehrungen während der Entwicklung von Emma lassen sich nur vermuten. Sie war die Partnerin und Betreuerin und zuletzt Pflegerin der verwitweten Mutter geworden und ging keine eigene Partnerschaft ein. Mit ihrer Figur vermittelte sie unmittelbar ihren ungestillten Beziehungshunger. Wie lässt sich dieser Zusammenhang begründen? Zu essen erinnert durch spontane und unbewusste Aktivierung der gesammelten emotionalen Erfahrungen aus dem emotionalen Gedächtnis, die mit gefüttert zu werden verbunden sind, an die Nähe zur nährenden Mutter. In Familien, die in Not leben, sind Fütterung und Pflege die einzigen Zeiten, in denen sich eine überforderte Mutter ihrem Baby und Kleinkind widmen kann. Diese beruhigende und zutiefst soziale Erfahrung wird gefühlsmäßig durchs Essen wachgerufen. Essenskultur im weitesten Sinn ist durch soziales Miteinander geprägt. Emmas Bindungsmuster war zwanghaftes Helfen und unsicher-abweisendes Verhalten (Bowlby, 1969); sozial war sie verbunden, indem sie sich für andere einsetzte und gleichzeitig innerlich verschlossen blieb. Sie neigte zu Scham und Selbstvorwürfen und unterdrückte gleichzeitig ihren Schmerz und ihre Entbehrungen. Der Tod der Mutter und die Verrentung einige Jahre später haben Emma sehr isoliert. Sie begann mehr und mehr die vermutlichen Gefühle von Leere und Sinnlosigkeit durch Sammeln und Essen auszugleichen.*

**7.2.3 Ricarda** war eine schlanke, offene und freundliche Mittfünfzigerin. Sie liebte frauliche, wollige und warme Kleidung und brachte eine langjährige Gruppen- und Therapieerfahrung mit. Ihre Gruppenkompetenz kam uns zugute, und sie ließ uns an ihren Lebenserfahrungen in Familie, Partnerschaft und als Mutter teilhaben. Sie sprach schnell, viel und zeigte ihre Gefühle zu sich und oft offen zu den anderen. Sie kam immer. Sie erreichte zusammen mit Otmar und Katja rechtzeitig die Gruppe, weil sie gemeinsam mit der Bahn anreisten. Sie fand am Wegrand Zweige und Blumen, die sie für unsere Runde mitbrachte. Sie schrie bisweilen ihr Leid oder ihr Symptom heraus. Sie äußerte sich nach einiger Zeit, dass sie sich gut fühlte, wenn sie zur Gruppe führe und da wäre.

Ricarda W. kam in der Nachkriegszeit zur Welt und war die Älteste von fünf Kindern. Ihr Vater wurde als junger Mann Soldat und nahm als Panzerfahrer am Krieg teil. Er arbeitete später als Buchhalter. Er stammte aus dem Osten. Die Mutter war als Vollwaise im Westen aufgewachsen und war später als Lehrerin tätig. Der Vater erzog sehr streng, die Mutter mäßiger, sie war ihm untertan. Am Mittagstisch hatten die Kinder zu schweigen. Redete eines, versetzte der Vater ihm eine Ohrfeige. Ordnung wurde drastisch gefordert. Die Eltern verlangten, dass sie aßen, was auf den Teller kam, zu Bett gingen, wenn es angesagt wurde, anzuziehen, was die Mutter bereitgelegt hatte. Zur Strafe konnte sie aus dem Wohnzimmer und damit aus der Familie ausgeschlossen werden, als sie älter war, mit dem Rohrstock oder mit der Hand geschlagen werden, waren Strafpredigten des Vaters häufig. Als Jugendliche hörte sie Drohungen, ins Heim zu müssen!

Ricarda fühlte sich als kleineres Kind in ihrer Familie gut, als Schulmädchen war sie sehr ordentlich. Gegenüber den jüngeren Geschwistern führte sie die strenge Hand des Vaters, in der Pubertät und Adoleszenz stritt sie sich zunehmend heftig mit ihm. Er hat sie noch mit 18 geohrfeigt. Sie musste im Streit mit den Eltern ausziehen. Alle Geschwister litten im Lauf der Jahre unter großen Schwierigkeiten. Eine Schwester war essgestört und nässte lange ins Bett. Der Bruder war süchtig gewesen. Er soll als Baby die Brust der Mutter verweigert haben. Als Kleinkind hörte Ricarda ihn im Klo schreien, wenn die Mutter ihm Einläufe wegen seiner Verstopfung machte. Er lebte später wie ein Asket. Die Mutter wäre nach den Geburten der Kinder schon nach acht Wochen wieder in die Schule gegangen. Als sie mit dem alten Vater über seine Flucht sprechen wollte, lehnte er ab, früher hätte sie nicht gefragt, da wäre Zeit gewesen, heute aber wäre es zu spät. Wieder blieb in ihr das Gefühl zurück, alles falsch gemacht zu haben. Beide Eltern waren ungeheuer pedantisch und genau, selbst das kleinste Fuselchen störte. Der Vater würde sie heute niemals besuchen, nicht einmal die Türklinke würde er anfassen. Ekel stand in ihrem Gesicht, als sie das erzählte.

Ricarda erinnerte sich, dass sie als Schulmädchen oft keine Gefühle gespürt hatte. Sie war ein braves Kind gewesen. Sie beneidete den Bruder, der jähzornig sein konnte. Ihre jüngere Schwester sei früher unglaublich neidisch auf sie gewesen.

Ricarda absolvierte die Schule bis zur mittleren Reife und lernte einen Beruf, in dem sie fünf Jahre tätig war. Mit ihrem Partner gründete sie ein gemeinsames Geschäft. Zur Trennung kam es nach 22 Jahren Partnerschaft und nach der Geburt der gemeinsamen Tochter Jessica, weil sie immer mehr gestritten haben. Sie ließe niemanden in die Wohnung schauen oder eintreten, auch das Jugendamt nicht.

Gegenüber dem Vater, der sie unverändert abwies, fühlte sie sich ohnmächtig wütend. Er hat ihr nie verziehen, dass sie sich verspätete und auflehnte. Sie fügte hinzu, dass sie so maßlos ärgerlich werden konnte, dass sie wie am Vorabend zur Gruppe ohne einen Anlass dem Hund einen Stockschlag gegeben oder ihre Tochter geohrfeigt hat!

*Aus einem Gruppengespräch: Christina hatte einen polemischen Brief, den ihre Tochter geschrieben hatte, beinahe unbewegt vorgetragen. Ricarda fand den Brief ekelhaft, widerlich, scheußlich. Welche Gründe einer solchen Abrechnung auch immer zugrunde lägen. Sie lief leicht rot an, sie zog den hohen Rollkragen ihres Wollpullovers am Hals herunter, als ob sie nach Luft ringen müsste. Sie wäre empört. Sie fühlte sich an die heftigen Vorwürfe ihrer eigenen Schwester erinnert, sie hätte damals ihre Kindheit zerstört. Ihr wäre nach einem solchen Brief danach davonzulaufen. Sie hätte das Gefühl, weg zu müssen, alles abzuschneiden. Sie wollte da keine Berührungen mehr zu den anderen in der Familie haben. Also dieser Brief wäre für sie grauenhaft, furchtbar, unglaublich!*

*Sie fand im weiteren Gesprächsverlauf traurig und ärgerlich zugleich, dass Christina auf anteilnehmende Fragen wiederholt ausgewichen war. Zu ihr gewendet stellte sie noch einmal fest, dass andere bei einem Bericht über einen solchen Brief Gefühle zeigen würden. Ihr Gleichmut machte sie fassungslos. Ja, es erschütterte sie, was die Tochter geschrieben hat, aber Christina hätte teilweise dazu gelacht!*

*Ricarda sprach in einem anderen Gespräch ihre Zurückgezogenheit an, es fiele ihr schwer, das Haus zu verlassen. Sie wäre oft sehr müde. Wenn sie dann unterwegs wäre wie heute, dann sei das Leben so schön, der Weg vom Bahnhof in der Sonne hierher war so wunderbar, es wäre leicht gewesen zu kommen. Dann spürte sie Lebenslust! Aber wie gelänge ihr die Umsetzung dieser Erkenntnis in die Tat? Natürlich würde sie auch die gedruckten Ratgeber kennen, die Otmar erwähnt hatte. Doch helfen sie ihr nicht.*

Kriegsteilnahme, Heimatverlust und Flüchtlingsschicksal des Vaters in der Ex-BRD und die Verwaisung der Mutter belasteten die Familie Ricardas. Die Erziehung war streng und gewalttätig. Wie ihre Eltern kannte Ricarda das Gefühl, arm zu sein, nicht genug zu haben oder die feindselige Abweisung der Einheimischen mit der eigenen Wohnung als Festung. Sie sah ihre Identifizierung mit der strengen und gewalttätigen Seite ihres Vaters. Nach dem Vorbild der Eltern, die durch Zwang und Strenge die Kinder verletzt haben, verletzte sie offensichtlich selbst ihre jüngeren Geschwister und ihre Tochter durch Strenge und Gewalt. Als sie die Einsicht äußerte, weinte sie. Ricarda zeichnete ihre Entwicklung nach. Als kleines Mädchen identifizierte sie sich mit Strenge und Ordentlichkeit und konnte ihre Aversion gegen Aufträge, die an gezwungen zu sein erinnern, mithilfe ihrer Selbstüberwindung in Schach halten. Als Jugendliche lehnte sie sich dagegen auf und hatte Schulschwierigkeiten. Seither kämpfte sie, sich selbst zu überwinden gegen ihr unablässiges unbewusstes Aufbegehren gegen Zwang, Pflichten und gegen alle Tätigkeiten, die sie daran zu erinnern drohten.

Ihre Sucht als Schutz gegen bedrohliche Gefühlszustände der Leere und Verlassenheit veranlasste sie, sich zwanghaft vollzustopfen oder einzukaufen. Kurzfristig und rauschartig fühlte sie sich glücklich. Ihr Partner, der eine ähnliche Abneigung gegen alles zu haben schien, was an Aufträge erinnerte, wurde für sie unbewusst zum Träger der Ablehnung ihrer Sucht. Sie versuchte vor ihm zu verheimlichen, wenn sie wie im Rausch gegessen und eingekauft hatte. Ihr unbewusstes Zuwiderhandeln kann erklären, dass sie seit ihrer Jugend zu Verspätungen neigte. Sie äußerte lebhaft ihre Gefühle, Eindrücke und Reaktionen in der Desorganisation ihrer Vorhaben. Charakteristisch war, dass sie sich mit zwei Personen verglich, von denen eine die andere zur Ordnung zu zwingen versuchte, während diese sich dagegen auflehnte und entzog.

Die oben beschriebene Szene mit Christina war beispielhaft für die Lebendigkeit, mit der Ricarda den Bericht anderer begleiten und beantworten konnte. Ricarda versetzte sich in ihre Situation und äußerte all die Bewegung, die Christina nicht zur Sprache brachte und nicht zeigte.

Sie erfasste in lebhaften Facetten ihr eigenes inneres Erleben, auch ihre Widersprüche, und verglich das aktuelle Miterleben mit ihren eigenen Beziehungserfahrungen.

7.2.4 **Dieter** war ein gepflegter Mann Ende vierzig, schlank, grauhaarig, lebhaft und freundlich. Er diskutierte differenziert und kam schnell zu großen Lebenszusammenhängen. Zuvorkommend und höflich, wie er war, neigte er dazu, sich anzupassen und bisweilen untertänig zu geben. Er nannte als für ihn wichtigen Grund, hierherzukommen, dass ihn mein therapeutischer Umgang mit dem Zeitrahmen, den ich im Vortrag darstellte, beeindruckt hätte. Er betonte, ebenso wie Otmar das getan hatte, dass er im Beruf nicht das Problem mit der Organisation der Zeit hätte, aber sehr wohl im persönlichen Leben. Er beteiligte sich lebhaft an unserem Gruppengespräch. Er sprach schnell, überlegt, ging auf die aktuellen Themen ein und hatte viele Ideen. Manchmal war es für uns nicht leicht, seinen Gedankenketten zu folgen. Auch nach Monaten wussten wir nicht viel über und von ihm. Er war fast immer da, einmal gerade für die letzten Minuten, er nahm an den Nachgruppen teil, und gleichzeitig blieb er schwer greifbar. Er nutzte mehr als andere das Angebot, auch außerhalb der Gruppentreffen mit mir telefonisch über ganz aktuelle Schwierigkeiten oder über Rückmeldungen zur Gruppensitzung sprechen zu können.

Seine Eltern stammten aus dem Osten. Beide leben noch und beherbergen in ihrem Haus einen Teil der großen Sammlung von Dieter. Diese war oft genug Anlass für Streit. Die Mutter war besonders ordentlich. Sie räumte hinter dem Vater in seinen alltäglichen Tätigkeiten her. Die Erziehung war streng, bestraft wurde er mit Ohrfeigen oder Schlägen auf den Po, selten mit dem Teppichklopfer. Dieter hatte noch eine Schwester, mit deren Kindern er sich gut versteht.

Bald erfuhren wir von Dieter, dass er viele Jahre in Übersee gelebt hatte. Inzwischen war er in einer großen Firma in einer der süddeutschen Metropolen tätig. Erst auf ausdrückliches Nachfragen viele Monate später erfuhren wir, dass er diplomierter Wissenschaftler war und eine hoffnungsvolle akademische Karriere in Übersee begonnen hatte. Damals als Zwanziger verstand er sich auch gut mit seiner dortigen Partnerin. Durch seine Rückkehr nach Deutschland schuf er einen Bruch in seinem Leben. Statt die Universitätslaufbahn weiterzuverfolgen, wechselte er auf dringenden Rat seines Vaters zur Industrie. Er scheiterte mit seinem Versuch, im Rahmen seiner Firmentätigkeit zu promovieren.

Kauf- und Sammelsucht erwähnte Dieter nicht. Er sprach über seine Müdigkeit und über die Gründe, sich zu verspäten. Seine Sammlung zu verwalten fiel ihm schwer. Sie beengte ihn in seiner persönlichen Lebensführung. Er sprach davon, dass er sich mit uns wie in einer Familie fühlte. Wichtig wurde der Widerspruch seines Gefühls, nicht zu Wort zu kommen, zur Gruppenwirklichkeit, tatsächlich redete er viel. So auch bei der aktuellen Schilderung seiner Mühe, am Morgen aufzustehen und loszufahren. Er entschuldigte sich für sein längeres Sprechen. Wir erlebten, dass er wichtige Instrumente aus der Gruppenkultur nicht parat hatte. Zugleich vermissten wir das Zentrale, seine Not, seinen Schmerz, seinen Ärger. Unser Bemühen, uns mit ihm zu verständigen, drohte deshalb zu misslingen. So entstand wiederholt unser Eindruck, dass er viel redete und nichts sagte. Dieter wohnte seit Jahren allein in seiner Wohnung. Er sah, dass vorgegebene Struktur wie in der Firma ihm erleichterte, seine Vorhaben durchzuführen. Zu Hause sei er allein und da sei es »doppelt« schwer für ihn. Er ließe zu Hause einfach alles fallen. Dieter verstand nicht, warum er oft Termine und damit den sozialen Rahmen nicht einhielt. Häufig war seine Verspätung Anlass, sich wortreich zu rechtfertigen. Mit großem Aufwand bereitete er sich auf rechtzeitiges Kommen vor und verkalkulierte sich dennoch oft.

Am Telefon hatte er einmal erwähnt, im Ausland eine Partnerin gehabt zu haben und gut mit ihr ausgekommen zu sein. Er überlegte auch, ob nicht das Fehlen einer Partnerschaft für ihn der Kern allen Übels wäre. In der Gruppe war Partnerschaft kein Thema für ihn. Er organisierte seine Gefühle als Erwachsener nach einem unsicher-abweisenden Muster. Innere Verschlossenheit überspielte er unbewusst mithilfe eines lebendigen, aber sehr allgemein bleibenden Austauschs. Er erlebte sich als unverstanden, als zu kurz gekommen, als zu Unrecht angegriffen und abgelehnt. Er war sich im Kampf mit seinem unbewusst motivierten Verspäten nicht bewusst, dass er sich selbst benachteiligte. Bewusst fühlte er sich in der Gegenwart der anderen oft wohl, ohne sein Gefühl des Mangels zu nennen. Er spürte die Entbehrung umso stärker, wenn er wieder allein war.

*Aus einem Telefonat: Er rief am zweiten Weihnachtsfeiertag abends an. Er entschuldigte sich erst einmal, er wollte mit seinem Anruf meine Sonntagsruhe nicht stören und meine Zeit nicht in Anspruch nehmen, eigentlich nur kurz eine Nachricht auf Band sprechen! Ich sagte, es wäre in Ordnung und dass er keine Schuld auf sich geladen hätte! Vor Weihnachten erkrankte er mit einer Grippe und lag über die Weihnachtstage im Bett. Er wäre jetzt so müde! Wir rekonstruierten, dass er sich mit der Müdigkeit betäuben konnte, und wir ergründeten seinen aktuellen Schmerz. Ihm fehlten eine Frau und Kinder sehr.*

*Ich erinnerte ihn, dass wir darüber im Herbst vor seinem Urlaub gesprochen hätten. Er erwiderte, dass er das ändern möchte. Ich sagte, dass das Möchte nicht ginge, dass es doch niemanden auf der Welt gäbe, der ihm dieses Vorhaben verbieten könnte. Er stutzte kurz, sagt dann, ja, dass er das ändern wollte.*

*Aus Gruppengesprächen: Vor dem Beginn einer 11-Uhr-Gruppe machte Dieter eine erste Durchsage auf Band. Er würde auf jeden Fall später kommen und es nicht bis elf schaffen. Es würde wahrscheinlich Nachmittag werden. Er wäre morgens total müde gewesen. Er hätte den Wecker gestellt, alles für den anderen Morgen geplant. Er hätte es aber nicht geschafft. Er erzählte das ausführlich, wenn er da wäre. Es ginge auch im Alltag ähnlich weiter. Gleichzeitig spürte er ein Gefühl der Verärgerung, wenn nicht der Wut, vielleicht hinge es damit zusammen. Seit Monaten käme er mit erheblichem Aufwand in die Gruppe, er hätte aber das Gefühl, dass er nicht zu Wort kommt. In seinem Leben hätte sich so viel verändert, er hätte so viele Sachen und sie kämen in der Gruppe nicht zur Sprache. Sollte später irgendjemand etwas sagen von wegen rechtzeitig kommen, dann werde er sich das nicht unbedingt anhören müssen, dann werde er wohl explodieren. Er bemühte sich, so schnell wie möglich zu kommen! Später dann seine zweite Durchsage, er wäre auf dem Weg zu uns, allerdings es würde schon wieder knapp, er wüsste nicht, ob er das bis zwei Uhr schaffte! Er meinte, dass wir vielleicht darüber sprechen sollten, ob wir uns nicht in größeren Abständen treffen sollten, er sei nicht zufrieden, er wüsste, das wäre ein Wi-*

*derspruch zum Wunsch, mehr zu machen. Er wüsste auch nicht, was mit ihm wäre.*

*Dieter äußerte einmal seinen Ärger, dass Christina schnell auf die Einhaltung von Pünktlichkeit und Regeln pochte. Er stellte die Blitzlicht-Regel infrage. Gleichzeitig fand er die Diskussion der Regeln wichtig, da sie ja alle Probleme mit der Einhaltung der Regeln hätten. Zwischen Dieter und Christina entwickelte sich ein schnell ärgerlich auflodernder Wortwechsel, indem er ihr vorgeworfen hat, gleich nach ihrer Aufnahme hätte sie hier Regeln einführen wollen. Schließlich riefen sich beide gegenseitig zu, doch die Gruppe zu verlassen. Ich griff ein und hob die Wichtigkeit zu streiten hervor, um Differenzen auszutragen, ohne den einen oder die andere rauszuwerfen oder selbst zu gehen. Aktuell rügte er Ruth sehr verärgert, ihn während des Gesprächs mit Emma in der Pause einfach nach seinem Handy gefragt zu haben. Wollte sie telefonieren, dann sollte sie doch dafür sorgen, ein Handy, das auch geladen wäre, mitzunehmen. Aber nicht nur das, sie fragte dann gleich Emma, die das Gespräch unterbrach, um vom Auto für Ruth ihr Handy zu holen. Wir konnten dann gemeinsam mit Emmas Hilfe den Ablauf des Konflikts klären. Ruth hatte gar nicht gefragt, sondern Emma war spontan von sich aus gegangen. Offensichtlich hatte Dieter im Ärger über die Störung die Situation nur noch durch die Brille seines Ärgers wahrgenommen. Wir waren alle erleichtert, ihm zeigen zu können, dass er eine so wichtige Erfahrung gemacht hatte. Erinnerte er sich im Ärger an sie, konnte sie ihm helfen, besonnener aufzutreten.*

Ungeachtet seiner Lebhaftigkeit, Engagiertheit und Mitteilsamkeit blieben die Konturen von Dieters Lebensgeschichte unscharf. Flucht der Eltern und Strenge in der Erziehung zeichneten sich ab. Über Jahre hatte sich Dieter erfolgreich der unmittelbaren Nähe zur Elternfamilie entzogen, mit seiner Rückkehr brach er die retrospektiv für ihn so hoffnungsvolle berufliche und persönliche Entwicklung ab. Wir wussten nicht, ob die deutsche Niederlage 1945 mit Heimatverlust und Flucht der Eltern eine innere und unbewusste Entsprechung in seinem Leben hatten. Unbewusste Selbstbeschämung mit bewusster Scham hinderte ihn wahrscheinlich, seine Gefühle von Leere und Entbehrung und seinen »ungestillten Hunger« nach mehr zu besprechen.

Dieter stellte einmal in klaren Zügen seine erfolgreiche Erledigung des Vorhabens dar, eine Reihe von Papieren auszufüllen. Dabei konnten wir Schritt für Schritt verfolgen, wie mit jeder Lösung von ihm sofort auch wieder Zweifel aufkamen. Jedes Mal musste er sich erneut überwinden, das Vorhaben weiter durchzuführen. Schließlich konnte er auch die Frage nach der Perfektion stellen. Neben seinem ihm in seinen Ursachen nicht bewussten Mach-ich-nicht-Muster, seinem zwanghaften Zuwiderhandeln, verfügt er unverkennbar über ein perfektes Ideal. Wir ahnten, wie wenig erfolgreich er dabei war, Beziehungen zu knüpfen, wenn er unverbindlich und unpünktlich auftrat. Das Motiv seiner Überlebenstechnik war sichtlich seine Angst, bevormundet, gezwungen und vereinnahmt zu werden. So musste er unbewusst jede nähere Beziehung vermeiden. Wir hatten vor seiner stationären Behandlung über die Verbindung von Schmerzunterdrückung und Müdigkeit gearbeitet. Doch er konnte sich im Nachhinein nicht daran erinnern. Fühlte sich Dieter vielleicht gezwungen zu hören und hörte dann nicht? Es gehört allgemein zur therapeutischen Erfahrung, dass übermäßig Gezwungene Gehörtes nicht aufnehmen oder verdrängen. Sie fühlen sich gezwungen zu hören und aktivieren ihr prozedurales Mach-ich-nicht-Muster dagegen. Dieter unterdrückte seinen Ärger, so gut es ging, gelang ihm das nicht, wurde er schnell überschießend ärgerlich. Dann konnte ihn seine Wut hindern, Begegnungen genau wahrzunehmen. Seine Verspätungen schmälerten seine Erfahrungen aus der Gruppenarbeit. Als Ausgleich rief er häufiger an. Ricarda deutete Dieter, dass für ihn die Teilnahme an der informellen Nachgruppe wohl wegen der verlorenen Zeit in der Gruppe so wichtig war.

**7.2.5 Karl Otto** war ein Endfünfziger von hünenhafter Gestalt, kräftig, graubärtig, mit grauer Mähne und tiefer Stimme. War er gut gestimmt, konnte er schalkhaft und humorvoll sein, seine Augen blitzten dann, war er niedergeschlagen, fielen seine verquollenen Augen mit schweren Tränensäcken auf und ließen seine Verzweiflung ahnen. Er kam immer und rechtzeitig zu unseren Gruppentreffen. Er wohnte am nächsten und kam im ersten Jahr meist mit seinem voll beladenen Kleinwagen, seither mehr mit dem Fahrrad und mit der Bahn. Er begleitete das Gespräch mit wacher Aufmerksamkeit und kommentierte gezielt und treffend; er war der Erste in der Gruppe, der aktiv Einsichten aus der Gruppenarbeit, wie beispielsweise Selbstherabsetzungen zu widersprechen, verwendet hat. Seine Schilderungen brachte er teilweise mühsam gefasst vor, sie trafen uns oft wie Schläge, so dramatisch waren sie inhaltlich und gaben uns zu Sorge Anlass.

Der Vater war Kraftfahrzeugmechaniker, Soldat, Panzerfahrer und Chauffeur, die Mutter Kontoristin. Die Eltern heirateten Ende des Krieges, die Mutter war 19 und der Vater 31 Jahre alt. Im folgenden Jahr wurden sie Eltern ihres ersten Sohnes und der Vater zugleich Vater eines Kindes aus einer anderen Beziehung. Zwei Jahre später wurde Karl Otto, nach sieben Jahren die Schwester geboren. Die Eltern stammten aus dem Osten und kamen über Norddeutschland an den Bodensee. Als Kind litt Karl Otto unter Ängsten im Dunkeln, Hautausschlägen und unter Wutanfällen, er hat zu viel gegessen, mit 15 und 16 lief er von zu Hause weg, weil er die Gewalttätigkeit des Vaters und die vereinnahmende Art seiner Mutter nicht mehr ertragen konnte. Der Vater pflegte ihn mit dem Absatz des Winterstiefels auf den Kopf und ins Gesicht zu schlagen. Auch die Mutter wurde geschlagen, sodass sie nach Schlägen an einem Heiligabend sterben wollte. Nach der mittleren Reife trat er in den Verwaltungsdienst einer staatlichen Institution ein. Mit 33 Jahren ging er wegen schwerer Depressionen in Rente. Er blieb übergewichtig und erlitt vor einigen Jahren einen Herzinfarkt.

Er hatte mehrere länger dauernde partnerschaftliche Beziehungen. Er heiratete nicht. Nach der Aufgabe seiner beruflichen Tätigkeit sammelte er mehr und mehr und ordnete seine Sammlung immer weniger. Er wechselte in eine Ferienwohnung und verschloss seine Wohnung, weil sie durch seine Sammlung nicht mehr bewohnbar war. Neben seinen Depressionen und seinem Heißhunger machten ihm Ängste und Zwänge zu schaffen. Karl Otto ging auf Otmars Schilderung seiner Heißhungerkrisen ein. Er hatte früher auch ähnliche Probleme und sich exzessiv mit Essen betäubt. Inzwischen war er einigermaßen abstinent. Er hatte entdeckt, wie wichtig Bewegung für ihn war. Er lief rund zehn Kilometer täglich, es zöge ihn durch den Wald zum See. Auf die Frage aus der Gruppe, was er und seine Partnerin für eine Partnerschaft hätten, meinte er trocken, eine Telefonpartnerschaft, vor acht Monaten war er das letzte Mal bei ihr. Er schwieg. Später fügte er noch an, dass er sicher eine Menge gut erledigen könnte, wenn jemand da wäre, der einfach in seiner Nähe säße, der anwesend wäre. Karl Otto nahm an der Nachgruppe teil.

Er fühlte sich wohl in der Natur, am See, wenn er allein in den Bergen war. Er sehnte sich nach Nähe zu anderen, zugleich fürchtete er deren Bevormundung und Täuschung. Sein Rentnerdasein und die chaotischen Zustände seiner fast unzugänglichen Wohnungen erfüllten ihn bewusst mit Scham. Aus Scham und Menschenscheu ging er lieber nachts als tagsüber aus dem Haus. Seine Verzweiflung lastete schwer auf ihm, er lebte sehr bedrückt und in Angst vor den Konsequenzen seiner Desorganisation.

*Aus einem Gruppengespräch: Karl Otto sah an diesem Gruppentag sehr erschöpft aus. Die Tränensäcke unter seinen Augen waren geschwollen, sein Bart und seine Haare waren länger. Seine mächtige Figur und seine sonore Stimme ließen ihn groß und überlegen, sein Bericht schwach und unterlegen erscheinen. Er erwähnte, dass er an Absage gedacht hätte, dass er sich aber dann entschlossen hätte, mit der Bahn zu fahren. Er wäre dankbar gewesen, dass die Gruppenteilnehmer, die bereits im Zug waren, ihn mitgenommen hätten; das flocht er so ein, als ob das nicht selbstverständlich gewesen wäre. Er verbrächte die Tage in seiner Zweitwohnung, bei geschlossenen Rollläden, nachts schliche er sich dann und wann zu seiner Erstwohnung und leerte den Briefkasten. Er machte manchmal nachts Schlafentzug, dann wäre er ein paar Tage auf den Beinen. Er harrte dann, dass die Zeit verginge. Wenn der Morgen graute, dann fühlte er sich wie verkatert, dann meldete er sich ab. Einkaufen ginge er in der Dunkelheit. Wenn er dann drei oder vier Sachen bei Aldi gekauft habe, fühlte er sich überbelastet, das wäre schon fast zu viel nach Hause zu schleppen. Nach der letzten Gruppensitzung fühlte er sich besonders depressiv, eigentlich sei das jedes Mal so.*

*Er fühlte sich besonders allein, blieb tagsüber bis gegen Abend liegen, stand nur kurz auf, nachts war er oft schlaflos. Den Termin beim Friseur hat er abgesagt, auch den Bart hat er sich nicht geschnitten. Er geriet mit seiner Wäsche in Schwierigkeiten, da seine frühere Partnerin M. es ablehnte, ihn weiter bei sich waschen zu lassen. Seine Partnerin A., die 700 km von hier lebte, schlug ihm vor, wieder zu ihr zu kommen, aber er scheute es, hier den See zu verlassen, dessen Luft er so gerne atmete. Er fühlte sich im Norden nicht wohl.*

Die Eltern waren durch Krieg und Flucht belastet, die Mutter von Anfang durch die Untreue des Vaters verletzt. Der Vater tauchte in den

Schilderungen von Karl Otto nur als streng und als Gewalttäter auf, der seine Söhne misshandelte. Die Depressionen von Karl Otto lassen erhebliche Entbehrungen in der frühen Familienbeziehung vermuten. Die junge Mutter von zwei Kindern war durch Heimatlosigkeit, Anforderungen an die Integration aus der Rolle der Flüchtlinge heraus und die Not der unmittelbaren Nachkriegszeit außerordentlich gefordert und belastet. Depressiv, wie er war, organisierte Karl Otto seinen Alltag schlecht, auf eine verbindliche Beziehung oder Elternschaft ließ er sich nicht ein.

Die Familienbeziehungen blieben auch nach dem Tod der Eltern belastet. Der ältere Bruder hatte Karl Otto als faul abgelehnt, die Schwester suchte ihn vielleicht zu übervorteilen, alle drei fürchteten auf ihre Weise, nicht genug zu bekommen. Der Bruder war anscheinend allein und geschäftlich erfolgreich gewesen, er hatte nach seinem Suizid ein Haus, mehrere Autos und ein Vermögen hinterlassen. Außerhalb der Abwicklung des Erbes hat Karl Otto nie Verbindungen zu seinen Geschwistern erwähnt.

Seine Ängste, die Rückfahrt an den See aus Norddeutschland nach Hause und zur Gruppensitzung nicht zu schaffen, konnten Verfolgungsängste sein, die im gespannten Verhältnis zu seinem Bruder nach dessen Selbstmord wurzelten. Der Bruder schien ein Workaholic gewesen zu sein! Sollte Karl Otto Hass gegenüber dem Bruder verdrängt haben, dann wäre als Sühne für den *unbewusst* durch ihn verursachten Selbstmord des Bruders sein eigener Tod eine seinem unbewussten Strafzwang angemessene Strafe.

In einer aktuellen Sitzung war Karl Otto ausgeglichener und nicht mehr so depressiv wie die Monate zuvor. Er hat seinen unstillbaren Hunger bewältigen können. Stattdessen ist ihm seine Sehnsucht nach einem geordneten Zuhause in einem der kleinen Häuschen zugänglich, ein deutliches Zeichen seiner unerfüllten Sehnsucht nach Geborgenheit in der Familie.

Über das Sammeln verlor Karl Otto nie ein Wort. Seine vollen Wohnungen und Teile seines Hausstandes im Möbellager sagten alles. Die Auslieferung an das selbst angerichtete Chaos wurde von ihm als überwältigend erlebt. Mit der aktuellen Besserung seiner depressiven Stimmung begann er, verschiedene Angelegenheiten besser zu organisieren.

Karl Otto war ein attraktiver Mann, der vermutlich keine Schwierigkeiten hatte, eine Partnerin zu finden. Doch verhielt er sich anscheinend regelmäßig unsicher-abweisend, seine Sammlung war für ihn wie ein Schutzwall, der Besuche oder das Wohnen mit einer Frau verhinderte. So blieb er meist allein und fühlte sich auch in der Wohnung der Freundin nicht wohl.

Karl Otto gehörte in der Gruppe zum Kern der fünf Leute, die immer da waren. Er äußerte, dass für ihn an der Gruppe teilzunehmen wichtig wäre. Er bewies oft seine wache Anteilnahme und konnte mit Rat einspringen. Er vermittelte seine dramatische aktuelle Situation, zugleich blieb er in Bezug auf seine Beziehungen früher und heute sehr verschlossen. Auch hielt er mögliche Kritik innerhalb der Gruppe zurück.

Ableser, Polizisten, Partnerinnen, die Schwester, gegenüber allen fühlte er sich in der Defensive, oft wie verfolgt. Seine Zurückgezogenheit, Verschlossenheit und Abweisung anderer hatte anscheinend viel mit Scham zu tun, keine Arbeit vorweisen zu können. Eine andere Ursache war seine Depression. Sie hatte ihm als jungem Mann nur den Rückzug in die Rente gelassen. Über seine früheren Arbeitserfahrungen schwieg er. Die Problematik von Müssen und Mach-ich-nicht-Muster in der Hierarchie seines früheren Amtes konnten wir nur ahnen. Seine zwei vollgesammelten Wohnungen sprachen für sein unerfüllbares Bedürfnis, endlich einmal genug zu haben.

Als Erwachsener organisierte er seine Gefühle und sein Beziehungsverhalten nach unsicher-abweisendem Muster. Zu seinen Überlebenstechniken gehörte weiterhin der Versuch, unerfüllte Sehnsucht, Schmerz und Ärger zu unterdrücken. Er kämpfte bei sehr ärgerlichen Anlässen um die Kontrolle seiner Wut. Es lag nahe, dass er alles vermeiden wollte, jähzornig wie sein Vater früher aufzutreten. Umso länger beschäftigten ihn dann die ärgerlichen Anlässe, bei denen er sich aus Angst vor einem Zusammenstoß nicht abgegrenzt hat. Seine gelungene Abgrenzung gegenüber dem Heizungsableser – er hatte durch die Gruppe ermuntert verlangt, dass er die Schuhe ausziehen sollte – löste offenkundig bei ihm Trauer aus, die er zu unterdrücken versuchte. So verschlossen er über sein bewusstes Erleben seiner Beziehungen und von sich selbst blieb, so misstrauisch er schnell wurde, so offen war er bei der Beschreibung vieler Facetten seines Erlebens. Seiner depressiven Seite gemäß kämpfte er stark mit Scham und Schuldgefühlen. Er hatte Zugang zu seinen zwanghaften Verhaltensweisen. Er sah, dass Hunger und Entbehrung ein Thema für ihn waren.

**7.2.6 Christina** war eine schlanke und grazile Frau mit kurzen Haaren und fein geschnittenem Gesicht Anfang sechzig. Sie kleidete sich mit leichten weißen Leinenhosen und Blusen oder Pullis. Sie sah jünger aus und sprach leise. Sie war oft rechtzeitig da. Die Herfahrt mit dem Auto war für sie mit Panikgefühlen verbunden, falsch zu fahren und später zu sein. Christina blieb im Gruppengespräch zurückhaltend. Gleich zu Beginn vermittelte sie uns, wie wichtig ihr die Einhaltung der Regeln war. Dies prägte auch ihren Stil zu moderieren. Sie verfügte unüberhörbar gleichzeitig über die Sprachen der Strenge *und* der Untertänigkeit.

Der Vater war Pastor und fiel 1945 als Sanitäter. Die Mutter, gelernte Krankenschwester, Erzieherin und Kriegerwitwe, blieb alleinerziehend und war sehr streng. In ihren Fantasien lebte der Vater bis zur Todesnachricht als Held, und sie selbst wäre am besten an den Rollstuhl gefesselt gewesen, weil sie so nichts mehr hätte falsch machen können.

Nach Angaben der Mutter war sie nach sechs bis acht Monaten sauber gewesen! Sie lernte sehr früh Sprechen, Laufen und vor der Schule schon Rechnen. Sie hätte gerne und mit allem, was sie finden konnte, gespielt. Sie fühlte sich oft allein und war dann traurig. Albträume, in denen sie abstürzte oder von Tieren verfolgt wurde, ängstigten sie. Die Mutter schlug selten, drohte aber oft mit Schlägen. Einmal war sie den ganzen Tag in Abwesenheit der Mutter im Wohnzimmer eingesperrt. Taschengeld bekam sie keines. In Strafpredigten kündigte die Mutter an, wie krank sie durch Christina werden würde. Eines Morgens würde die Mutter tot neben ihr im Bett liegen oder dass Christina einmal im Gefängnis oder in der Hölle landen würde. Die Mutter drohte oft, Spielsachen zu verbrennen. Einmal hat sie es getan. Christina litt noch immer unter einer Feuerphobie. Christina machte alles falsch! Im Internat ekelte sie sich vor dem fetten Essen und erbrach öfter. Fühlte sie sich ungerecht behandelt, dann konnte sie Wutanfälle haben. Sie hatte als Kind Zwangsgedanken, später Fantasien, in denen sie sexuell missbraucht wurde. Sie war ein Unfallkind und rannte wiederholt in ein Fahrrad. Bis in die Pubertät hatte sie bei Hitze plötzliche Ohnmachten.

Sie schloss das kirchliche Internat mit der mittleren Reife ab und lernte einen sozialen, einen technischen, später noch einen Heilberuf.

Christina war 22 Jahre mit einem jüngeren Mann verheiratet. Acht Jahre arbeitete sie in seinem Geschäft mit. Sie hat drei Kinder. Vor der Scheidung band sich die älteste Tochter sehr an ihren Vater, sie wurde magersüchtig. Seit der Scheidung haben sich ihr die Töchter mehr und mehr entfremdet. Wegen des Unterhalts streitet das Paar bis zur Gegenwart heftig. Mann und Tochter drohten, Christina anzuzeigen. Christinas Schwester stand heimlich mit den Kindern in Verbindung und machte ihnen Geldzuwendungen. Der Schwager warf ihr vor, seine Ehe zu stören. Christina sammelte unendlich, zugleich achtete sie sorgfältig aufs Geld. Als Mädchen neigte sie zur Magersucht, als Frau lebte sie asketisch.

Christina vermittelte mir ihre Anerkennung und Bewunderung. Ihre Erzählungen waren anfangs eher an mich als an die Gruppe gerichtet. Nachdem Christina die Not mit ihren Kindern angedeutet hatte, wechselte sie zur Bedrohung durch einen neuen, querulatorisch wirkenden Nachbarn. Er hatte ihr Feindschaft angedroht, weil sie dem Bau einer Garage an der Grundstücksgrenze nicht zugestimmt hatte.

Sie war tief beunruhigt, weil ihr eine Vene unter der Haut oberhalb ihrer linken Brust geplatzt war, nachdem sie einen bösen Brief des Nachbarn erhalten hatte. Sie ging deshalb für einige Wochen in eine psychotherapeutische Klinik. Bei der Entlassung hielt ihr der Therapeut vor, dass sie unmöglich gewesen sei. Sie bräuchte sich nicht zu wundern, dass sie kein Mensch leiden könnte. Er brauchte überhaupt kein Mitleid mit ihr haben! Christina erzählte das verhältnismäßig ruhig und gleichmütig. Sie verstand nicht, wie es kam. Die Erfahrungen mit ihrer Patientengruppe beim Tiefenspringen am Gummiseil, die sich nach der Entlassung wieder getroffen hat, um gemeinsam zu springen, und die herzlichen Ermutigungen der anderen hatten ihr dagegen eine nie gekannte Lebensfreude vermittelt.

Große Entbehrungen aus dem Kriegsschicksal verband die Mutter mit einem strengen Erziehungsstil. So entwickelte Christina anscheinend eine unsicher-vermeidende Gefühlsorganisation. Die Härte der Erziehung, die keinen Widerspruch, keinen Widerstand und keinen Ungehorsam zuließ, veranlasste Christina, ihre Affekte von Ärger und Schmerz zu unterdrücken, Angst erlebte sie verstärkt.

Sie sprach oft von Angst und von Panik. Sie lebte in einer Welt äußerer und innerer Bedrohungen. Ihr Haus mit ihrer Sammlung musste für sie eine Burg sein, in der sie sich verschanzt hatte. Sie fühlte sich benachteiligt und abgewiesen.

*Aus einem Gruppengespräch: Bei der Diskussion von Christinas Brief (s. o.) meinte Maria, dass sie sich vorstellen könnte, dass ein Familiengespräch vielleicht der Ausweg sein könnte. Sie fragte, ob es früher einen solchen Versuch gegeben hätte.*

*Ich beobachtete, dass Christina im Augenblick von Marias Frage den Gesichtsausdruck zeigte, den Ricarda bei ihr beobachtet und beschrieben hatte, als ob sie die Frage über sich ergehen lassen würde wie leidend, wie genervt und uninteressiert.*

*Ich fragte Christina direkt, wie sie sich bei der Äußerung von Maria gefühlt hätte. Ich wollte ihr helfen, sich in ihrer ablehnenden Haltung erleben und bewusst sich passender auf andere einstellen zu können. Christina meinte, jetzt ganz wach, sie hätten zwei Ansätze zu Familientherapien gemacht.*

*Ich sagte, dass ich respektieren könnte, dass sie meine Frage überginge. Dass ich mich zugleich ganz hilflos fühlte. Es wäre mir nicht gelungen, sie mit meiner Frage nach ihren Gefühlen in dem Augenblick, in dem Maria sie gefragt hatte, zu erreichen. Christina wendete sich mir sehr aufmerksam zu und sagte, dass sie meine Überlegung sehr wichtig für sich fände, sie gäbe ihr sehr zu denken. Sie wirkte dabei angespannt und gefasst. Ich formulierte dann als mögliche Ursache der großen Krise zwischen Tochter und Mutter, dass die Tochter die Mutter nicht erreichen konnte, so wie ich eben in der kleinen Gesprächsepisode sie nicht erreichen konnte. Wenn mein Eindruck stimmte, wenn sich Christina mit diesem Verhalten gegen ihren eigenen tiefen Schmerz, die eigene Mutter nicht erreicht zu haben, von der Mutter nicht verstanden worden zu sein, schützen musste, indem sie sich selbst unerreichbar machte, dann ließe sich der Hass im Brief der Tochter verstehen. Wir könnten, so meine weitere Überlegung, jetzt auch den möglichen Hilferuf, der im Brief unbewusst steckte, beschreiben. Die Tochter hat auf die Mutter eingeschlagen, geschimpft, sie beschuldigt, geschrien, um endlich eine Gefühlsregung von ihr zu erfahren.*

In einer Untersuchung über das Schicksal von Kriegerwitwen und ihren Kindern könnte Christinas Geschichte stehen. Diese Witwen hatten allein die Not der Kriegszeit und Nachkriegszeit und die Last der Trauer über den Tod des Ehemanns zu tragen, der in einem sinnlosen Krieg gefallen war. Sie erlitten Einbußen an sozialer Sicherheit und sozialem Prestige. Millionen Männer ihrer Generation waren tot. Verbitterung, Depressionen, soziale Isolierung führten zu großen Belastungen der Mütter in ihrer Erziehungsaufgabe. Überzogene Strenge, oft auf dem Hintergrund der nationalsozialistischen Ideologie, belasteten die Kinder. So auch Christina. Magersucht als bewusste Kehrseite eines abgewehrten Heißhungers und als unbewusste Folge von Zwang, essen zu müssen, und die Sammelsucht nach der Trennung von ihrer Familie sind anscheinend Folgen der Entbehrungen und der erlittenen Strenge.

Wichtig für das Verständnis der Desorganisation Christinas sind die Angaben über die frühe Reinlichkeitsdressur. Bei ihr wurden die Kinder auf den Topf gesetzt und dort festgehalten. Ängstigende Drohungen der anscheinend überforderten Mutter wirkten auf die kleine Christina ähnlich stark wie vollzogene Strafen. Eine sichere Unterscheidung zwischen symbolischen Aussagen und wirklichen Folgen ist in diesem Alter unmöglich.

Geiz gehört zur Sucht zu sammeln. Familienkrach entzündete sich bei Christina wie in vielen anderen Familien offensichtlich schnell an den Forderungen, Geld herzugeben.

In den Auseinandersetzungen um die Regeln und um Grenzziehungen in der Gruppe spielte Christina als Exponentin für die Einhaltung von Regeln eine wichtige Rolle. Der Glanz ihrer Vateridealisierung fiel auf mich. Bei unserem Versuch zu verstehen, warum sie statt des begonnenen Gesprächs über ihre Beziehung zu ihren erwachsenen Kindern die Rechtsfragen der Grenzen zum Nachbarn ansprach, fühlte sie sich schnell abgelehnt. Christina erwartete Ablehnung in der Gruppe wie früher bei der Mutter. Vermutlich aus Angst, ihren Schmerz und ihre Wut nicht mehr kontrollieren zu können, ging sie in ihrem Bericht auf Spannungen nach außen, also gegenüber dem Nachbarn, ein. Bald danach brachte sie mit dem Hassbrief der Tochter wieder die Beziehungen in ihrer Familie ein. Der hasserfüllte Brief der Tochter war ein einziges großes Sündenregister. Er unterstrich die ausweglose Entfremdung in Christinas Familie. Dass Christina den Brief vortrug, zeigte ihren Vertrauenszuwachs uns gegenüber. Ricarda äußerte all die Gefühle, die Christina bei sich unterdrückte. Sie empfand sichtlich zutreffend, dass der schlimme Streit in Christinas Familie mit Strenge der Mutter und mit dem Kampf um die Anteile an Geld und Besitz zu tun hatte. Ricarda kannte ähnliche Strukturen in ihrer Elternfamilie. Der gedämpfte und wie unbewegte Vortrag von Christina hatte besonders bei Ricarda viel Schmerz, Ärger und Hilflosigkeit wachgerufen.

Wie in Familien mit Entbehrungen in den Eltern und Kindergenerationen spielten das Geld und der Besitz eine große Rolle. Ungestillter Hunger, Neid, Eifersucht und Ablehnung prägten die Geschwisterbeziehungen. Der Höhepunkt an unmittelbarer Beziehungserfahrung war in dem kurzen Wortwechsel zugänglich geworden, in dem Christina durch nur scheinbares Eingehen auf meine Frage für mich in ihren Gefühlen unerreichbar gewesen war. Ihr war ihre Technik, sich unzugänglich zu machen, bisher völlig unbewusst gewesen.

Unsicher-vermeidendes Bindungsverhalten mit Verschlossenheit und Gefühlsunterdrückung führen in eine sichtbare oder überspielte soziale Isolierung. So auch bei Christina. Wir hatten aus ihrem Alltag außerhalb ihrer zerbrochenen Familie kaum Hinweise auf ihr Leben. Aber innerhalb der Gruppe sahen wir immer wieder, dass Christina engagiert mitarbeitete und doch sehr verschlossen blieb, dass sie zugleich für uns in unseren Versuchen, uns anzunähern und sie in ihren Gefühlen zu verstehen, schwer erreichbar war. Die Kontrolle über ihren Ärger konnte sie verlieren, das zeigte der Streit mit Dieter. Regelmäßig haben Menschen, die gewohnheitsmäßig Affekte unterdrücken, ihre große Not mit der Regulierung ihrer Gefühle immer dann, wenn die dauernd notwendige Unterdrückung geschwächt wird und der Affekt offen zutage tritt.

Christina lebte als Kind einige Jahre in der Hoffnung, der Vater werde eines Tages kommen und sie retten. Als der Brief mit der Nachricht seines Todes kam, muss das für Mutter und Töchter furchtbar gewesen sein. Zugleich entwickelte sie schnell vielseitige Fähigkeiten. Durch die Strenge der Mutter, die möglicherweise verdrängte Selbstanteile in ihrer Tochter bekämpfte, wurde Christina gezwungen, sich innerlich zu verschließen. Ohne es zu wissen, verhielt sie sich anderen gegenüber nach dem Vorbild der strengen Seite der Mutter. Das trug zur unüberbrückbar erscheinenden Distanz zu ihren erwachsenen Kindern bei.

**7.2.7 Ruth,** Mitte vierzig, war eine sportlich gekleidete attraktive, mollig und jünger aussehende Frau. Sie kam regelmäßig später oder erst zur zweiten Sitzung. Wiederholt verzichtete sie überhaupt, die rund 250 km zur Gruppensitzung zu fahren. Aus dem Tagungsvortrag hatte sie die klare Vorstellung mitgenommen, hier in der Gruppe das *Wollen vom Müssen* unterscheiden zu lernen. Sie nahm wach und zugleich zurückhaltend an den Gruppenbegegnungen teil und gab knappe, wohlüberlegte Kommentare.

Ruth wohnte 35 Jahre bei ihren Eltern bzw. nach dem Tod des Vaters, mit dem sie zärtlich verbunden gewesen war, bei der strengen Mutter. Sie musste essen, sie musste schlafen, Zurechtweisungen durch die Mutter begleiteten ihren Tag. Der behinderten älteren Schwester hatte immer die volle Aufmerksamkeit der Eltern gegolten, Ruth musste regelmäßig zurücktreten. Ein lange gehütetes Familiengeheimnis der Mutter war gewesen, dass der Großvater wegen Mordversuchs an der Großmutter und einem älteren Bruder der Mutter wegen einer Geliebten im Zuchthaus gesessen hatte. Nach seiner Freilassung war die Mutter gezeugt worden. Ihren Vater kannte Ruth nur krank. Als Kind litt Ruth unter Ängsten im Dunkeln und unter Traurigkeit, sie hatte Schwierigkeiten mit der Blasen- und Darmkontrolle und sie erbrach häufig und aß angeblich zu viel. Als Jugendliche wurde sie auch geschlagen. Strafpredigten waren häufig. Sie lebte nach der Frühgeburt ihres Sohnes in ihrer Partnerschaft, bis ihr nach der Trennung von ihrem Mann das Sorgerecht für ihren siebenjährigen Sohn entzogen wurde, weil sie ihre große Sammlung in der Wohnung nicht geordnet hatte. Sie offenbarte wenig über ihre Elternfamilie. Wir wussten von dem großen Geheimnis der Mutterfamilie, vom Schicksal der Behinderung ihrer Schwester, die mit ihr im elterlichen Haus wohnte und von ihr betreut wurde, von der Desorganisation auch bei den Eltern. Zwanghaft zu sammeln, zu kaufen, nicht wegzuwerfen oder Heißhunger erwähnte Ruth in ihren Beiträgen nicht.

Sie kämpfte morgens mit dem Aufstehen. Sie verlor sich oft im Grübeln über ein vermisstes Ding. Ein weiteres Problem quälte sie. Sie erzählte manchmal kurz über ihre Beziehung zu T. Nachdem sie T. kennengelernt hatte, hatte sie lange hin und her geschwankt, ob sie ihn mit zu sich nehmen sollte oder nicht. Sie hielt ihn Monate auf Distanz. Sie schämte sich, allein schon ihr Auto zu zeigen, in dem sie ein großes rollendes Inventar hatte. Nach einem Jahr hat sich T. von ihr getrennt. An ihrem Geburtstag erzählte sie, dass es ihr nicht gut ginge, weil ihr Sohn Michael vor drei Jahren gerade an ihrem Geburtstag trotz ihrer Einrede vom Jugendamt zur Pflegefamilie gebracht worden war. Sie schilderte, dass sie ihre Schwägerin Dorle wieder siezte, weil sie so wütend geworden war, dass Dorle die Pflegschaft für Michael übernommen hatte. Ruths Krach mit der Pflegemutter und Schwägerin erfuhren wir erst auf genaueres Nachfragen. Ricarda äußerte sich empört über die Art der Trennung vom Kind und erinnerte sich, dass ihr das gleiche Schicksal gedroht hatte. Ruth erinnerte sich an häufige Träume, in denen ihr etwas weggenommen wurde. Bei ihrem letzten Telefonat mit ihrem Sohn war ihr durch den Kopf gegangen, dass es ein Unding wäre, wenn er sie in all dem Chaos zu Hause besuchen würde. Wir überlegten gemeinsam, ob sie vielleicht Michael auf Abstand halten wollte. Als die Schwägerin Michael nach dem gerichtlichen Beschluss auf Betreiben des früheren Partners bekommen hatte, hat Ruth Michael dort besucht. Sie hat nur geheult. Die Schwägerin verbat sich weitere Besuche. Ruth begegnete seither Michael nur einmal im Monat in Anwesenheit der Therapeutin.

Es kam vor, dass Leute ihr ihre Hilfe anboten. Ruth fühlte sich unwohl dabei. Was hatten sie vor? Wollten sie ihr näher kommen? Sie wollte z. B. auch den Tisch im Restaurant selbst aussuchen. Für sie war es wichtig, dass sie sich selbst einer Person annäherte und nicht angesprochen wurde.

Bei einem der Gruppentreffen erzählte Ruth, wie sie zu telefonieren pflegte. Bis 19 Uhr nähme sie grundsätzlich das Telefon nicht ab, weil da ein schlechter Anruf kommen könnte. Außerdem schalte das Telefon schon nach viermaligem Läuten auf die T-Net-Box um. Dann erreichte sie den Anruf halt nicht, weil sie sich den Weg zum Telefon erst durch ihre Sammlung bahnen müsste, so verbaut wäre er. Sie fügte diese Erklärung verlegen lächelnd hinzu. Ruth lebte ihre Zurückgezogenheit auch in der Gruppe. Sie kam später oder einige Male auch gar nicht. Durch ihr späteres Kommen, ihre Zurückhaltung und durch ihr Fehlen blieb sie in Distanz zu uns. Wie zum spontanen Ausgleich ihrer Distanziertheit und als ungeplanter Beleg für unsere Sympathie kam es vor, dass wir sie bei ihrer späteren Ankunft mit freudigem Beifall begrüßten. So hatte sie unter uns eine Gastrolle, obwohl sie ein Mitglied der Gruppe war, eine Rolle, in der sie wohl gelitten war und unsere Zuneigung erfahren hat. Wir ahnten ihre Trennungsängste, als wir erfuhren, dass sie erst mit ihrer eigenen Mutterschaft von der Mutter weggezogen war. Die Trennung von ihrem Partner und ihrem Sohn war ihr sehr schwer gefallen. Sie konnte sich von ihrem Gesammelten außerordentlich schwer trennen. Wie Karl Otto hatte sie zwei Wohnungen, eine, die sie nicht mehr nutzte, in der Stadt, in der sie mit ihrem Partner zusammengelebt hatte, und eine im Haus ihrer Mutter. Sie verschloss sich in ihrem großen Schmerz und mit Scham, in ihrem Bemühen um eine Partnerschaft erfolglos zu sein und ihr eigenes Kind nicht bei sich aufziehen zu können. Wir erfuhren ihre tiefe Zwiespältigkeit, sich nach ihrem Sohn zu sehnen und gleichzeitig beim Gedanken, um ihn zu kämpfen, zu erschrecken. Sehr nachdenklich war sie, als wir über das mögliche Erleben ihres Sohnes sprachen und überlegten, ob er ihren Verzicht, um ihn zu kämpfen, nicht als Ablehnung auffassen könnte. Zu ihren Nöten rechnete sie die Desorganisation in Raum und Zeit wie ihre Eltern, außerdem Depressionen, Ängste, Zwänge und Essstörungen. Auf zwanghaften und unbewussten Perfektionismus ließ einmal ihr beiläufiger Kommentar schließen, nicht sicher gewesen zu sein, ob sie uns die kleinen Schokohäschen zu Ostern mitbringen sollte oder nicht, da sie zweifelte, ob das Goldpapier von mir auch richtig im gelben Sack entsorgt werden würde.

*Aus einem Gruppengespräch: Ruth begegnete Michael nur einmal im Monat in Anwesenheit der Therapeutin. Bei dieser Erwähnung wurde der Schmerz Ruths für uns spürbarer. Sie kämpfte mit den Tränen. Ich sprach sie an, dass sie offensichtlich fürchtete zu weinen. Sie bejahte. Sie hätte kein Taschentuch. Wir sagten, dass wir welche hätten, und Dieter gab ihr ein Tempo. Ich fügte hinzu, es ginge auch ohne Taschentuch! Wir sprachen in der Runde weiter. Ich erzählte vom Vers aus dem Gedicht von Herbert Kappeler, dass Trauernde wären, was Lächelnde schienen, auf dem Grunde des Glücks. Ich erklärte die rätselhafte Aussage: Getröstete wären, was Lächelnde schienen, nämlich auf dem Grunde des Glücks. Dass im Augenblick von Schmerz auch die tief im emotionalen Gedächtnis gespeicherten glücklichen Gefühle, von der Mama als Kind getröstet worden zu sein, wachgerufen würden. Getröstet zu werden erleichterte und könnte glücklich machen, Trostlosigkeit stürzte dagegen in die Depression. Ricarda sprach über ihre Erfahrungen mit ihrer Tochter Jessica. Sie hat mit ihr im Schmerz gesprochen, sie hat sie in den Arm genommen, und umgekehrt, wie Jessica auch sie als Mutter getröstet hat. Jetzt brach Ruth in starkes Weinen aus. Ricarda stand auf, streichelte Ruth, Karl Otto räumte für Ricarda den Platz neben ihr. Wir waren bewegt. Dieter sagte dann sehr schnell in unsere stumme Anteilnahme hinein, dass er die Geste Ricardas schön fände. Dass sie Ruth getröstet hätte! Ich sagte trocken, nein! Alle schauten überrascht auf. Ich stellte fest, nicht Ricarda, wir alle haben sie getröstet! Befreites Lachen, auch Ruth lachte.*

Soziale Isolierung und Scham der Familie durch die offenbar auch bei den Eltern bereits gegebene Desorganisation, durch die Straffälligkeit des Großvaters mütterlicherseits und die Behinderung der älteren Schwester sind die bekannt gewordenen familiären Belastungen bei Ruth. Sie erlebte dadurch anscheinend erhebliche Entbehrungen. Ihre Erziehung verlief streng. Nur sehr allgemein lassen sich die Entbehrungen Ruths als Kind vermuten. Ihre Neigung zu grübeln verweist auf zwanghafte Charakteranteile. Korrespondenz liegen zu lassen gehört zu den häufigen Verhaltensweisen bei Desorganisierten. Zu öffnen wird wie ein Befehl erlebt, der das Mach-ich-nicht-Muster im prozeduralen Unbewussten aktiviert. Zentral bei der Aufnahme neuer sozialer Kontakte war Ruths Angst vor Beschämung. Andere sollten das eigene Auto und die Wohnung nicht sehen und den Verlust des Sorgerechts nicht erfahren. Unbewusst diente das äußerliche Chaos oft als Schutz gegen Annäherungen, die Ängste vor Vereinnahmung und Bevormundung wachrufen könnten. Ruths Bindungsmuster war uns gegenüber unsicher-abweisend. Wir erlebten auch, wie stark sie Schmerz und Ärger zu unterdrücken gewohnt war. Beides vertiefte ihre Distanz zu ihrem sozialen Umfeld und zu uns in der Gruppe und erschwerte ihr, sich abzugrenzen. Der Verlust des Sorgerechts für ihr Kind überschattete Ruths Leben. Schmerz zu unterdrücken hinderte sie zu trauern, Depression wurde unvermeidlich. Beistand und Anteilnahme in der Gruppe ermöglichten die existenzielle Begegnung in tiefem Schmerz mit Ruth. Solche Begegnungen verringern die Angst vor der Schmerzwahrnehmung und erlauben, die Schmerzunterdrückung zu ermäßigen. In der neuesten Entwicklung suchte Ruth Rückhalt bei uns, da sie sehr verunsichert war, wie sie gegen das »Mobbing« durch die Schwägerin vorgehen könnte, wie es Dieter genannt hatte. Die Annäherung gegenüber Michael stürzte Ruth in eine Veränderungskrise, in der sie erneut mit der Frage konfrontiert worden war, ihre Sammlung besser zu organisieren, um die soziale Ordnung in ihrer Mutter-Sohn-Beziehung wieder zu verbessern. Bei Ruth erlebten wir unmittelbar das Nebeneinander von Bindungsängsten mit der Angst vor vereinnahmender Liebe und Trennungsängsten. Das von Ruth ungeliebte Chaos galt anscheinend auch ihr als bewusste Erklärung, keine freundschaftlichen Kontakte zu Hause pflegen zu können. Ruths Aversion, anderen auch nur kleine Entscheidungen zu überlassen, lässt das Ausmaß an erlittener Strenge ahnen. Sie fühlte sich vielfach im sozialen Miteinander infrage gestellt oder bedroht. Vermutlich spürte sie nicht, wie stark sie selbst andere auf Abstand gehalten hat.

**7.2.8 Otmar** war Mitte sechzig, ein großer, schwerer und kräftiger Mann mit sonorer Stimme und freundlichem Auftreten. Galgenhumor und Selbstspott äußerte er zurückhaltend und schmunzelnd. Er kam zu allen Sitzungen und nahm eine stundenlange Bahnfahrt auf sich.

Seine langjährige Erfahrung aus Selbsthilfegruppen brachte er oft als Moderator ein. Zugleich blieb er in seiner Moderatorenrolle fast unbemerkt zurückhaltend und verschlossen. Er neigte zu Verallgemeinerungen, die ihn lange Zeit verhüllten. In den letzten Sitzungen schilderte er wiederholt, sich oft ähnlich hoffnungslos wie Karl Otto zu fühlen. Er erzählte offener über die schmerzlichen Umstände seiner Geburt und seiner späteren Adoption. Dagegen scheute er von Anfang an sich nicht, über seine Schwierigkeiten mit der Ordnung und mit seiner Sammlung zu sprechen.

Seine ledige, 17-jährige Mutter hat Otmar nach der Geburt zu Beginn des Krieges in ein Waisenhaus gegeben. Sie kam anscheinend bei einem Bombenangriff in Berlin ums Leben. Als er drei war, nahmen ihn Kaufleute in Berlin in Pflege und adoptierten ihn Jahre später. Der Pflegevater, damals 52, und die Pflegemutter, damals 46, büßten 1945 ihr Geschäft ein und waren in den frühen DDR-Jahren politisch verfolgt und flüchteten in den Westen. Beide Eltern waren streng, sie gehörten verschiedenen Konfessionen an. Die Mutter war mäßig zärtlich. Otmar musste essen, was auf den Teller kam, musste als Strafe in eine Ecke stehen, wurde im Keller eingesperrt, wurde mit einem Bruchband geschlagen, erhielt Ohrfeigen und Schläge mit dem Hosenspanner auf den Kopf und wurde an den Ohren gezogen. Er wurde wie der Vater getauft. Der Vater nannte ihn Karl. Als Erwachsener wechselte er in die Konfession der Mutter. Die Eltern konnten in den Nachkriegsjahren durch verschiedene erfolglose Geschäftsgründungen wenig auf Otmar eingehen. Mehrfach lebte er für einige Zeit zwischen neun und elf Jahren im Heim. Die Adoptivmutter wollte sich einmal nach einem Konkurs im Wald erhängen. Er sagte, er hätte diese Erlebnisse in den 20 Jahren, die er an Selbsthilfegruppen teilgenommen hat, bearbeiten können. Nach dem Tod des Vaters Ende der Sechzigerjahre lebte er noch 14 Jahre bei der Mutter, bis sie verstarb. Otmar lernte schlecht und brach die Realschule ohne Abschluss ab. Als *sein Problem* bezeichnete er den sexuellen Missbrauch durch einen Onkel, als er neun Jahre alt war. Mit den Eltern konnte er nie darüber sprechen. Eine Zeit lang war in der Diskussion, ihn wegen Schulschwierigkeiten in ein Internat zu geben. Otmar dachte, die Eltern hatten einfach keine Zeit für ihn. Nach dem Abbruch der Schulen ohne Abschluss arbeitete er auf rund 50 verschiedenen beruflichen Feldern in abhängigen Stellungen und ist seit einem Jahr Rentner.

Jahrelang war Otmar depressiv und hat getrunken. Er ist mithilfe einer Gruppe der Anonymen Alkoholiker von der Sucht losgekommen. Mehr als drei Jahre lang lag er fast nur im Bett und lebte von seinen Ersparnissen. Er hatte sich weder krank- noch arbeitslos gemeldet. Die fehlenden Versicherungszeiten schmälern seine Rente heute erheblich.

Sein tiefer innerer Zwiespalt ist entstanden, als er vielleicht im Alter von acht oder zehn Jahren zum ersten Mal von einer ferneren Verwandten der Eltern hörte, dass seine Eltern nicht wirklich seine Eltern wären. Auch Schulkinder hatten das schon gesagt. Das war für ihn ein Hammer und hinterließ bei ihm einen Knacks. Seine Adoptiveltern antworteten auf seine Fragen ausweichend. Viel später hat er in seinem Ausweis den Namen seiner Mutter entdeckt. Unterlagen über seine Herkunft fand er erst mit 30 oder 40 Jahren unter alten Akten seiner Adoptiveltern.

Otmar erzählte, früher nach der Arbeit schüttete er sich mit Alkohol voll, um schlafen zu können. Wir wussten von Otmar lange gar nichts über Partnerschaften oder Freundschaften. Inzwischen äußerte er einmal, dass er sich vom weiblichen Geschlecht angesichts der Erfahrungen der Strenge bei seiner Mutter ferngehalten hätte. Otmar gehörte wie selbstverständlich zu uns und war immer dabei. Durch die gemeinsame Zugfahrt mit Katja und Ricarda, nach Katjas Ausscheiden mit Ricarda und auch manchmal mit anderen aus der Gruppe, war er an der Reisegruppe beteiligt. Wir mochten ihn und schätzten seine Gruppenkompetenz. Er moderierte souverän. Sein spöttisch-brummeliges Lachen fanden wir belebend. Gleichzeitig blieb er uns lange in seinen Beziehungen unbekannt. Wir erfuhren sein unsicher-abweisendes Bindungsverhalten verdeckt durch seine freundliche und zugleich unverbindliche Zuwendung. Er war routiniert, seine Gefühlsbewegungen, sei es Schmerz, Angst oder Ärger, zu unterdrücken. Diskret klang sein Ärger erst an, als Ricarda ihn angesprochen hatte, ob das Verlassen seiner Wohnung gezwungenermaßen für ihn nicht schmerzlich wäre. Er hatte mit ärgerlichem Unterton gefragt, ob das ein Angriff wäre. Ihm gelang es, auch nachdem er Alkohol und Nikotin zur Betäubung und Beruhigung aufgegeben hatte, den Ausdruck von Schmerz und Ärger, auch von Angst im Gespräch zu unterdrücken. In jüngerer Zeit wurde er offener und wagte, Hilfe von uns in Anspruch zu nehmen. Otmar sah sich als isoliert und menschenscheu. Unordentlich wäre er mit drei bis vier Jahren geworden. Zu sammeln hat er mit 35 Jahren begonnen. Damals war ihm seine Genealogie bekannt geworden. Die Ursache seiner Not, zu der er eine Identitätsstörung rechnete, sah er im Verlust seiner Eltern und in den Schwierigkeiten mit seinen Adoptiveltern und dem sexuellen Missbrauch. Zustände der Leere und Sinnlosigkeit lernte Otmar mithilfe der Sucht in Schach zu halten, Alkohol, Nikotin und Essen dienten ihm zur Selbstbehandlung.

*Aus einem Gruppengespräch: Otmar erzählte, seit einem Jahr als Rentner läge er oft bis zwei oder vier oder fünf Uhr nachts wach, er machte dann um sieben den Rollladen hoch, kochte sich Tee, würde dann sehr müde, fühlte sich überfordert und legte sich noch einmal bis elf Uhr ins Bett. Er grübelte und suchte den Ort seiner Traumatisierung (Andeutung des sexuellen Missbrauchs) auf, er dachte auch an die Möglichkeit, Suizid zu machen. Er hatte aber diese Gedanken besser im Griff als früher. Jetzt verdrängte er nicht mehr. Er sprach von seinen Standardgefühlen, Hilflosigkeit, Ohnmächtigkeit, Beleidigtsein, kurz alles negative Gefühle. Er lachte dazu. Er geriete in Abständen von einer bis zwei Wochen in eine unerträgliche Verfassung, in der ihm einzig hülfe, zwei bis drei Tafeln Schokolade in sich hineinzustopfen, bis seine Völle ihn daran hinderte, damit fortzufahren. Er wäre dann ganz unfähig, irgendetwas zu bewältigen. Am anderen Tag ginge es ihm dann besser, er könnte dann bis zu sechs Stunden arbeiten. Er beschrieb das Gefühl, nicht in diese Welt zu gehören. Er bräuchte eine Strategie, um es aushalten zu können. Früher waren das Alkohol und Nikotin. Doch diese Gefühle wären geblieben. Er könnte mitten in der Ar-*

*beit stecken, und diese Gefühle kämen hoch! Er fiele dann in ein Tief! Danach wäre er wie gelähmt. Karl Otto fragte Otmar, ob er sich das Süße früher verboten hätte. Der verneinte. Er stopfte sich mit Süßem erst so voll, nachdem er nicht mehr rauchte und nicht mehr trank. Ruth überlegte, ob dem Heißhunger nach Süßem eine Stoffwechselstörung im Dopaminstoffwechsel zugrunde läge. Otmar stellte lakonisch fest, dass es für ihn einfach Trost bedeutete. Schwierig wäre es wegen seines Diabetes. Ricarda erinnerte sich, dass sie in den Jahren der Partnerschaft nach Verletzungen einen unbezwingbaren Heißhunger nach Süßem bekommen hatte. Sie ging dann in den Keller, wo sie aus einem heimlichen Depot mit Hanutaschnitten zwei von ihnen in sich hineingestopft hatte. Karl Otto wollte nun von Otmar wissen, ob er denn als Kind zu wenig Süßes bekommen hätte. Otmar verneinte und schilderte, dass ihm die Mutter selbst Bonbons aus Zucker und Malz auf einem Blech gemacht hatte. Karl Otto überlegte, dass der Drang nach dem Süßen etwas mit Alleinsein zu tun haben müsste. In Gemeinschaft hätte er genießen können zu essen und hätte auch ein Sättigungsgefühl. Die anderen stimmten ihm zu! Ruth betonte, dass sie sich mit dem Süßen selbst trösteten! Ich unterstrich, sich selbst zu trösten wäre nur eine unzureichende Erfüllung der Sehnsucht, von der Mama getröstet zu werden. Deshalb die immer wieder notwendige Wiederholung. Christina erinnerte sich daran, dass sie bei ihrer ältesten Tochter, die ständig das Gefühl gehabt hatte, zu kurz zu kommen, das Gefühl hatte, in ein leeres Loch zu schöpfen. Nie war es genug. Ricarda ergänzte, dass ihre jüngere Schwester unglaublich neidisch gewesen sei. Deren Tochter lebte mit dem Gefühl, überall zu kurz zu kommen. Sie dachte, dass sich dieser Hunger durch die ganze Familiengeschichte zog wie ein roter Faden!*

Drei Jahre Waisenhaus, Adoption durch relativ alte Adoptiveltern, die durch den Krieg, Verlust an Hab und Gut und Flucht in den Westen litten, konfessionelle Getrenntheit der Eltern und sexuell missbraucht worden zu sein, erschwerten Otmar, sich zugehörig zu fühlen. Mit dem Zuwachs an Vertrauen gegenüber der Gruppe wurde Otmar im zweiten Jahr offener. Seine Erinnerung an das Zukleben des Mundes, ohne von seinen Eltern geschützt worden zu sein, schockierte uns. Seine erfolglose schulische Sozialisierung spiegelt die innere Zerrissenheit des Kindes zwischen Machen und Nichtmachen wider. Konflikte aus der unoffenen Elternfamilie verschob er in die Schule und wurde so Opfer von Abweisung und Ausgrenzung. Unbewusst konnte er seine Schuldgefühle mit Strafzwang abbüßen. Die Anteilnahme Ruths an seiner Schülerrolle berührte ihn sichtlich. Verschlossenheit und Zurückgezogenheit mit bleibend unerfüllter Sehnsucht, eine gute Beziehung zu haben, veranlassten Otmar anscheinend, seinen tiefen Schmerz und seine Verzweiflung mit Alkohol selbst zu behandeln, statt sich einem Arzt anzuvertrauen. Mit seinem Süßigkeitenrausch versuchte er offensichtlich, das Wachwerden schwerer depressiver Gefühlszustände aufzufangen. Die Ursache für die Entstehung der depressiven Gefühlszustände ist wohl seine entbehrungsreiche Frühsozialisierung im Waisenhaus im Dritten Reich und während des Krieges. In der Pflegefamilie hatte das Kind anscheinend gut Fuß gefasst, als es durch den sexuellen Missbrauch und durch die Verheimlichung der Adoption durch die Eltern in eine tiefe und anhaltende Misstrauenskrise gestürzt wurde. Erlittene Strenge im Waisenhaus und in der Pflegefamilie hat anscheinend sein prozedurales Zuwiderhandeln gefördert.

Unser Bild von ihm in seiner persönlichen Gegenwart war lebendig, humorvoll und greifbar, zugleich blieb er uns lange sehr verschlossen. Dass er den Mut fand, im Rahmen der Gruppe um Hilfe zu fragen, als er durch den erzwungenen Umzug akut in Zahlungsschwierigkeiten geraten ist, konnte Ausdruck keimender sicherer Bindung sein.

## 7.3 Zur Behandlungstechnik in der Gruppe

Die Begegnung zu zweit in der »Einzelbehandlung« entspricht in der Zweiheit der zutiefst grundlegenden sozialen Erfahrung in der Beziehung zur Mutter im vorsymbolischen und wachsenden symbolischen Erleben als Kind. Sie gleicht genauso der intimen Begegnung mit Partnern in der Sexualität, in der Lebensgemeinschaft und Freundschaft. Die Erweiterung der intersubjektiven und existenziellen Erfahrungen und des Beziehungswissens wächst auf dem Boden eines dualen Wirs. Die Integration der desintegrierten widersprüchlichen Affektzustände – entweder Liebe oder Hass – in der bewussten und vorbewussten Persönlichkeit erfolgt aus dem *Nacheinander* der verschiedenen Affektzustände in den Begegnungen. Diese Affektzustände werden einerseits durch Liebe und Hass, andererseits gemäß *sozialen Mustern* bestimmt wie durch gemeinsame Arbeitsziele, durch Aversion–Assertion–Aggression, durch sexuelle Paarbildung oder Bindung und Abhängigkeit (vergleichbar den *Grundannahmen* in Gruppen von Bion). In der pluralen Begegnung in Selbsterfahrungsgruppen, die allgemein pluralen sozialen Gemeinschaften entsprechen, besteht in der häufigen *Gleichzeitigkeit* von *unterschiedlicher* affektiver Resonanz im aktuellen Miteinander eine besondere Chance für die Erweiterung des intersubjektiven Wissens und der Selbsterfahrung. Ein Beispiel sind die unterschiedlichen affektiven Antworten in der Gruppe auf die Verspätungen Dieters, die *synchron* zur Sprache kommen (nächster Abschnitt). Dualität wie Pluralität können soziale Kompetenz über die Neuorganisation der Bindung erweitern. Sowohl in der Einzel- wie in der Gruppenbehandlung steht die Überwindung unsicherer, meist abweisender Bindungsmuster an erster Stelle. Dann wird die Integration der Affekte zu synchron (vor-)bewusst zugänglichen Selbstanteilen und Trauer möglich.

### 7.3.1 Einzelne Techniken in der Behandlung

*Deutungen des dynamischen und des prozeduralen Unbewussten* schaffen Wissen um die Gesetze eigenen Handelns und erleichtern die Selbsterfahrung. Schlüssige Deutungen festigen das Vertrauen in die Therapeutin und den Therapeuten. Die Angst, verrückt zu sein oder sich widersinnig zu verhalten, wird so ermäßigt. *Plurale Gemeinsamkeit zu erfahren* erlaubt, eine der grundlegenden sozialen Modalitäten, Wir-Gefühl und Vorstellung, sich anzueignen. Die Gemeinsamkeit in einer Bindungsbeziehung mit den unterschiedlichen Rollen – Helfer und Hilfesuchende – ermöglicht mit untereinander entsprechenden oder widersprüchlichen Einstellungen, Erlebnissen, Erfahrungen, Gefühlszuständen und dialogischen Handlungen ein duales oder plurales *Wir-Erleben*. *Wir-Vorstellungen* und *Wir-Erleben* führen aus der inneren Verschlossenheit in der verinnerlichten Wir-Welt, die in der Entwicklung angelegt wurde. Die innere Wir-Welt wird mit dem Begriff der *verinnerlichten Objektbeziehungen* erfasst. Das Wir-Erleben ist die Voraussetzung für neue Einsichten und für die (sich identifizierenden) Verinnerlichungen neuer Handlungsmuster. Starke Affekte im Wir-Erleben begründen existenzielle Begegnungen, die verbinden und unvergesslich bleiben. Wie in einer Gruppe mit Teilnehmern, die im Zuge ihrer Sozialisation übermäßig gezwungen wurden, nicht anders zu erwarten, spielte die Auseinandersetzung um die Regeln und um Grenzziehungen eine wichtige Rolle

(Assertives-aversives-aggressives soziales Muster). Christina als Exponentin für die Einhaltung von Regeln übernahm die wichtige Funktion, anderen offene Kritik und Abgrenzung zu ermöglichen. Für alle, die ihre Affekte in unterschiedlicher Weise bei Begegnungen mit anderen oder auch mit sich selbst unterdrückten, bot die Gruppe einen wichtigen Rahmen, an der lebhaften Äußerung von Gefühlen, für die vor allem Ricarda stand, teilzuhaben und eigenen Gefühlsausdruck zu wagen und zu üben.

*Erzählen und Zuhören* – Therapeutisches Erzählen erweitert die plurale Gemeinsamkeit. Erfahrungsgemäß werden die Zuhörer der Art und Weise des Erzählens gewahr. Authentische Bemühung zu helfen und die Achtung vor anderen Betroffenen werden implizit interaktiv vom Therapeuten mitgeteilt und können Vertrauen festigen. Vertrauenszuwachs erleichtert, sich mehr zu öffnen.

*Umlernen* – Die *konfrontative Interaktion* ist als szenische Behandlung oben (s. S. 142) als unmittelbarer Zugang zum prozeduralen Unbewussten und als Mittel umzulernen ausgeführt. Unterschieden werden die *affirmative Interaktion* zur Bejahung von Abwehrtechniken, die oft dem Betroffenen das Überspringen seiner prozeduralen Aversion erlaubt, zur Bejahung und Bestärkung, wenn neu gelernte Muster angewendet werden, die *konfrontativen Interventionen als Vorschläge*, dialogisch anstelle der Sprachen der Unpersönlichkeit, der Untertänigkeit und der Hilflosigkeit, sich persönlich, ebenbürtig und aktiv zu äußern, und dabei ausdrücklich die Entscheidung dem Betroffenen überlassen, ob er die Vorschläge nutzen will oder nicht, die *konfrontative Intervention*, mit der unterdrückte oder unangesprochene Gefühlsbewegungen mithilfe von *Ausdrucksfragmenten oder Affektverkehrungen* zugänglich gemacht werden. Sie ist zentral für die Überwindung von Affektunterdrückungen und für die Veränderung von unsicher-vermeidendem Bindungsverhalten.

## 7.4 Diskussion des Gruppenverlaufs mit Befunden und vorläufigen Ergebnissen

Die Gruppe arbeitete unter erschwerten äußeren Umständen. Große Entfernungen und schwierige finanzielle Verhältnisse für einige von ihnen bedeuteten eine erhebliche Belastung zu kommen. Im Lauf der Zeit bildete sich durch Fluktuation eine heute achtköpfige Gruppe mit fünf Frauen und drei Männern, die seit zwei Jahren zusammenkommen. Vier Frauen und ein Mann sind ausgeschieden, zwei von ihnen waren später dazugekommen.

Sie kämpften alle mit erheblicher Desorganisation bei der Durchführung ihres Vorhabens, ihre riesige häusliche Sammlung zu verkleinern und zu ordnen. Außerdem gelang es einigen sehr schlecht, ihre Zeitplanung einzuhalten.

Die soziale Situation in den Primärfamilien und in der Gegenwart war bei allen schwierig. Ein Blick auf ihre Elternfamilien verweist auf erhebliche Beeinträchtigung der Elternschicksale, großenteils durch den Krieg und die Nachkriegszeit. Außer Emma erinnerten alle Teilnehmer zum Teil erhebliche Strenge und Gewalttätigkeit der Eltern in der Erziehung. Über die Früherziehung ist außer bei Christina nichts berichtet. Bei allen entwickelte sich die Desorganisation schleichend. Lebenskrisen mit dem Tod der Mutter (Emma, Karl Otto, Maria) oder des Vaters (Ruth) oder Trennungen (Ricarda, Dieter, Christina) oder die Entdeckung seiner unmittelbaren Familiengeschichte im Zusammenhang mit der Adoption (Otmar) gingen der gesteigerten Sammlung und Desorganisation voraus. Ruth und Maria haben ausdrücklich Zwänge angegeben, unter denen sie litten. Süchtig neben dem zwanghaften Sammeln oder essgestört waren Otmar, Emma, Maria, Karl Otto und Ruth. Christinas Familienkonflikte hatten viel mit Geld zu tun, das zu teilen oder hergeben zu müssen heftige Streitereien ausgelöst hat.

Fünf von ihnen waren so ohne Partner oder Partnerin, davon drei getrennt, Maria war seit kürzerer Zeit wieder befreundet, seine Partnerin sah Karl Otto viele Monate nicht, die drei Mütter in der Gruppe lebten getrennt von den Vätern der Kinder, eine Mutter hatte praktisch keine Verbindungen mehr zu ihren erwachsenen Kindern, eines der Kinder lebte in einer Pflegefamilie, weil die Mutter ihr Sorgerecht nach der Trennung vom Partner wegen ihres Messie-Syndroms verloren hatte. Sieben Teilnehmer hatten Geschwister, zu denen teils sehr gespannte Beziehungen bestanden. Bei Ricarda und Dieter lebten noch die Eltern. Die Beziehung zu ihnen war schlecht.

Soweit aus den Begegnungen erkennbar wurde, waren bei ihnen allen freundschaftliche Beziehungen spärlich. Sie lebten zurückgezogen und tendierten zu innerer Verschlossenheit.

Alle befanden sich aktuell in schwierigen sozialen Verhältnissen. Auch Dieter bangte um seinen Arbeitsplatz, da seine Leistung nicht den Erwartungen seiner Vorgesetzten entsprach.

Depressionen wurden von Karl Otto, Otmar, Ricarda und Ruth offen angegeben, überdeckt waren sie wahrscheinlich bei Dieter mit dem Symptom großer Müdigkeit und bei Christina, die eine Reihe von Konversionssymptomen zeigte, Maria deutete sie an.

Sie zeigten alle Zeichen unsicherer Bindungsmuster, sie vermieden überwiegend nähere Bindung und unterdrückten Affekte. Ricarda verfügte über einen starken und wechselnden Gefühlsausdruck in der Gruppe.

Die gute *Motivation* der Gruppenteilnehmer spiegelt sich in der häufigen Teilnahme und der Zugehörigkeit von acht Teilnehmern über zwei Jahre. Für alle war die Anreise – mit Bahn und Auto – mit Kosten und Zeitaufwand verbunden, da die Wohnorte meist bis 200 km, bei Maria knapp 300 km entfernt waren. Motivation und Leidensdruck entsprachen einander. Das Angebot, telefonisch Verbindung zu halten, wurde unterschiedlich und insgesamt wenig genutzt, auch die Telefonate innerhalb der Teilnehmerrunde waren anscheinend nicht sehr häufig.

Die *Runde der Blitzlichter* (s.o.) war eine gute Übung, alle am Gespräch zu beteiligen. Die Auseinandersetzungen zur Einhaltung der Blitzlichter wurden zu einer wichtigen gemeinsamen Erfahrung, in der die spontane Verständigung über Regeln an die Stelle von Vorschrift und Zwang gesetzt wurde.

Mit dem Erfahrungszuwachs der Gruppenteilnehmer wurde diese Maßnahme überflüssig, weil spontan alle am Gespräch mitmachten. Entscheidend für diesen Wandel war die wachsende gegenseitige Offenheit. Später oder nicht zu kommen stand jedem frei und begründete keine »Schuld« gegenüber der Gruppe. Dies erlaubte eine Veränderung des Selbstempfindens in der Desorganisation der Zeit. Verbindlich war der zur Verfügung gestellte *zeitliche Rahmen*. Die aus dem Alltag mit anderen sozialen Rahmenbedingungen als Erlebens- und Handlungsmuster eingefleischte Neigung, sich schuldig zu fühlen, sich zu schämen und sich zu entschuldigen und zu rechtfertigen, konnte so unmittelbar am anderen Setting sichtbar gemacht werden. Die bewussten Beschuldigungsmuster gegen sich selbst konnten in dem Augenblick verändert werden, in dem später zu kommen als unbewusstes eigenes Ziel greifbar wurde. Die Bewertung »ich schaffe es nicht« konnte durch »ich mache es nicht« ersetzt werden. Dieters Verspätungen quittierten die Teilnehmer unterschiedlich. Dieter bekam Zugang zu den eigenen Einbußen durch späteres Kommen, wir spürten in unterschiedlicher Weise Mitgefühl, Ärger oder Gleichgültigkeit und empfanden im Miteinander durch sein Fehlen und die Unterbrechung bei seinem Kommen auch Einbußen und Störungen. So wurden die Folgen der Desorganisation im sozialen Miteinander ohne den Zusammenhang, *pünktlich sein zu müssen*, bewusster erlebt. Das Instrument der Veränderung waren die Konfrontationen im Augenblick des Kommens. Entschuldigungen wurden als irrig bezeichnet und nicht angenommen. Ruth wurde bei ihrem späten Kommen einmal mit Beifall bedacht.

Zentral für die Veränderungen der Teilnehmer in der Gruppe war der *Zuwachs an Zugehörigkeit* innerhalb der Gruppe, zuerst mithilfe der Desorganisation als gemeinsames Leid, dann durch die gemeinsamen Erfahrungen zu ihrer Überwindung. Gegenseitige Achtung stärkte die Selbstachtung und verringerte die Scham wegen der Desorganisation. Marias Kampf, die Betreuung loszuwerden, und Emmas Anstrengungen, nicht mehr für ihr Chaos im Hof belangt zu werden, standen für die Kämpfe mit der Außenwelt, wie sie von Messies oft geführt werden. Neben die Auseinandersetzungen mit der Außenwelt traten mehr und mehr die Erfahrungen, die mit dem inneren Erleben zu tun hatten.

Ricarda war von Beginn an vielfach offen. Sie benannte wiederholt die ihr wichtige Entwicklung des Wir-Gefühls in der Gruppe. Sie zeigte einen guten bewussten Zugang zu den Beziehungsstrukturen in ihren Familien und zu ihrer Identifizierung mit der Strenge des Vaters. Offensichtlich veränderte sich ihr Verhältnis zu ihrer Tochter, mit der sie verbindlichere Strukturen des gemeinsamen Alltags entwickelte.

Bei Ruth, Christina und Otmar ergaben sich ein deutlicher Zuwachs an Offenheit und eine Ermäßigung der Affektunterdrückung von Schmerz und Ärger. Dies ermöglichte unmittelbare Konfrontationen in der Gruppe bei Ärger und Trauer und Trösten bei Schmerz.

Dieter fand zu größerer Offenheit und zur Einsicht, wie sehr er trotz langer Rede unverbindlich geblieben war. Schrittweise wagte er, seinen lange unterdrückten Ärger in die Gruppe einzubringen und die Möglichkeit, neue Erfahrungen mit seiner Affektregulierung zu machen.

Christina konnte nach anfänglicher Zurückhaltung im ersten Jahr auf die dramatischen Zerwürfnisse in ihrer Familie eingehen. In unseren Dialogen erschloss sich ihr als ein zentrales charakterliches Verhaltensmuster, dass sie sich in gefühlsbetonten Augenblicken völlig unbewusst unerreichbar zu machen pflegte. Die Gruppe zeigte ihr komplementär zu ihrer Affektunterdrückung die Gefühle, die sie aussparte.

Karl Otto griff nach wenigen Monaten Teile aus den konfrontativen Interventionen gegen Unterwerfung, Selbstherabsetzung und Selbstbeschuldigung aktiv auf, er spielte Maria die Rolle aufrechter Abgrenzung gegenüber dem mit Angst erwarteten Gutachter vor, der über die Fortführung der Betreuung entscheiden sollte. Vermutlich verinnerlichte er in der Gruppe intersubjektive soziale Muster, die ihm aus seiner eigenen Familie unbekannt geblieben waren.

Nach bald anderthalb Jahren gab Otmar uns Einblicke in seine tiefe Verzweiflung und soziale Isolierung. Auch er übernahm verschiedentlich wie Karl Otto die Cotherapeutenrolle, indem er z. B. trocken bemerkte, dass die Entschuldigungen Dieters unnötig waren.

Ruth veränderte offensichtlich schrittweise ihr Sozialverhalten im Umgang mit der schwierigen Pflegemutter ihres Sohnes durch selbstsicherere Abgrenzung und in der Annäherung an ihr Kind. Sie nahm die verschiedenen Stimmen auf, mit denen die Gruppe ihr in ihrem tiefen Schmerz über den Verlust des Sorgerechts für ihren Sohn beigestanden hat. Zugleich wurde sie auf die Möglichkeit aufmerksam, auch zwiespältige Gefühle ihrem Sohn gegenüber zu haben. Ungeachtet einer starken abweisenden Haltung bewahrte sie die Bindung gegenüber der Gruppe. Sie ermäßigte ihre starke Schmerzabwehr und ließ Trauer in der Gruppe zu.

Punktuell kamen Erfolgsmeldungen der kleinen Schritte bei der Inangriffnahme von Räumen und Aufräumen der Sammlungen.

Die sich abzeichnenden oder gelungenen Veränderungen im Bereich von Affektunterdrückung, Zwängen, innerer Verschlossenheit und besserer Organisation sind mit der Progression bei ähnlichen Störungen in Einzelbandlungen vergleichbar.

## 7.5 Vorläufige Schlussbetrachtungen

Im Vergleich zu Gruppen mit unterschiedlichen Krankheitsbildern leiden die Teilnehmerinnen und Teilnehmer dieser Gruppe alle unter Zeichen von Sucht und Zwangscharakter. Sie trafen durch die große Selbsthilfebewegung der Messies aufeinander, die im Rahmen des Fördervereins in Blomberg organisiert wird. Sie bewiesen eine starke Behandlungsbereitschaft. Sie besuchten die Gruppe teilweise neben laufenden Selbsthilfegruppen. Die übereinstimmende Problematik war kein Hindernis für einen lebendigen Gruppenprozess. Affektregulierung, Affektabstimmung und Bindungsmuster variierten ebenso wie Begleitkrankheiten. Von depressiven Symptomen waren alle offen oder in Gestalt von Konversionen betroffen. Die Veränderungen der Gruppenteilnehmer zeigen einen Zuwachs an emotionaler Offenheit, an Offenheit über die eigene Lebenssituation und eine Blickwendung von den Kämpfen mit der feindlichen Umwelt hin zur Auseinandersetzung mit Gruppenkonflikten und inneren Erfahrungen und Belastungen in der Entwicklung. Trauer klang oft an, und es gab Beistand in der Trauer. Einzelne unbewusste Beziehungsmuster wurden erkannt, benannt und teils erneut abgewehrt. Im Alltag zeichneten sich leichte Verbesserungen in sozialen Beziehungen und zum Teil in der Organisation eigener Vorhaben ab. Die Veränderungen im Symptombereich lassen sich mit denen in Einzelbehandlungen vergleichen. Mich als Gruppenleiter bereicherten die Gruppenbegegnungen persönlich und in meiner Erfahrung mit dem Problem Sucht und Zwang. Auf die weiteren Erfahrungen mit dieser Gruppe bin ich gespannt. Die große Herausforderung liegt in der Klärung und richtigen Einordnung des *Müssens* der Teilnehmer und darin, die unbewusste Neigung aller übermäßig Gezwungenen zu überwinden, angebotene Hilfen unbewusst wie Zwang zu erleben und zu unterlaufen. Das Bild der Messiestörung in der Gruppe entsprach dem in den Einzelbehandlungen mit erheblichen familiären Belastungen durch Krieg, Flucht, Migration, mit teils großen Störungen in der Sozialisierung durch übermäßige Strenge oder verfrühte Leistungsanforderungen, mit Vorherrschen unsicher-abweisenden Bindungsverhaltens und mit unbewussten aversiven prozeduralen Mustern und deutlichen Anzeichen des Zwangscharakters.

8. Kapitel

# Anhang

## 8.1 Kontakte

Weitere Informationen

- Selbsthilfegruppen
- Femmessies im Internet www.femmessies.de
- Beratungsdienste Anonyme Messies
- Google-Suche im Internet unter Messies

## 8.2 Eine Rückmeldung aus New York

Frau X. hat mich vor einem Jahr aus New York angeschrieben und zur Konsultation meine Sprechstunde aufgesucht. Ihr Schreiben belegt die Bedeutung, die schriftliche Aufklärung haben kann:

*»Seit ich Ihre Vorträge bei den Tagungen der Messie-Selbsthilfe e.V. im Internet gelesen und Ihr Buch ›Verlassenheitspanik und Trennungsangst‹, das mir eine Freundin gerade schickte, angelesen und zusätzlich noch einmal ein altes Tagebuch, das meine Mutter ›für mich‹ von Geburt bis zum Alter von zweieinhalb Jahren geführt hat, ›durchgearbeitet‹ habe, komme ich mir wie verwandelt, wie ein neuer Mensch, und nicht mehr plötzlich ohne jegliche Energie oder Ordnung, vorzeitig ›auseinanderfallend‹ und wie an der Grenze zur Senilität vor. Es ist mir geradezu unverständlich, was meine Mutter damals, als ich Baby war, mit mir aufgeführt hat: Maximal war ich in jener Zeit (geb. 6. 4. 1942) zusammenhängend drei Monate mit meinen Eltern zusammen, sonst mit oder ohne Kinderschwester bei Verwandten, Bekannten, Freunden, während meine Eltern oder meine Mutter allein ›zur Kur‹ (in der Kriegszeit!) fuhr. Zusätzlich veranstaltete sie unbeschreibliches Theater, wenn/da ich nicht essen wollte, geradezu jedes Mal eine Zwangsfütterung. (Aber wenn sie's besser gewusst hätte, hätte sie sicher anders gehandelt. Ich trage ihr nicht mehr sehr viel nach. Übrigens esse ich gerne, bin aber schlank.) Und der Krieg und die Flucht und die Trennung*

*von meinem Vater, der dann auch schon nach drei Jahren des Wiederzusammenlebens starb, als ich zehn Jahre alt war.*

*Jetzt verstehe ich, warum ich nach dem Tod meiner Mutter vor gut zehn Jahren und folgenden weiteren Todes- und Verlustfällen (ich selbst hatte zweimal Krebs, aber ich zähes Wesen lebe noch!!) anfing, in der Wohnung und in Beziehungen (und versteckt im Büro) ein Messie zu sein, das Gefühl zu haben, es ›nicht mehr zusammenzukriegen‹, vielleicht verrückt zu werden! (Relativ gesehen, geht es bei mir eigentlich noch, aber ich bin/war innerlich einfach verzweifelt über mein ›Zusammenbrechen‹, meine ›Auflösung‹, und habe/hatte ständige Depressionen trotz Fluktin/Prozac etc.) Langer Rede kurzer Sinn: Ich würde einfach gerne mal viele Sachen, die mir soeben und so urplötzlich erst klar geworden sind, mit einem ›Experten‹ durchsprechen.*

*X.*«

## 8.3 Seitenverweise, die eine fortlaufende Lektüre einzelner Skizzen erlauben

| | |
|---|---|
| Herr. H. | S. 19, 79 |
| Frau R. | S. 20, 21–57, 74, 76, 80, 83,156, |
| Ricarda | S. 64, 207 |
| Frau S. | S. 79, 80, 83, 87 |
| Frau U. | S. 80, 84, 88, 122,146, 162 |
| Frau O. | S. 81, 84, 90 |
| Frau I. | S. 81, 84, 92 |
| Frau A. | S. 79, 85, 95 |
| Herr Y. | S. 79, 85, 94 |
| Frau E. | S. 80, 81, 92 |
| Herr R. | S. 82, 85, 94 |
| Herr N. | S. 82, 86, 96 |

# Literatur


Abraham, K. (1923): Ergänzungen zur Lehre vom Analcharakter. In: Abraham, K.: Psychoanalytische Studien I, S. 113–183. Frankfurt: S. Fischer

Ambühl, H. (1998): Psychotherapie der Zwangsstörung. Stuttgart: Thieme

Ambühl, H. u. Meier, B. (2003): Zwang verstehen und behandeln. Stuttgart: Klett-Cotta

Argelander, H. (1970): Die szenische Funktion des Ichs und ihr Anteil an der Symptom- und Charakterbildung. Psyche 24, 325–345

Balint, M.(1952): Charakteranalyse und Neubeginn. In: Ders. (1969): Urformen der Liebe und die Technik der Psychoanalyse. Frankfurt: Fischer

Baxter, L. R., Ackermann, R. F., Swerdlow, N. R., Brody, A., Saxena, S. u. Schwartz, J. M. (2000): Specific brain system mediation of obsessive-compulsive disorder responsive to either medication or behavior therapy. In: Goodmann, W. K. u. Rudorfer, M. V. (Eds.): Obsessive-compulsive disorder: Contemporary issues in treatment (pp. 573–609). Mahawah, NJ, US: Lawrence Erlbaum Associates. Zit. nach Grawe

Benjamin, J. (1990): Recognition and Destruction. In: Mitchell, S. A. u. Aron, L. (Hrsg.) (1999): Relational Psychoanalysis. The Emergence of a Tradition. Hillsdale, NJ: Analytic Press

Bilitza, K. W. u. Schuhler, P.: In: Praxis der Psychotherapie. Ein integratives Lehrbuch. Senf, W. u. Broda, M., 3. Auflage 2005, S. 693–696. Stuttgart, New York: Thieme

Bowlby, J. (1969): Attachment. The Hogarth Press and The Institute of Psychoanalysis London. Deutsch (1983): Bindung und Verlust. München: Kindler

Bönigk-Schulz, M. (2000): Psychologische Einflussfaktoren für die Entstehung des Messie-Erlebens. In: Dokumentation der 1. Messie-Fachtagung. Hrsg. Marianne Bönigk-Schulz, Förderverein zur Erforschung des Messie-Syndroms (FEM) e.V.

Bönigk-Schulz, M. (2002): Das Messiesyndrom – Plädoyer für eine Blickwendung. Hrsg. Marianne Bönigk-Schulz, Förderverein zur Erforschung des Messie-Syndroms (FEM) e.V.

Bowlby, J. (1969): Attachment. The Hogarth Press and The Institute of Psychoanalysis London. Deutsch (1983): Verlust. München: Kindler

Bowlby, J. (1980): Attachment and loss. Vol. 3: Loss, sadness and depression. The Hogarth Press and The Institute of Psychoanalysis London. Deutsch (1983): Verlust. München: Kindler

Brunnhuber, S. (2001): Zur Psychopathologie, Psychodynamik und Differentialdiagnose des frühen Anankasmus. Zschr. Psa. Psyche 2001, 1, 26–42

Canetti, E. (1960): Masse und Macht. Hamburg: Claasen

Clark, A. N. G., Maikar, G. D. u. Gray, L. (1975): Diogenes Syndrom: a clinical study of gross neglect in old age. Lancet 2, 366–368, zit. nach Pastenaci

Clark, J. (1999): Senile squalor syndrome: two unusual cases. Journ. Royal soc. Med. Vol. 92, 3, 138–141, zit. nach Pastenaci

Cremerius, J. (1990): Vom Handwerk des Psychoanalytikers. Stuttgart: frommann-holzboog

Damasio, A. (1996): Descartes' Irrtum. München, Leipzig: List

Dettmering, P. u. Pastenaci, R. (2004): Das Vermüllungssyndrom. Theorie und Praxis. Eschborn: Klotz

Ellis, A. u. Knauf, W. (1977): Overcoming procrastination. New York: Singnet & Mentor

Dornes, M. (1997): Die frühe Kindheit. Entwicklungspsychologie der ersten Lebensjahre. Frankfurt: Fischer Taschenbuchverlag

Fairbairn, W. D. (1940): Schizoid Factors In The Personality. In: Fairbairn, W. R. D. (1952): S. 3–27. Psychoanalytic Studies of the Personality 1952. London: Tavistock

Fairbairn, W. R. D. (1944): Endopsychic structure considered in terms of object-relationships. In: Fairbairn, W. R. D. (1952): Psychoanalytic Studies of the Personality 1952. London: Tavistock. Deutsch: Darstellung der endopsychischen Struktur auf der Grundlage der Objektbeziehungspsychologie. In: Ders., hrsg. von Hensel, B. u. Rehberger, R.: Das Selbst und die inneren Objektbeziehungen. Gießen: Psychosozial, 2000

Felton, S. (2000): Endlich weg mit dem Ballast. Moers: Brendow

Ferenczi, S. (1921): Weiterer Ausbau der »aktiven Technik« in der Psychoanalyse. In: Schriften zur Psychoanalyse, Band II, S. 74–91. Hrsg. Balint, M. (1970): Frankfurt: Fischer

Ferrari, T. (2005): Zwangsstörungen im psychodynamischen Kontext. In: Praxis der Psychotherapie. Ein integratives Lehrbuch. Senf, W. u. Broda, M., 3. Auflage, S. 427–435. Stuttgart, New York: Thieme

Fonagy, P., Gergely, G., Jurist, E. L. u. Target, M. (2002): Affect Regulation, Mentalization, and the Development of the Self. Other Press, New York. Deutsch (2004): Mentalisierung, Affektregulation und das Selbst. Stuttgart: Klett-Cotta

Freud, A. (1936): Das Ich und die Abwehrmechanismen. Wien: Internationaler Psychoanalytischer Verlag

Freud, S. (1896): Wesen und Mechanismus der Zwangsneurose. GW I, 385–392. Frankfurt: Fischer

Freud, S. (1909): Bemerkungen über einen Fall von Zwangsneurose. GW VII, 381–463. Frankfurt: Fischer

Freud, S. (1912): Totem und Tabu. GW IX, S. 93–121. Frankfurt: Fischer

Freud, S. (1913): Die Disposition zur Zwangsneurose. GW VIII, S. 442–452. Frankfurt: Fischer

Freud, S. (1915): Zur Einleitung der Behandlung. GW VIII, S. 473. Frankfurt: Fischer

Freud, S. (1915): Zeitgemäßes über Krieg und Tod. GW X, S. 324–355. Frankfurt: Fischer

Freud, S. (1915): Das Unbewusste. GW X, S. 280, 285–288, 294. Frankfurt: Fischer

Freud, S. (1923): Das Ich und das Es. GW XIII, S. 282. Frankfurt: Fischer

Freud, S. (1927): »Die Zukunft einer Illusion«. GW XIV, S. 327–332. Frankfurt: Fischer

Freud, S. (1928): Dostojewski und die Vatertötung. GW XIV, S. 408–409. Frankfurt: Fischer

Freud, S. (1940): Abriss der Psychoanalyse. GW XVII. Frankfurt: Fischer

Grawe, K. (2004): Neuropsychotherapie. Göttingen: Hogrefe

Heigl-Evers, A. u. Ott, J. (1998): Die psychoanalytisch-interaktionelle Methode: Theorie und Praxis. Göttingen: Vandenhoeck & Ruprecht

Heisterkamp, Günter (2002): Basales Verstehen. Handlungsdialoge in Psychotherapie und Psychoanalyse. Stuttgart: Klett-Cotta

Jacobs, Th. J. (1986): On countertransference enactments. J. Amer. Psychoanal. Assn. 34, S. 289–307

Jacobs, Th. J. (2000): Unbewusste Kommunikation und verdeckte Enactments im analytischen Setting. In: Streeck, U. (2000) (Hrsg.): Erinnern, Agieren und Inszenieren. Göttingen: Vandenhoeck & Ruprecht

Jones, E. (1919): Über analerotische Charakterzüge. I. Z. Psa. V, 69–92, zit. nach Abraham

Kandel, Eric R. (2006): Psychiatrie, Psychoanalyse und die neue Biologie des Geistes. Frankfurt: Suhrkamp

Klein, M. (1946): Bemerkungen über einige schizoide Mechanismen. In: (1983): Das Seelenleben des Kleinkindes. München: Kindler

Klüwer, R. (1983): Agieren und Mitagieren. Psyche 37, S. 828–840

Klüwer, R. (2000): Das szenische Verstehen und psychoanalytische Prozesse. In: Drews, S. (Hrsg.): Zum Szenischen Verstehen in der Psychoanalyse. Frankfurt: Brandes & Apsel

Klüwer, R. (2002): Szene und Handlungsdialog (enactment) und Verstehen. In: Bohleber, W., Drews, S. (Hrsg.): Die Gegenwart der Psychoanalyse – die Psychoanalyse der Gegenwart. Stuttgart: Klett-Cotta

Koch, C. (2004): Zur Störung der Willentlichen Handlungssteuerung als Ursache des »Messie-Syndroms«. Hrsg. Bönigk-Schulz, M., Förderverein zur Erforschung des Messie-Syndroms (FEM) e.V.

Köhler, L. (1995): Bindungsforschung und Bindungstheorie aus der Sicht der Psychoanalyse. In: Spangler, G., Zimmermann, P.: Die Bindungstheorie. Stuttgart: Klett-Cotta

Krause, R. (1983): Zur Onto- und Phylogenese des Affektsystems und ihrer Beziehungen zu psychischen Störungen. Psyche 37, 1016–1043

Kuhl, J. (1995): Handlungs- und Lageorientierung. In: Sanges, W. (Hrsg.): Management-Diagnostik (303–306). Göttingen: Hogrefe, zit. nach Koch

Labhardt, F. (1973): Der allgemeine Umgang mit Zwangskranken in Praxis und Klinik. Praxis der Psychotherapie XVIII, 1–6: 25-37, zit. nach Pastenaci

Lang, H. (1986): Zur Struktur und Psychotherapie der Zwangsneurose. Psyche 1986, 11: 953–970

Laplanche, J., Pontalis, J.-B. (1972): Das Vokabular der Psychoanalyse. Frankfurt: Suhrkamp

Lichtenberg, J. (1992): Hass im Verständnis der Selbstpsychologie. Ein motivationssystemischer Ansatz. In: Schöttler, C., Kutter, P. (Hrsg.): Sexualität und Aggression in der Sicht der Selbstpsychologie. Frankfurt: Suhrkamp

Lorenzer, A. (1970): Sprachzerstörung und Rekonstruktion. Vorarbeiten zu einer Metatheorie der Psychoanalyse. Frankfurt: Suhrkamp

Macmillan, D., Shaw, P. (1966): Senile breakdown in standards of personal and environmental cleanliness. Brit. Med. Journ. 2, 1032–1037, zit. nach Pastenaci

Main, M. (1983): Exploration, play and cognitive functioning as related to mother child attachment. Infant Behavior and Development 6, 167–174

Markowitsch, H. J., Welzer, H. (2005): Das autobiographische Gedächtnis. Stuttgart: Klett-Cotta

Mentzos, S. (1984): Neurotische Konfliktverarbeitung. Frankfurt: Fischer

Mitchell, St. A., Aron, L. (1999): Relational Psychoanalysis. The Emergence of a Tradition. London u. Hillsdale: The Analytic Press

Mitchell, S. A. (2000): Relationality. From attachment to intersubjectivity. Deutsch (2003): Bindung und Beziehung. Auf dem Weg zu einer relationalen Psychoanalyse. Gießen: Psychosozial

Mowrer, O. H. (1947): On the dual natur oflearning – a re-interpratation of »conditioning« and »problem solving«. Harvard Educational Review 1947;17: 102–148), zit. nach Reinecker

Negt, O., Kluge, A. (1981): Geschichte und Eigensinn. Frankfurt: Zweitausendeins

Racker, H. (1957): The meanings and uses of countertransference. Psychoanal. Q. 26: 303–357

Rapaport, D. (1960): Die Struktur der psychoanalytischen Theorie. Versuch einer Systematik. Stuttgart: Klett-Cotta. Engl. (1960): The structure of psychoanalytic theory. A systematizing attempt. New York: Int. Univ. Press

Rehberger, R. (1995): Die Veränderung der Analysanden durch Deutungen, die Veränderungen der Deutungen durch Analysanden. In: Deutsche Psychoanalytische Vereinigung. Tagungsbericht Herbstagung 1995, zu beziehen durch Congress Organisation Geber+Reusch, Frankfurt

Rehberger, R. ( 2000): Verlassenheitspanik und Trennungsangst. Stuttgart: Klett-Cotta

Rehberger, R. ( 2000): Bindung, Angst, Desorganisation und das Messie-Syndrom. Vortrag auf der 2. Messie-Fachtagung des FEM. Tagungsdokumentation in: Bönigk-Schulz, M. (Hrsg.), Förderverein zur Erforschung des Messie-Syndroms (FEM) e. V. und im Internet unter www.femessies.de

Rehberger, R. (2001): Übertragung von Zwang und Gewalterfahrungen und das Scheitern der Verständigung im psychoanalytischen Dialog. In: Schlösser, A. Gerlach, A. (Hrsg.): Kreativität und Scheitern. S. 361–384

Rehberger, R. (2004): Angst zu trauern. Stuttgart: Klett-Cotta

Rehberger, R. (2004): Muss ich oder will ich? Gespräch mit dem Autor. Psychologie heute 8. Weinheim: Beltz

Rehberger, R. (2006): Libido, die das Objekt sucht, und die Bindungstheorie Bowlbys heute. In Fairbairn, W. D.: Bedeutung für die Moderne Objektbeziehungstheorie. Theoretische und klinische Weiterentwicklungen. Gießen: Psychosozial

Rehberger, R. (2006): Vortrag auf der Jahrestagung der DGPT in Dresden »Umlernen in der Psychoanalyse? Vom szenischen Verstehen zum szenischen Behandeln bzw. von der mutativen Deutung zum mutativen Behandeln«.

Reich, W. (1970): Charakteranalyse. Köln, Berlin: Kiepenheuer&Witsch

Reinecker H. (2005): Zwang im verhaltenstherapeutischen Kontext in Praxis der

Psychotherapie. Ein integratives Lehrbuch. Senf, W., Broda, M.: 3. Auflage, S. 412–426. Stuttgart New York: Thieme

Roth, E. S. (2005): Das Messie Handbuch. Chaos, Unordnung, Desorganisation. Eschborn: Klotz

Roth, G. (1996): Schnittstelle Gehirn. Bern: Benteli

Roth, G. (2001): Wie macht das Gehirn die Seele? Vortragsreihe auf den Lindauer Psychotherapiewochen.

Sandler, (1976): Gegenübertragung und Bereitschaft zur Rollenübernahme. Psyche 30: S. 297–305. Engl.: (1976) Countertransference and role-responsiveness. Int. Rev. Psychoanal 3: 43–47

Schachter, D. L. (1992): Understanding implicit memory: A cognitive neuroscience approach. American Psychologist 47, 559–569

Schore, A. N. (2003): Affect Regulation and the Repair of the Self. New York, London: W. W. Norton & Company. Deutsch (2007): Affektregulation und die Reorganisation des Selbst. Stuttgart: Klett-Cotta

Soldt, P. (2006): Bildliches Denken. Zum Verhältnis von Anschauung, Bewusstsein und Unbewusstem. Psyche 60, 543–572

Spock, B. (1968): Säuglings- und Kinderpflege. Frankfurt, Berlin, Wien: Ullstein

Squire, L. R., Schacter, D. L. (2002): Neuropsychology of Memory. New York: Guilford

Steins, G. (2003): Das Messie-Phänomen. Lengerich: Pabst

Stern, D. N. (1985): The interpersonal world of the infant, New York: Basic books Inc. Publishers, Deutsch: Die Lebenserfahrung des Säuglings. 2. Auflage 1992.Stuttgart: Klett -Cotta

Stern, D. N., Sander, L. W., Nahum, J. P., Harrison, A. M., Lyons-Ruth, K., Morgan, A. C., Bruschweiler-Stern, N., Tronick, E. Z. (1998): Non-interpretive mechanism in psychoanalytic therapy. The »something more« than interpretation (The Boston Change Process Study Group, Report I). International Journal Psychoanalysis 79: S. 903–921. Deutsch (2002): Nicht deutende Mechanismen in der psychoanalytischen Therapie. Das »Etwas – Mehr« als Deutung. Psyche 56: S. 974–1006

Stern, D. S. (2004): The Present Moment in Psychotherapy and Everyday Life. New York, London: Norton. Deutsch (2005): Der Gegenwartsmoment. Frankfurt: Brandes u. Apsel

Strachey, J. (1934): The nature of the therapeutic action of psychoanalysis. Int. J. Psycho-Anal. 15, S. 127–158, zit. nach Zepf, S. (2006): Allgemeine psychoanalytische Neurosenlehre, Psychosomatik und Sozialpsychologie. Gießen: Psychosozial

Streeck, U. (2000) (Hrsg.): Erinnern, Agieren und Inszenieren. Göttingen: Vandenhoeck & Ruprecht

Streeck, U. (2002): Handeln im Angesicht des Anderen. Über nicht-sprachliche Kommunikation im therapeutischen Dialog. Psyche 56, S. 247–274

Von Wedel, W. (2002): Die Arbeit des H-TEAM e.V. mit Messies. Vortrag in der Dokumentation der Fachtagung Göppingen des Fördervereins zur Erforschung des Messie-Syndroms. Blomberg

Winnicott, D. W. (1974): Fear of breakdown. Intern. Rev. Psychoanal. (1989). In: Psychoanalytic Explorations. London: Karnac

Wurmser, L. (1997): Die verborgene Dimension. Psychodynamik des Drogenzwangs. Göttingen. Vandenhoeck & Ruprecht

Zepf, S. (2006): Allgemeine psychoanalytische Neurosenlehre, Psychosomatik und Sozialpsychologie. Gießen: Psychosozial